トランスレーショナルリサーチを支援する

遺伝子医学MOOK(ムック)・28号

ますます臨床利用が進む 遺伝子検査
—その現状と今後の展開そして課題—

編集：野村文夫（千葉大学医学部附属病院マススペクトロメトリー検査診断学寄付研究部門客員教授）

定価：5,778円（本体5,350円＋税）、B5判、268頁

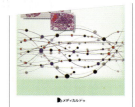

●第1章　実用化に向かう次世代シークエンサーとその周辺
1. 遺伝子検査に向けたDNAシークエンス技術の現状と今後の展望
2. がんを対象とした次世代シークエンサーによるゲノム解析と臨床応用
3. 遺伝性疾患の原因究明における次世代シークエンスの有用性
4. 次世代シークエンサーを利用した遺伝性疾患のパネル診断
5. 次世代シークエンサーにおけるIncidental findingsとその取り扱い
6. 遺伝子関連検査におけるネットの活用とその人材育成
7. 全自動遺伝子解析装置の最新情報
8. 遺伝子関連検査が保険収載されるまでの流れと質保証をめぐる諸問題

●第2章　分子標的治療のための体細胞遺伝子検査の現況
1. 肺がん
2. 乳がん
3. 大腸がんにおける分子標的治療と体細胞遺伝子検査
4. 造血器腫瘍の分子標的薬治療のための体細胞遺伝子検査
5. コンパニオン診断薬：現状と今後の課題

●第3章　生殖細胞系列遺伝学的検査の臨床応用
1. ファーマコゲノミクス検査の最前線
   1) 薬物代謝酵素・薬物トランスポーター多型診断の臨床的意義
   2) 生殖細胞系列遺伝子検査（遺伝学的検査）による薬剤の有害事象の予測
   3) ホストと感染因子の遺伝子関連検査を組み合わせた感染症の治療
      ①CV感染症とIL28B遺伝子多型
      ②ヘリコバクターピロリにおける遺伝学的検査の臨床応用測
2. 各種疾患における診療目的の遺伝学的検査
   1) 筋疾患の遺伝学的検査
   2) ミトコンドリア病とその包括的遺伝子解析
   3) 先天代謝異常症におけるタンデムマスと遺伝学的検査の併用
   4) 遺伝性乳がん・卵巣がん
   5) 大腸がん
   6) 多発性内分泌腫瘍症
   7) 遺伝性不整脈疾患
   8) 糖尿病
3. 出生前診断の現状と課題
   1) わが国における出生前診断の概要
   2) わが国における母体血胎児染色体検査の現状と課題
4. 生活習慣病の遺伝学的検査・DTC
   1) 生活習慣改善のための遺伝子検査サービスの可能性
   2) 多因子疾患の遺伝子多型告知による生活習慣改善動機づけの成果
   3) パーソナルゲノムサービスの科学的吟味義

●第4章　遺伝カウンセリングとその周辺
1. 遺伝学的検査を扱う際に知っておくべきガイドラインの概要
2. 遺伝学的検査と遺伝カウンセリング
   1) 遺伝学的検査における遺伝カウンセリング概論
   2) 神経内科領域の発症前診断と遺伝カウンセリング
   3) 遺伝性腫瘍症候群における遺伝カウンセリング
   4) 新型出生前検査における遺伝カウンセリング

お求めは医学書販売店、大学生協もしくは弊社購読係まで

発行／直接のご注文は

 株式会社 メディカルドゥ

〒550-0004
大阪市西区靱本町1-6-6　大阪華東ビル5F
TEL.06-6441-2231　FAX.06-6441-3227
E-mail　home@medicaldo.co.jp
URL　http://www.medicaldo.co.jp

遺伝子医学 MOOK 29
オミックスで加速する
がんバイオマーカー研究の最新動向

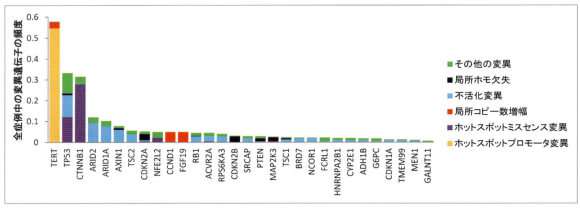

● 肝がん503症例から推定された統計的有意なドライバー遺伝子　　　　　　　　　　　　　　　（本文31頁参照）

不活化変異はナンセンス変異，フレームシフト挿入/欠失，スプライスサイト変異を含む。
その他の変異はホットスポット以外のミセンス変異，インフレーム挿入/欠失を含む。

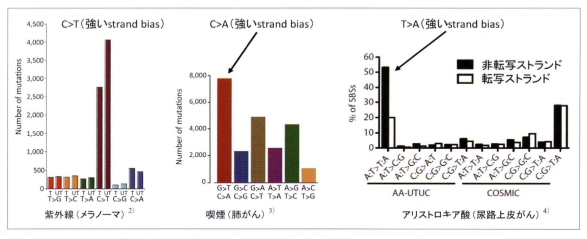

● がん種で異なる特徴的な体細胞変異パターン（文献2, 3, 4より）　　　　　　　　　　　　　　（本文31頁参照）

特定の発がん要因/発がん物質が特定の変異パターンを誘導する。特異的に多い変異パターンでは，転写共役修復により転写ストランドの変異が修復される傾向がある。
UT：非転写ストランド，T：転写ストランド

巻頭 Color Gravure

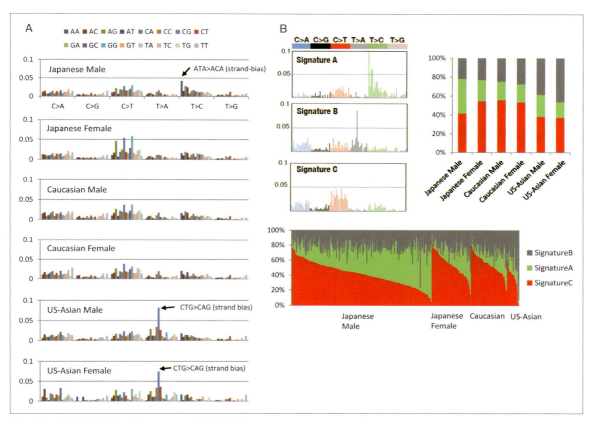

● 体細胞塩基置換シグネチャーの民族間比較 （本文32頁参照）

A. 塩基置換の前後塩基を含めた96種類の変異パターン。凡例は前後の塩基を示す。
B. 非負値行列因子分解を用いた変異シグネチャー解析。塩基置換が3個のシグネチャーに分解された。日本人男性にはSignature Aが多く，US-Asian（主に中国人）にはSignature Bが多く，日本人女性と米国在住白人には他のがん種でも共通に現れるSignature Cが多い。

巻頭 Color Gravure

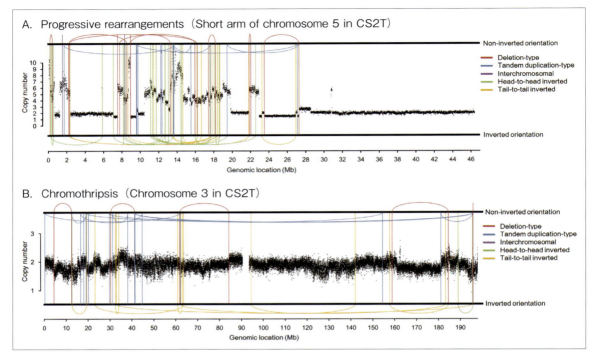

● 軟骨肉腫の全ゲノム解析から解明された progressive rearrangement と chromothripsis　（本文33頁参照）
A. 5番染色体の短腕部分に段階的な構造異常が起こり，コピー数が1～10の間で変化する。
B. 3番染色体の全領域が一度にばらばらになりゲノム再編成が起こり，コピー数が1～2の間で周期的に変化する。

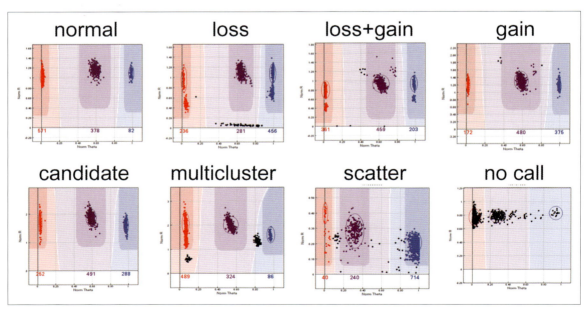

● GenomeStudio 上での Illumina Omni BeadChip の遺伝子型コール　（本文37頁参照）
目視による国立がん研究センター研究所遺伝医学研究分野における SNP graph 分類。

巻頭 Color Gravure

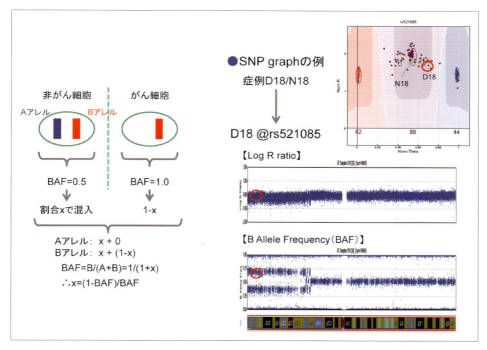

● SNP array による非がん細胞混入割合の評価　　　　　　　　（本文 38 頁参照）

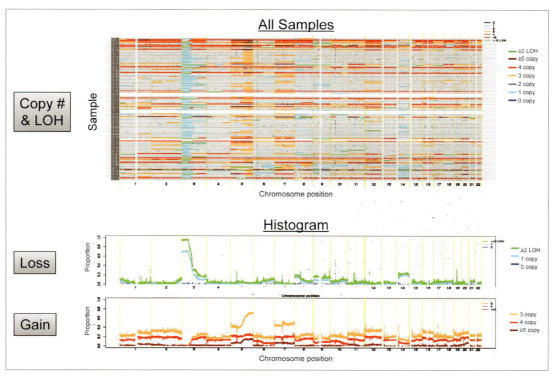

● 腎がん組織 95 検体の ASCAT による CNA 推定結果　　　　　（本文 41 頁参照）

巻頭 Color Gravure

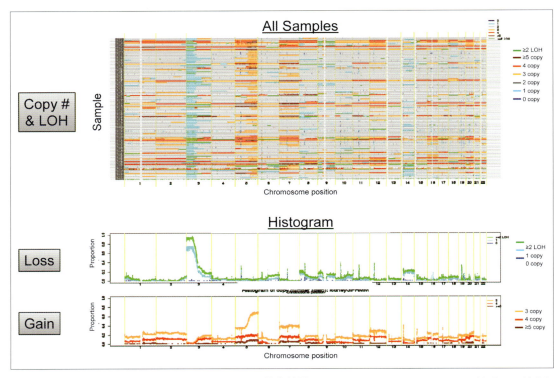

● 腎がん組織100検体のGPHMMによるCNA推定結果

（本文42頁参照）

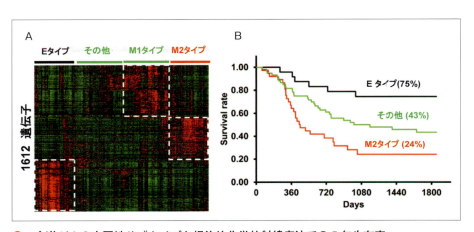

● 食道がんの内因性サブタイプと根治的化学放射線療法での5年生存率

（本文61頁参照）

A. マイクロアレイによる遺伝子発現プロファイルによる食道がんの内因性サブタイプを示すクラスター解析
B. 根治的化学放射線療法による生存曲線と5年生存率

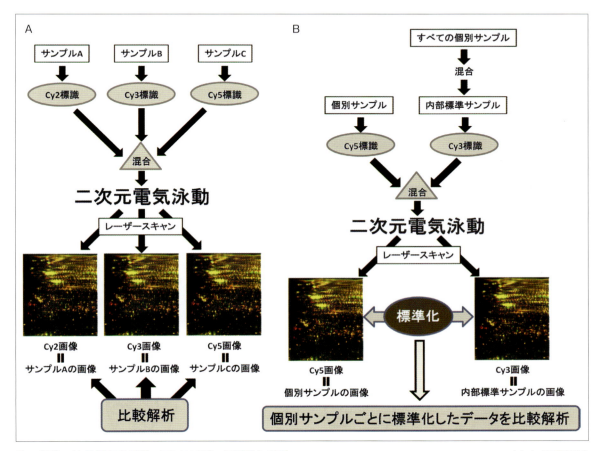

● 蛍光二次元電気泳動法（2D-DIGE）の原理と応用　　　　　　　　　　　　　　　　　　　（本文65頁参照）

A. 2D-DIGE法の基本的なプロトコール。比較したいサンプル（サンプルA，B，C）があるときに，それぞれのサンプルを異なる蛍光色素で標識し，混合し，1枚のゲルを使って二次元電気泳動法で分離し，電気泳動後にゲルをレーザースキャナでスキャンする。1枚のゲルから得られる標識した蛍光色素に対応する画像同士を比較解析する。

B. 内部標準サンプルを用いるプロトコール。比較したい個別サンプルがたくさんあるときに，それぞれのサンプルを等量ずつ取って混合しCy3で標識する。それぞれの個別サンプルはCy5で標識する。Cy5で標識した個別サンプルと，Cy3で標識した内部標準サンプルを混合し，二次元電気泳動法で分離し，電気泳動後にゲルをレーザースキャナでスキャンする。個別サンプルの画像と内部標準サンプルの画像が1枚のゲルから得られる。個別サンプルの画像を内部標準の画像で標準化する。個別サンプルごとにこの操作を行い，標準化したデータ同士を比較解析する。

巻頭 Color Gravure

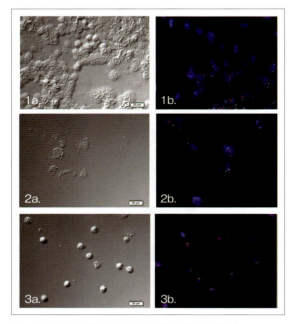

● サイトスピン後の細胞固定に関する検討

サイトスピン後，微分干渉顕微鏡下に H1975 細胞を用い種々の細胞固定条件について検討を行った。
1. サイトスピン後，スライドを直接 − 80℃で保存
2. サイトスピン後，スライドを乾燥させ，95％ ETOH による浸漬後 − 80℃で保存
3. サイトスピン後，スライドを乾燥させずに，95％ ETOH による浸漬後 − 80℃で保存

各々の操作後，スライドを微分干渉顕微鏡下（1a, 2a, 3a）に観察評価した。さらに同スライドを用いた FISH（HER2）染色（1b, 2b, 3b）による評価を行った。

（本文 129 頁参照）

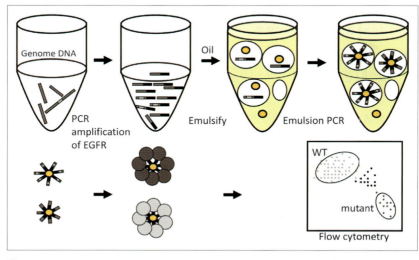

● BEAMing

（本文 134 頁参照）

巻頭 Color Gravure

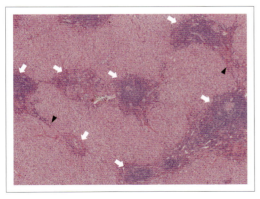

Glisson鞘にリンパ球浸潤と線維化による拡大がみられ（白矢印），膠原線維による架橋を形成しかけている（黒矢頭）。

● C型肝炎ウイルス感染を伴う慢性肝炎の組織像（HE染色）　　　　　　（本文150頁参照）

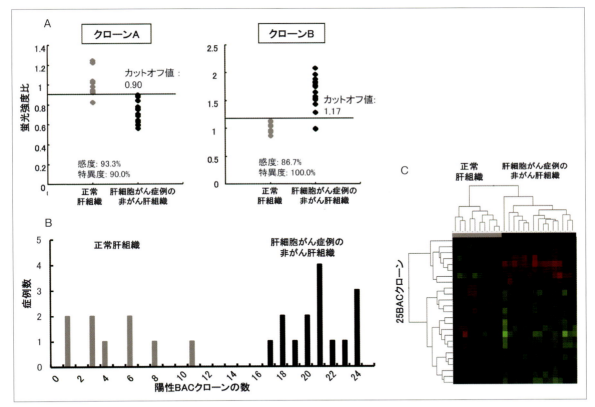

● BAMCA法による発がんリスク指標の探索　　　　　　（本文152頁参照）

A. 正常肝組織と，発がん高リスク状態にある肝細胞がん症例の非がん肝組織とを，高い感度・特異度で区別できるようにカットオフ値を定めたBACクローンの例。発がん高リスク状態（肝細胞がん症例の非がん肝組織）においてクローンAではメチル化亢進を示し，クローンBではメチル化減弱を示す。

B. Aのようにして定めた基準を満たすクローン数を横軸，検体数を縦軸に表した。正常肝組織（グレー）は陽性クローン数が11個以下であるのに対し，肝細胞がん症例の非がん肝組織（黒）は17個以上のクローンで陽性であった。

C. 25 BACクローンのDNAメチル化状態を用いて階層的クラスタリングを行ったところ，正常肝組織と肝細胞がん症例の非がん肝組織を分けることができた。

巻頭 Color Gravure

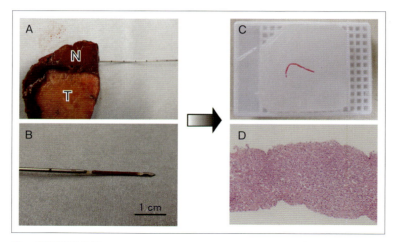

● 肝擬似針生検 （本文 153 頁参照）

A. 肝部分切除検体（T はがん，N は非がん肝）に，針を刺す。
B. 採取された検体（中央の赤い部分）。
C. 通常の診断時と同様に FFPE 標本を作製。
D. 薄切して HE 染色した標本。ここから DNA を抽出してメチル化状態を評価する。

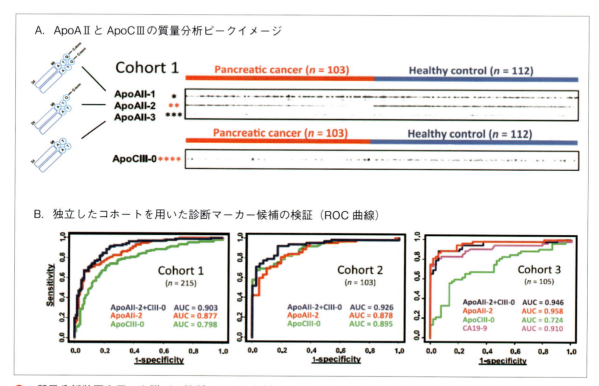

● 質量分析装置を用いた膵がん診断マーカー候補の測定とその検証 （本文 175 頁参照）

巻頭 Color Gravure

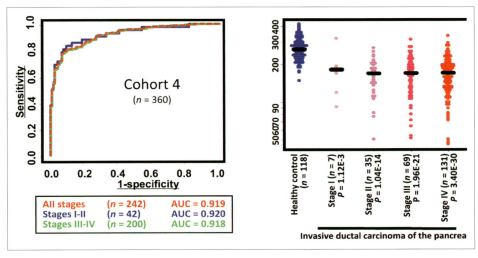

● 多施設検体を用いた診断マーカー候補の大規模な前向き検証　　　（本文175頁参照）

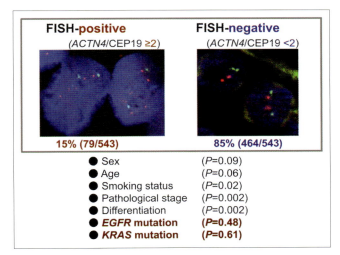

● 肺腺がんにおける *ACTN4* 遺伝子増幅の検出
（文献13より改変）　　　　　　　　　　　（本文187頁参照）

ACTN4 遺伝子の増幅がある症例（FISH-positive）とない症例（FISH-negative）の代表例。喫煙者の病期が進んだ組織学的に低分化な腫瘍に *ACTN4* 遺伝子増幅は高頻度にみられたが，*KRAS* や *EGFR* の遺伝子の変異とは相関がなかった。

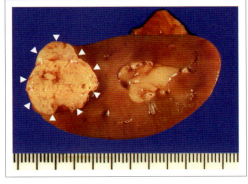

● 腎細胞がんの肉眼像（CT断）
　　　　　　　　　　　　　（本文190頁参照）

白い三角形で示した範囲ががんである。腎細胞がんのほとんどは境界明瞭であり，肉眼的に認識できる。また病理標本作製のため入割すると割面が膨隆するため，研究あるいは予後診断に供する余剰検体を採取することが可能である。

巻頭 Color Gravure

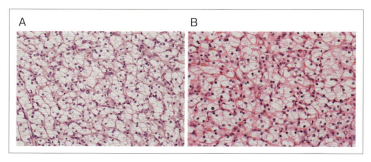

● 腎細胞がんの組織像（HE染色） （本文191頁参照）

淡明な胞体と小型の類円形核を有するがん細胞が胞巣状に増生している。Aの患者は術後10年以上無再発生存しており，Bの患者は初診時に既に遠隔転移があり術後2ヵ月で死亡したが，組織学的には区別がつかない。

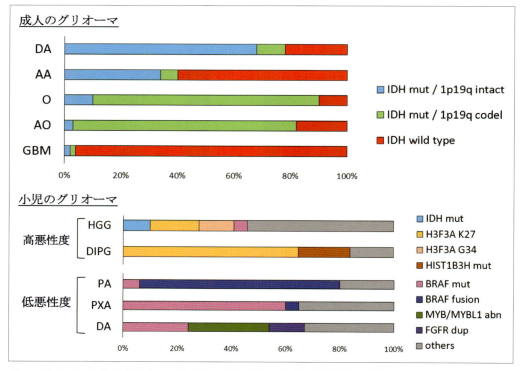

● 成人および小児のグリオーマの各組織型における主な遺伝子異常の頻度 （本文231頁参照）

成人のグリオーマをIDH変異の有無と1p19q co-deletionの有無により分類すると予後を反映する3群に分類することができる。小児では*IDH*変異を伴う症例が少なくH3遺伝子に変異を伴うものが多いなど成人とは異なる腫瘍であることは明らかであるが，成人・小児ともに明らかな遺伝子異常が検出されない症例も少なからず存在する。また，小児低悪性度グリオーマの遺伝子異常は小児および成人の高悪性度グリオーマとは明らかに異なるが，*BRAF* V600Eは高悪性度グリオーマでも検出される。

トランスレーショナルリサーチを支援する
遺伝子医学 MOOK 29
Gene & Medicine

オミックスで加速する
がんバイオマーカー研究の最新動向

リスク評価，早期診断，治療効果・予後予測を可能にする
新しいバイオマーカー

【監修】今井浩三
（東京大学医科学研究所・前病院長）

【編集】山田哲司
（国立がん研究センター研究所
創薬臨床研究分野主任分野長）

金井弥栄
（慶應義塾大学医学部病理学教室教授
国立がん研究センター研究所
分子病理分野長）

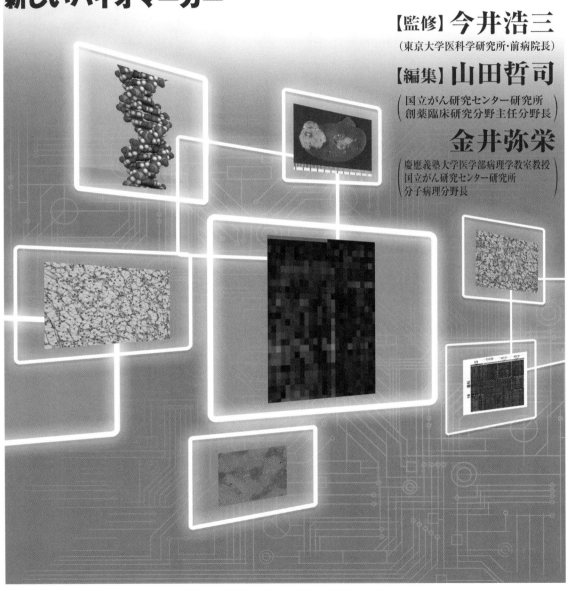

トランスレーショナルリサーチを支援する

遺伝子医学 MOOK・23号（ムック）

臨床・創薬利用が見えてきた
microRNA

好評発売中

監修：落谷孝広（国立がん研究センター研究所分子細胞治療研究分野分野長）
編集：黒田雅彦（東京医科大学分子病理学講座主任教授）
　　　尾﨑充彦（鳥取大学医学部生命科学科病態生化学分野准教授）
定価：5,657円（本体5,238円＋税）、B5判、236頁

●序文

●第1章　microRNA診断
1. 肝疾患における miRNA 診断
2. 肺がんにおける miRNA 診断
3. 糸球体腎炎における miRNA 診断の展望
4. 神経変性疾患に関与する miRNA とその臨床応用への可能性
5. 整形外科疾患における microRNA
6. 乳がんにおける microRNA 診断
7. 小児疾患における miRNA 診断
8. 血液疾患における miRNA 診断の応用
9. 胃がんにおける miRNA 診断
10. 腎がんにおいて異常発現する miRNA とその機能
11. 眼疾患における miRNA
12. 大腸がんにおける miRNA 診断
13. 血清中 microRNA を用いた炎症性腸疾患の診断
14. 膵がん領域における miRNA 研究
15. 脳腫瘍における miRNA
16. 妊娠における miRNA 診断：胎盤特異的 miRNA と妊娠高血圧症候群の発症予知
17. 疼痛と神経疾患による脳内 miRNA 発現変動：中枢性疾患の診断基準としての miRNA

●第2章　microRNA治療
1. miR-146 による関節炎モデルにおける骨破壊抑制
2. がん抑制的 miRNAs
　- 効率な単離法から機能解析まで -
3. マイクロ RNA によるがん幹細胞標的治療
4. miR-22 による乳がんモデルマウスを用いた増殖・転移抑制
5. 膀胱がんに対する miRNA 治療の可能性
6. マイクロ RNA によるがん転移予防への展開
　- miR-143 による骨肉腫肺転移抑制効果とその標的遺伝子の同定 -
7. 分泌型 microRNA による新たな細胞間コミュニケーション：エクソソームを用いた microRNA 治療への挑戦
8. 核酸医薬などのドラッグデリバリーをめざした磁性ナノコンポジットの創製
9. 2'-OME RNA オリゴを基盤とした独特の二次構造をもつ新規 microRNA 阻害剤 S-TuD
10. miRNA 制御ウイルスによるがん細胞特異的治療法の開発
11. microRNA による遺伝子発現制御システムを搭載したアデノウイルスベクターの開発
12. miRNA による iPS 細胞作製と再生医療への展開
13. miRNA による抗がん剤感受性増強効果

●第3章　microRNA創薬
1. アテロコラーゲンによる核酸医薬デリバリー開発
2. miRNA 医薬開発の現状と展望
3. がんにおける miRNA 生合成機構の異常と治療標的としての可能性
4. がん抑制型 microRNA を基点としたがん分子ネットワークの解明とがんの新規治療戦略

お求めは医学書販売店、大学生協もしくは弊社購読係まで

発行／直接のご注文は

　株式会社 メディカルドゥ

〒550-0004
大阪市西区靱本町 1-6-6　大阪華東ビル 5F
TEL.06-6441-2231　FAX.06-6441-3227
E-mail　home@medicaldo.co.jp
URL　http://www.medicaldo.co.jp

オミックスとがんバイオマーカー研究の最新動向をまとめて

　マイクロアレイ技術によりゲノムワイドな遺伝子発現やコピー数の変化の解析が可能になり，さらに，いわゆる次世代シーケンサーによる高速な全ゲノムのシーケンスも日常的に行われるようになっている。本編者の1人が専門とするプロテオミクスの領域においても，高感度な蛍光色素標識法，超低流速の液体クロマトグラフィー，質量分析法の機器や技術の進歩により数年前には考えられなかった高い感度で解析可能になってきている。

　本書で扱うゲノミクス（genomics），エピゲノミクス（epigenomics），トラスクリプトミクス（transcriptomics），プロテオミクス（proteomics），メタボロミクス（metabolomics），グライコミクス（glycomics）といった，いわゆる「オミックス（-omics）」研究は，このような高感度な方法で大規模・網羅的にすべての遺伝子・タンパク質・代謝産物・糖鎖を解析してしまい，その結果を俯瞰することで，既存の知見や理論からは到達できなかったような新たな知見を得ようとするデータ駆動型研究であり，従来の仮説駆動型の研究手法と根本的に考え方が異なる。さらに複数の「-omics」を組み合わせた多層統合解析によって分子間のネットワークや，リン酸化などによって伝達されるシグナル経路を明らかにし，生命現象や病態をシステムとして理解する試みも行われている。これらの解析によって得られるデータは膨大であり，研究者の頭の中だけで処理することは通常不可能である。インフォマティクス（informatics）の情報解析技術の助けにより，意味づけが可能となる。

　本書では，これからバイオマーカーの探索を始めようとする研究者のためのオミックス解析技術の概要紹介から，そのインフォマティクスやデータベース構築についてまで，それぞれの専門家に執筆いただいた。

　これらの大規模解析によって新たな予防・診断・治療法が開発されることが期待される。腫瘍マーカーは腫瘍細胞により産生され，患者の血液・尿・便などに検出されるタンパク質や糖鎖・自己抗体などで，腫瘍の早期診断，治療効果の判定，治療後の経過観察などに従来より広く利用されている。さらに，アミノ酸やマイクロRNAなども腫瘍マーカーとして利用可能なことが明らかになってきた。

　また，最近はバイオマーカー（biomarker）という言葉もよく耳にする。バイオマーカーは腫瘍細胞から産生されるものに限らず，病態と密接に相関し，治療の指標となるサロゲートマーカー（surrogate marker）なども含まれ，また現在のみならず将来の病態や治療薬の効果や有害事象を予測するようなものまでを含めた，より広い意味で用いられる言葉である。コンパニオンバイオマーカー（companion biomarker）は特定の治療薬の効果や副作用を予測するものをさし，特に分子標的

治療薬の開発では必須になってきている．さらに個々の症例の病型や経過，治療応答性，発がんリスクなどを正確に予測するバイオマーカーが開発できれば，既存の薬剤であっても効果を最大化できる個別化医療が実現されることが期待される．本書では，このようながんの個別化医療を実現するバイオマーカーについて，従来の成書ではできないタイムリーな知見をまとめることを企画した．さらに最終章では新規のバイオマーカーを体外診断薬として実用化する過程についても専門家に執筆いただいた．

　最後に分担執筆をいただいた精鋭の皆様方に，この場を借りて御礼を申し上げる．また監修の今井浩三先生には，企画の段階より貴重なご意見をいただいた．オミックスとバイオマーカー研究の最新の総説集である本書を，これからオミックス解析手法を用いた臨床研究を始める研究者，バイオマーカーを利用しようとする臨床医，さらにはバイオマーカーの実用化に関わる企業の方に愛読いただければ幸いである．

山田哲司
金井弥栄

トランスレーショナルリサーチを支援する
遺伝子医学MOOK 29

オミックスで加速する
がんバイオマーカー研究の最新動向
リスク評価，早期診断，治療効果・予後予測を可能にする
新しいバイオマーカー

目　次

監　　修：今井浩三（東京大学医科学研究所・前病院長）
編　　集：山田哲司（国立がん研究センター研究所創薬臨床研究分野主任分野長）
　　　　　金井弥栄（慶應義塾大学医学部病理学教室教授
　　　　　　　　　　国立がん研究センター研究所分子病理分野長）

巻頭 Color Gravure ·· 4
● 序文 ··· 17
　　　　　　　　　　　　　　　　　　　　　　　　　　　山田哲司・金井弥栄

第1章　オミックス解析技術

1. 最近のオミックス解析技術の進歩
    1） ゲノム
        ① 次世代シークエンサーを利用したがんゲノム解析 ················ 28
            十時　泰・濱　奈津子
        ② コピー数解析 ··· 35
            坂本裕美・知久季倫・吉田輝彦
    2） エピゲノム ·· 44
            金井弥栄
    3） トランスクリプトーム
        ① 次世代シークエンサー解析 ······································ 51
            市川　仁
        ② マイクロアレイによるがん診断薬開発の現状 ················· 57
            佐々木博己・中村加奈子・小松将之
    4） プロテオーム
        ① 二次元電気泳動法を用いたがんバイオマーカー開発 ·········· 63
            近藤　格

CONTENTS

　　②質量分析法に基づくバイオマーカー研究へのアプローチ ……… 72
　　　　　　　　米山敏広・内田康雄・立川正憲・大槻純男・寺崎哲也
　　③リン酸化タンパク質 ……………………………………………… 82
　　　　　　　　　　　　　　　　　　　　　　石濱　泰・今村春菜
　5）メタボローム ……………………………………………………… 89
　　　　　　　　　平田祐一・小林　隆・西海　信・東　健・吉田　優
　6）糖鎖解析技術の進歩で実現される糖鎖情報の解読と病態理解 ……… 94
　　　　　　　　　　　　　　　　　　　　　　　　　　　　池原　譲
　7）疾患診断のための化合物アレイの活用 ……………………… 100
　　　　　　　　　　　　　　　　　　河村達郎・近藤恭光・長田裕之

2. オミックスデータの情報処理
　1）オミックスデータのシステム数理情報解析 ………………… 105
　　　　　　　　　　　　　　　　　　　　　　　堀本勝久・福井一彦
　2）多層オミックス解析と統合データベース構築 ……………… 112
　　　　青木健一・錦織充広・田中啓太・五味雅裕・斎藤嘉朗・吉田輝彦・南野直人

第2章　血液バイオマーカーの新展開

1. 新規がん診療バイオマーカーとしての血液中 miRNA の可能性 ……… 120
　　　　　　　　　　　　　　　　　　　　横井　暁・吉岡祐亮・落谷孝広
2. 血中循環腫瘍細胞 ……………………………………………… 126
　　　　　　　　　　　　　　　　　　　　　　　　　　　　古田　耕
3. 血中腫瘍 DNA ………………………………………………… 131
　　　　　　　　　　　　　　　　　　　　　　　久木田洋児・加藤菊也
4. 血漿中アミノ酸プロファイルは，なぜ「がんリスク」を知っているのか
　……………………………………………………………………… 137
　　　　　　　　　　　　　　　　　　　　　　　　　　　　安東敏彦

第3章　がん化リスクの評価

1. 肺発がんリスクに関わるゲノム要因 ………………………… 144
　　　　　　　　　　　　　　　　　　本多隆行・白石航也・坂下博之・河野隆志
2. DNA メチル化指標を用いた肝発がんリスク評価 ………… 150
　　　　　　　　　　　　　　　　　　　　　　　　　　　　新井恵吏

3. 生活習慣情報を用いた発がんリスク予測 ······························ 156
　　　　岩崎　基

第4章　バイオマーカーによるがんの早期診断

1. がん自己抗体による早期診断の可能性 ································ 166
　　　　島田英昭
2. 早期膵がん・膵がんリスク疾患を検出する血液バイオマーカーの開発
　－Apolipoprotein AⅡ isoformを用いた早期膵がんの検出法－
　··· 171
　　　　紙田正博・三浦奈美・庄司広和・本田一文
3. 大腸がんのメチル化DNAマーカー ······································ 177
　　　　鈴木　拓・山本英一郎

第5章　がんの予後予測

1. 肺がんの予後予測バイオマーカー ······································· 184
　　　　山田哲司
2. DNAメチル化を指標とした腎細胞がんの予後診断 ················ 190
　　　　田　迅・與谷卓也・新井恵吏

第6章　治療薬のコンパニオンバイオマーカー

1. 肺がん ··· 198
　　　　萩原弘一
2. 大腸がんにおけるKRAS変異と抗EGFR抗体薬治療 ················ 204
　　　　川添彬人・吉野孝之
3. 胆道がんにおける治療薬のコンパニオンバイオマーカー ········· 210
　　　　柴田龍弘
4. BRAF阻害剤やMEK阻害剤を用いた悪性黒色腫の治療における
　BRAF変異診断 ··· 215
　　　　渡邉元樹・酒井敏行
5. 前立腺がんに対する治療薬のコンパニオンバイオマーカー ······ 221
　　　　中川　徹

6. 成人および小児のグリオーマ −ゲノム解析から得られた知見− ･･････････ 228
　　　　　　　　　　　　　　　　　　　　　　　　　　　山崎夏維・市村幸一

7. 胃がんにおける分子標的治療とコンパニオンバイオマーカーの開発 ････ 234
　　　　　　　　　　　　　　　　　　　　　　　　　　　永妻晶子・落合淳志

8. 乳がん ･･･ 240
　　　　　　　　　　　　　　　　　　　　　　　　　　　笹田伸介・田村研治

9. 抗 PD-1 あるいは抗 PD-L1 抗体を用いた免疫療法 ･･････････････････････ 246
　　　　　　　　　　　　　　　　　　　　　　　　　　　　　　　吉村　清

10. DNA 損傷応答 ･･ 252
　　　　　　　　　　　　　　　　　　　　　　　　　　　　　　　後藤　悌

11. がんの個別化医療におけるチロシンキナーゼ阻害薬と
　　コンパニオンバイオマーカー ･･･････････････････････････････････････ 257
　　　　　　　　　　　　　　　　　　　　　　　　　　　増田万里・山田哲司

第7章　体外診断薬としての実用化

1. 産学連携推進によるバイオマーカーの実用化 ･････････････････････････ 264
　　　　　　　　　　　　　　　　　　　　　　　　　　　　　　　青　志津男

2. 体外診断用医薬品の市場について ･･･････････････････････････････････ 269
　　　　　　　　　　　　　　　　　　　　　　　　　　　山根　弘・辻本研二

索引 ･･･ 276
特集関連資料広告 ･･･ 279

執筆者一覧（五十音順）

青　志津男
国立がん研究センター研究支援センター研究管理部　シニアリサーチ・アドミニストレーター

青木健一
三井情報株式会社コンサルティング部

東　健
神戸大学大学院医学研究科消化器内科学分野　主任教授

新井恵吏
慶應義塾大学医学部病理学教室　講師
国立がん研究センター研究所分子病理分野　客員主任研究員

安東敏彦
味の素株式会社ウェルネス事業部アミノインデックスグループ Exective Professional

池原　譲
産業技術総合研究所創薬基盤研究部門　上級主任研究員
千葉大学大学院医学研究院腫瘍病理学教室　教授

石濱　泰
京都大学大学院薬学研究科製剤機能解析学分野　教授

市川　仁
国立がん研究センター研究所臨床ゲノム解析部門　部門長

市村幸一
国立がん研究センター研究所脳腫瘍連携研究分野　研究分野長

今井浩三
東京大学医科学研究所　前病院長

今村春菜
欧州分子生物学研究所　欧州バイオインフォマティクス研究所

岩崎　基
国立がん研究センターがん予防・検診研究センター疫学研究部　部長

内田康雄
東北大学大学院薬学研究科薬物送達学分野　助教
Department of Biology, Institute of Molecular Systems Biology, Eidgenösische Technische Hochschule（ETH）Zurich

大槻純男
熊本大学大学院生命科学研究部微生物薬学分野　教授

長田裕之
理化学研究所　環境資源科学研究センターケミカルバイオロジー研究グループ　副センター長，グループディレクター

落合淳志
国立がん研究センター先端医療開発センター臨床腫瘍病理分野　分野長

落谷孝広
国立がん研究センター研究所分子細胞治療研究分野　主任分野長

加藤菊也
大阪府立成人病センター研究所疾患分子遺伝学部門　部門長

金井弥栄
慶應義塾大学医学部病理学教室　教授
国立がん研究センター研究所分子病理分野　分野長

紙田正博
国立がん研究センター研究所創薬臨床研究分野　特任研究員

川添彬人
国立がん研究センター東病院消化器内科

河村達郎
理化学研究所　環境資源科学研究センターケミカルバイオロジー研究グループ　基礎科学特別研究員

久木田洋児
大阪府立成人病センター研究所免疫学部門　主任研究員

河野隆志
国立がん研究センター研究所ゲノム生物学研究分野　分野長

後藤　悌
国立がん研究センター中央病院呼吸器内科　医員

小林　隆
神戸大学大学院医学研究科消化器内科学分野

小松将之
国立がん研究センター研究所基盤的臨床開発研究コアセンターバイオマーカー探索部門

五味雅裕
三井情報株式会社 IT基盤サービス事業本部

近藤　格
国立がん研究センター研究所希少がん研究分野　分野長／創薬・標的・シーズ評価部門　部門長

近藤恭光
理化学研究所　環境資源科学研究センターケミカルバイオロジー研究グループ　専任研究員

斎藤嘉朗
国立医薬品食品衛生研究所医薬安全科学部

酒井敏行
京都府立医科大学大学院医学研究科分子標的癌予防医学　教授

坂下博之
東京医科歯科大学臨床腫瘍学分野　助教

坂本裕美
国立がん研究センター研究所遺伝医学研究分野　ユニット長

佐々木博己
国立がん研究センター研究所基盤的臨床開発研究コアセンターバイオマーカー探索部門　部門長

笹田伸介
国立がん研究センター中央病院乳腺・腫瘍内科

柴田龍弘
東京大学医科学研究所ヒトゲノム解析センターゲノムシークエンス解析分野　教授

島田英昭
東邦大学大学院医学研究科外科学講座一般・消化器外科学分野　教授／東邦大学大学院医学研究科臨床腫瘍学講座　教授

庄司広和
国立がん研究センター研究所創薬臨床研究分野　特任研究員

白石航也
国立がん研究センター研究所ゲノム生物学研究分野　研究員

鈴木　拓
札幌医科大学医学部分子生物学講座　教授

立川正憲
東北大学大学院薬学研究科薬物送達学分野　准教授

田中啓太
三井情報株式会社 IT 基盤サービス事業本部

田村研治
国立がん研究センター中央病院乳腺・腫瘍内科　科長

知久季倫
みずほ情報総研株式会社サイエンスソリューション部

辻本研二
シスメックス株式会社事業戦略本部　副本部長

寺崎哲也
東北大学大学院薬学研究科薬物送達学分野　教授

田　迎
慶應義塾大学医学部病理学教室　特任助教
国立がん研究センター研究所分子病理分野　外来研究員

十時　泰
国立がん研究センター研究所がんゲノミクス研究分野　ユニット長

中川　徹
東京大学医学部泌尿器科　講師

永妻晶子
国立がん研究センター先端医療開発センター臨床腫瘍病理分野

中村加奈子
国立がん研究センター研究所基盤的臨床開発研究コアセンターバイオマーカー探索部門

西海　信
神戸大学大学院医学研究科消化器内科学分野　特命講師

錦織充広
国立循環器病研究センター創薬オミックス解析センター

萩原弘一
自治医科大学附属さいたま医療センター総合医学第 1 講座　教授

濱　奈津子
国立がん研究センター研究所がんゲノミクス研究分野　研究員

平田祐一
神戸大学大学院医学研究科消化器内科学分野

福井一彦
産業技術総合研究所創薬分子プロファイリング研究センター　システム数理統合チーム　研究チーム長

古田　耕
神奈川県立がんセンター医療技術部　部長

堀本勝久
産業技術総合研究所創薬分子プロファイリング研究センター　副研究センター長

本田一文
国立がん研究センター研究所創薬臨床研究分野　ユニット長

本多隆行
国立がん研究センター研究所ゲノム生物学研究分野　特任研究員
東京医科歯科大学医歯学総合研究科統合呼吸病学分野

増田万里
国立がん研究センター研究所創薬臨床研究分野　主任研究員

三浦奈美
国立がん研究センター研究所創薬臨床研究分野　特任研究員

南野直人
国立循環器病研究センター創薬オミックス解析センター　センター長

谷内田真一
国立がん研究センター研究所がんゲノミクス研究分野　ユニット長

山崎夏維
国立がん研究センター研究所脳腫瘍連携研究分野　特任研究員

山田哲司
国立がん研究センター研究所創薬臨床研究分野　主任分野長

山根　弘
シスメックス株式会社品質保証・薬事本部　本部長

山本英一郎
札幌医科大学医学部消化器免疫リウマチ内科学講座　助教

横井　暁
国立がん研究センター研究所分子細胞治療研究分野

執筆者一覧

吉岡祐亮
国立がん研究センター研究所分子細胞治療研究分野

吉田輝彦
国立がん研究センター研究所遺伝医学研究分野　分野長

吉田　優
神戸大学大学院医学研究科消化器内科学分野　准教授
神戸大学大学院医学研究科病因病態解析学分野　准教授
科学技術振興機構 CREST

吉野孝之
国立がん研究センター東病院消化管内科　科長

吉村　清
国立がん研究センター先端医療開発センター免疫療法開発分野
分野長

與谷卓也
積水メディカル株式会社つくば研究所
国立がん研究センター研究所分子病理分野

米山敏広
東北大学大学院薬学研究科薬物送達学分野

渡邉元樹
京都府立医科大学大学院医学研究科分子標的癌予防医学　助教

編集顧問・編集委員一覧 (五十音順)

編集顧問

河合　忠　国際臨床病理センター所長
　　　　　　自治医科大学名誉教授

笹月健彦　九州大学高等研究院特別主幹教授
　　　　　　九州大学名誉教授
　　　　　　国立国際医療センター名誉総長

高久史麿　日本医学会会長
　　　　　　自治医科大学名誉教授
　　　　　　東京大学名誉教授

本庶　佑　京都大学大学院医学研究科免疫ゲノム医学講座客員教授
　　　　　　静岡県立大学理事長
　　　　　　京都大学名誉教授

村松正實　埼玉医科大学ゲノム医学研究センター名誉教授
　　　　　　東京大学名誉教授

森　徹　京都大学名誉教授

矢﨑義雄　国際医療福祉大学総長
　　　　　　東京大学名誉教授

編集委員

浅野茂隆　東京大学名誉教授
　　　　　　早稲田大学名誉教授

上田國寬　学校法人玉田学園神戸常磐大学学長
　　　　　　京都大学名誉教授
　　　　　　スタンフォード日本センターリサーチフェロー

垣塚　彰　京都大学大学院生命科学研究科高次生体統御学分野教授

金田安史　大阪大学大学院医学系研究科遺伝子治療学教授

北　徹　神戸市立医療センター中央市民病院院長

小杉眞司　京都大学大学院医学研究科医療倫理学教授

清水　章　京都大学医学部附属病院臨床研究総合センター教授

清水信義　慶應義塾大学 GSP センター
　　　　　　慶應義塾大学名誉教授

武田俊一　京都大学大学院医学研究科放射線遺伝学教室教授

田畑泰彦　京都大学再生医科学研究所生体材料学分野教授

中尾一和　京都大学大学院医学研究科メディカルイノベーションセンター教授

中村義一　株式会社リボミック代表取締役社長
　　　　　　東京大学名誉教授

成澤邦明　東北大学名誉教授

名和田新　九州大学大名誉教授

福嶋義光　信州大学医学部遺伝医学・予防医学講座教授

淀井淳司　京都大学ウイルス研究所名誉教授

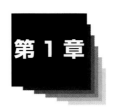

第 1 章

オミックス解析技術

第1章　オミックス解析技術

1．最近のオミックス解析技術の進歩
1）ゲノム
①次世代シークエンサーを利用したがんゲノム解析

十時　泰・濱　奈津子

　8年ほど前に次世代シークエンサーと呼ばれるショートリードを大量に産出する高速シークエンサーが登場して，現在までデータ産出量やエラー率が大幅に改善され進歩を続けている．次世代シークエンサーの登場と進歩によって，がんゲノム研究のパラダイムシフトが起こり，その恩恵による新しい研究・発見が次々と発表されていることは周知の事実である．本稿では，次世代シークエンサーの特徴，基本的なデータ処理，体細胞変異の解析技術について解説し，それによって何がわかるのか具体例を紹介して示したい．

はじめに

　次世代シークエンサーの登場により，様々ながん種について多症例のサンプルのシークエンスが可能となり，がんゲノム研究が加速した．国際共同プロジェクトのICGA（International Cancer Genome Consortium）や米国のTCGA（The Cancer Genome Atlas）などの大型プロジェクトにより50以上のがん種の解析が進み，主要ながん種では100症例以上に解析が行われた．本稿で解説する体細胞変異解析は，これらのプロジェクトでも行われた基本的な解析技術でもある．

Ⅰ．次世代シークエンサーの特徴とデータ処理

　次世代シークエンサーには様々な機種があり，それぞれの特徴によって使用用途が異なるが，本稿では筆者らが主に使用しているHiSeq 2000とPacBio RS Ⅱについて解説する．

1．機種

　次世代シークエンサーは大きく2種類に分類できる．ショートリードと呼ばれる100塩基前後の読み取りを行う機種と，ロングリードと呼ばれる数千から数万の塩基配列を読み取る機種である（表❶）．どちらもある頻度でランダムにエラーが生じるのでdepth（配列の同じ箇所を読み取る回数）を上げて対処する．ショートリードにはIllumina社のHiSeq 2000があり，データ産出量が多く塩基読み取りの精度も高いので，全ゲノム／全エキソームの網羅的な変異解析に向いている．読み取りのエラー率は平均約0.3％と低いが，エラーが配列特異的に入りエラー率が上昇する場合がある．特に低頻度の変異を検出する場合には，読み取りリード数を増やすことが重要で，腫瘍部

---

key words

次世代シークエンサー，ショートリード，ロングリード，体細胞変異，がん原因遺伝子，ドライバー遺伝子，変異シグネチャー，発がん要因，発がん物質，ゲノム構造異常

と非腫瘍部の配列を比較して変異とエラーを識別する。ロングリードの機種にはPacific Biosciences社のPacBio RS IIがある。最大で数万塩基長の配列を1リードでシークエンスすることが可能であるため，ショートリードでは難しいリピート配列や広範囲にわたる変異の解析に向いている。読み取りエラーは多いが，配列が長いのでマッピングは正確に行われ，ショートリードと組み合わせることで正確性を上げることもできる。

確性が高く特に数十塩基長の配列挿入の検出力に優れているが，計算時間がBWA MEMの6倍ほどかかる。研究の目的に応じてソフトを使い分けるのがよいだろう。ロングリードの場合は，データ量はそれほど多くないが精度の低い長い配列をマップする必要がある。SMRT Analysisに含まれるBLASRの他，BWA MEM, SSEARCHといったツールも精度の低いロングリードに強いマッピングソフトとして知られている。

2. クオリティチェック

シークエンサーで得られた配列データは，まず品質チェックを行う必要がある。筆者らの使用しているHiSeqショートリード用のクオリティチェックのパイプラインの1つを図❶に紹介する。フィルター（低品質なリードの除去）とマッピング（後述）を行い，リファレンスゲノム配列[用解1]との差異（塩基の違い／挿入／欠失）がどの程度あるかを集計するものである。PacBio RS IIでは，SMRT Analysisという解析ソフトのセットが付属しており，クオリティチェックを画面操作で簡単に行うことができる。

3. マッピング

マッピングソフトには様々な特徴のものがあるが（表❷），リファレンスゲノム配列との差異が変異解析の重要な手がかりとなるため，差異の感受性および正確性はソフトを選ぶうえで重要なポイントである。またショートリードの場合は大量のリードをマップする必要があるため，計算時間が短いことも重要である。ショートリードの場合，筆者らはBWA MEMとNovoAlignを主に使用している。BWA MEMはマップ率が高く感受性に優れている。NovoAlignは正

表❶　機種の特徴

	HiSeq2000	PacBio RS II
リード長	ショートリード（100塩基）	ロングリード（最大数万塩基，平均1500～5000塩基程度）
ランにかかる時間	約11日	約12時間（8セル分）
1ランあたりの産出データ量	6400億塩基前後	30億塩基前後（8セル分）
読み取りエラー率	1%以下	15%前後

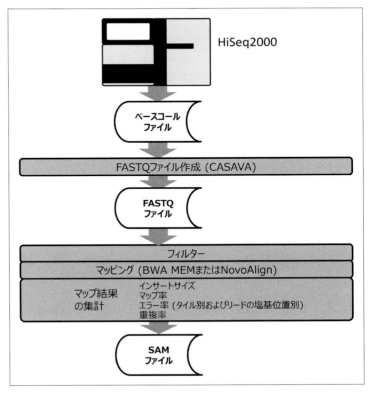

図❶　HiSeq出力データのクオリティチェック例

表❷ マッピングソフト例

ソフト名	特徴	ダウンロード
BWA MEM	ショートリード，ロングリードどちらにも強い。リファレンスとの差異の感受性が高い。計算時間は短い	無償 http://bio-bwa.sourceforge.net/
NovoAlign	ショートリード向き。リファレンスとの差異の正確性が高い。特に数十塩基長の配列挿入の検出力に優れている。計算時間はやや長く，特に100塩基長を超えるリードは長くかかる	一部無償 http://www.novocraft.com/
BLASR	エラーの多いロングリード向き。計算時間は短い	無償 https://github.com/PacificBiosciences/blasr
SSEARCH	エラーの非常に多いロングリード向き	無償 http://fasta.bicch.virginia.edu/fasta_www2/fasta_down.shtml
BLAST	ショートリード，ロングリードどちらにも使える。エラーの多いロングリードや類似性の低い配列にも対応可能。最も正確にアライメントできるが，計算時間は長い	無償 http://blast.ncbi.nlm.nih.gov/Blast.cgi
BLAT	ショートリードのローカルアライメントに向いている。大量のリードのアライメントを比較的短時間でマップできる	無償 https://genome.ucsc.edu/FAQ/FAQblat.html

II．体細胞変異検出とがん原因遺伝子推定

がんゲノム解析で最も基本となり重要なのは体細胞変異検出であろう。体細胞変異を検出するには同じ個人の腫瘍部と非腫瘍部のゲノム配列を比較して腫瘍特異的な変異を探索する。原理的には腫瘍部と非腫瘍部のゲノム配列を直接比較するのが最善と考えられるが，シークエンサーから産出されるゲノム配列は断片配列なので直接比較することが難しく，代用として染色体がつながっているリファレンスゲノム配列に腫瘍部と非腫瘍部の断片ゲノム配列をマッピングして腫瘍特異的なゲノム変異を検出する。体細胞変異には，塩基置換／挿入／欠失，コピー数異常，ゲノム構造異常，融合遺伝子，ウイルスゲノム挿入，レトロトランスポジションなどがあり，それぞれの解析について公開されているソフトウェアも多いが，解析精度を高めるために各研究機関で独自のパイプラインを開発する場合も多いように思われる。体細胞変異の検出には，その目的によって全ゲノム／全エキソーム／ターゲット遺伝子解析に分かれる。例えば，ゲノム構造異常，レトロトランスポジションなどは全ゲノム解析でしか検出できないが，遺伝子内の変異に限定する場合は全エキソーム解析のほうがはるかに効率がよい。また血中DNA内の腫瘍細胞やサブクローナル細胞（耐性変異）の場合など極めて低頻度の変異を検出する必要がある場合は，遺伝子をカバーする配列数を増やすためにターゲット遺伝子解析が用いられる場合が多い。あるがん種について多症例で体細胞変異が網羅的に検出されると，そのがん種でタンパク質を変える変異のポジティブセレクション[用解2]が統計的有意に起きている遺伝子（significantly mutated gene）の推定が行われ，新規のがん原因遺伝子（ドライバー遺伝子），がん関連遺伝子パスウェイの推定が可能になる。図❷に肝がん503症例の全エキソーム解析[1]から解明された肝がんのドライバー遺伝子の全容を示す。*TERT* のプロモーターのホットスポット変異が最も頻度が高く，次に *TP53*，*CTNNB1*，*ARID2*，*ARID1A*，*AXIN1*，*TSC2* と続く。*TSC2* は今まで肝がんでは頻度が高いとは思われていなかったが，*TSC1*，*TSC2* を含むmTORパスウェイが高頻度に活性化していることが解明された。

III．体細胞塩基置換シグネチャー[用解3]

このように体細胞塩基置換が網羅的に検出されると塩基置換シグネチャーと発がん要因との関連解析も可能になる。体細胞塩基置換はT>G/A>C，T>C/A>G，T>A/A>T，C>A/G>T，C>G/G>C，C>T/G>Aの6種類のパターンに分かれるが，がん種で特徴的なパターンを示し，特異的に多いパターンは非転写鎖に変異が多い傾向

がある[2)-4)]（図❸）。がん種によって特定の環境要因/発がん物質への曝露があり，それによって特定の変異パターンが誘導されることがわかっている。例えば，紫外線（メラノーマ），喫煙（肺がん），カビ毒（アフラトキシン B1, 肝がん），ハーブ（アリストロキア酸，腎がん），アスベスト（悪性中皮腫，肺がん）などが発がん要因としてよく知られており，変異原物質が DNA に傷を付け，発がん物質特異的な DNA 付加体が配列特異的に付加して DNA が修復されず変異が蓄積すると考えられている。また，塩基置換の前後の塩基も含めた 96（4×6×4）パターンに特異的なパターンが現れる傾向があることから，DNA 付加体の配列特異性には塩基置換の前後の配列も関連していると推測される。特定の環境要因/発がん物質が特定の塩基置換のパターンを誘導することから，同じが

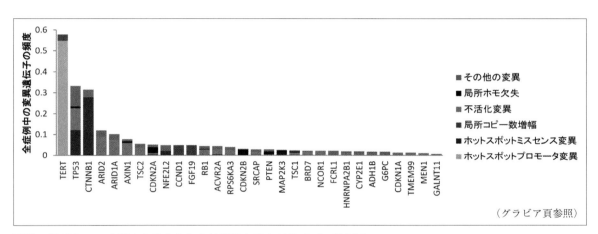

図❷　肝がん 503 症例から推定された統計的有意なドライバー遺伝子
不活化変異はナンセンス変異，フレームシフト挿入/欠失，スプライスサイト変異を含む。
その他の変異はホットスポット以外のミスセンス変異，インフレーム挿入/欠失を含む。

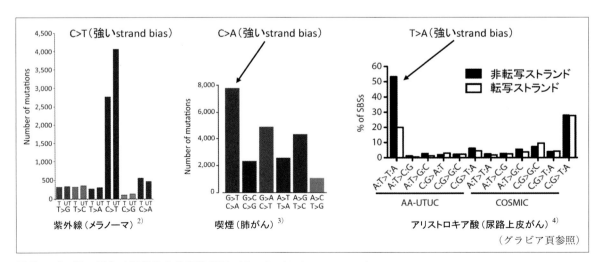

図❸　がん種で異なる特徴的な体細胞変異パターン（文献 2, 3, 4 より）
特定の発がん要因/発がん物質が特定の変異パターンを誘導する。特異的に多い変異パターンでは，転写共役修復により転写ストランドの変異が修復される傾向がある。
UT：非転写ストランド，T：転写ストランド

ん種であっても環境要因が異なると異なった塩基置換のパターンを示すことが推測される。最近，日米の共同研究により肝がん503症例の体細胞塩基置換シグネチャーの解析が行われ，民族間（日本，中国，米国，アフリカ）と性別で塩基置換パターンが異なることが示された[1]（図❹）。日本人男性にはATA>ACA変異が多く，中国人にはアリストロキア酸の特徴であるCTG>CAG変異が多く，アフリカ系米国人にはアフラトキシンB1の特徴であるGCC>GACが多く，いずれも非転写鎖で特異的に増えていた。一方，日本人女性と米国在住白人には特徴的な変異パターンはなく，がん種間で共通に現れる変異パターンが多いことがわかった。これらのことから，変異シグネチャーから発がん要因を推測することが可能になり，また新しいシグネチャーから新しい発がん要因の同定も可能になると考えられる。数年前，非負値行列因子分解（nonnegative matrix factorization）を変異パターンに応用する解析が行われた[5)6)]。がん種ごとに変異パターンを複数のパターンに分解することによって，がん種間で共通なパターンと特異的なパターンが明らかになった。1つのがん種が複数の環境因子をもつことは十分に考えられるので，このように変異パターンを複数のパターンに分解することは非常に有益である。

Ⅳ．ゲノム構造異常

もう1つ重要な解析はゲノム構造異常の解析で

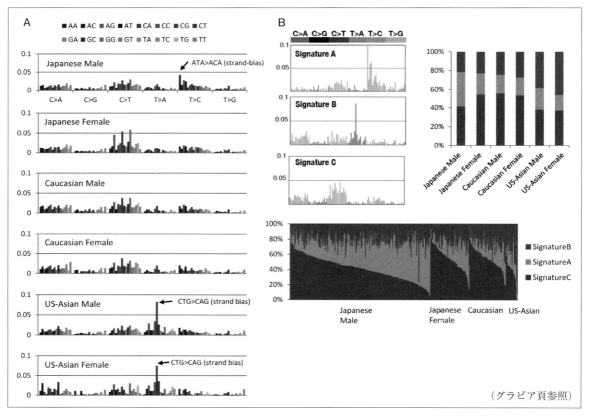

（グラビア頁参照）

図❹　体細胞塩基置換シグネチャーの民族間比較
A．塩基置換の前後塩基を含めた96種類の変異パターン。凡例は前後の塩基を示す。
B．非負値行列因子分解を用いた変異シグネチャー解析。塩基置換が3個のシグネチャーに分解された。日本人男性にはSignature Aが多く，US-Asian（主に中国人）にはSignature Bが多く，日本人女性と米国在住白人には他のがん種でも共通に現れるSignature Cが多い。

1) ゲノム ①次世代シークエンサーを利用したがんゲノム解析

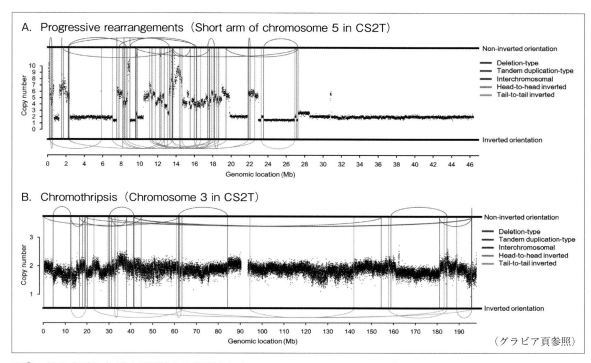

図❺ 軟骨肉腫の全ゲノム解析から解明された progressive rearrangement と chromothripsis
A. 5番染色体の短腕部分に段階的な構造異常が起こり，コピー数が1〜10の間で変化する。
B. 3番染色体の全領域が一度にばらばらになりゲノム再編成が起こり，コピー数が1〜2の間で周期的に変化する。

あろう。ゲノムのセグメント配列の両端を読んだペアのショートリード配列（paired read）をリファレンスゲノム配列にマッピングして，paired read の間に現れるゲノム再構成（rearrangement）のブレイクポイントを探索する。数年前，この解析技術を用いて構造異常が集中的に起こる新しい機構が発見された[7)-9)]。この構造異常は chromothripsis と呼ばれる新しい概念で，従来，構造異常は段階的に1つずつ起こると考えられていたが（one-by-one progressive DNA alteration），chromothripsis は一度にあるゲノム領域が壊滅的にばらばらになりゲノム再構成が起こる（one-of catastrophic DNA alterations）。段階的な構造異常では多くのコピー数状態が存在するのに対して，chromothripsis は2, 3個のコピー数状態の間を周期的に振動する特徴がある（図❺）。

おわりに

現在 ICGC と TCGA が協力して多種類のがん種間の比較解析（pan-cancer analysis）が進められており，多くの新しい発見が期待される。今後このような解析結果とデータが公開されると，がん研究に拍車がかかることが予想される。また近年，次世代シークエンサーの普及により，腫瘍または血中 DNA 内の腫瘍細胞の変異を患者ごとに診断することが可能になり，個別化医療体制が構築されつつある。今後，さらに長い配列を高精度かつ低コストで解読を行うシークエンサーの開発が進むと，研究と臨床の両面で新しいパラダイムシフトが起こることが期待される。

用語解説

1. **リファレンスゲノム配列**：ヒトをはじめ様々なモデル生物のリファレンスゲノム配列が公開されている。ヒトの場合，国際ヒトゲノムプロジェクトの基，各染色体を各国が担当して配列解読を行った。世界共通のヒトリファレンスゲノム配列として，がんゲノム研究をはじめ様々なゲノム研究で使用されている。
2. **ポジティブセレクション**：がん細胞では，がん関連遺伝子の機能を変える変異のポジティブセレクションが起こっている。つまり，がん遺伝子では機能を活性化するホットスポット変異など，がん抑制遺伝子では機能を不活化するナンセンス変異やフレームシフト変異などが選ばれている。この事実を利用して，セレクションの起きていない非コード領域の変異やタンパク質を変えない変異に比べてタンパク質を変える変異が統計的有意に多く入っている遺伝子がドライバー遺伝子の候補になる。
3. **体細胞塩基置換シグネチャー**：略して変異シグネチャー（mutational signature）ともいう。6種類の塩基置換の前後配列も含めて96（4×6×4）種類のパターンで表現する場合が多い。Alexandrovら[5]が非負値行列因子分解を網羅的に変異パターンに応用して，様々ながん種の変異パターンを分解して，がん種間で共通の変異パターンと特異的な変異パターンを示して以来，非負値行列因子分解による解析がよく行われるようになった。

参考文献

1) Totoki Y, et al : Nat Genet 46, 1267-1273, 2014.
2) Pleasance ED, et al : Nature 463, 191-196, 2010.
3) Pleasance ED, et al : Nature 463, 184-190, 2010.
4) Hoang ML, et al : Sci Transl Med 5(197), 2013.
5) Alexandrov LB, et al : Nature 502, 415-421, 2013.
6) Alexandrov LB, et al : Cell Rep 3, 246-259, 2013.
7) Stephens PJ, et al : Cell 144, 27-40, 2011.
8) Korbel JO, Campbell PJ : Cell 152, 1226-1236, 2013.
9) Totoki Y, et al : Genome Res 24, 1411-1420, 2014.

十時　泰

1987年	名古屋大学理学部物理学科卒業
1990年	情報数理研究所
1999年	理化学研究所ゲノム科学総合研究センター上級研究員
2008年	国立がん研究センターゲノム構造解析プロジェクト主任研究員
2010年	同がんゲノミクス研究分野ユニット長

専門はバイオインフォマティクス，特に配列解析。新しいがん原因遺伝子の発見に貢献して臨床の役に立ちたいと常々思っている。

第1章 オミックス解析技術

1．最近のオミックス解析技術の進歩
1）ゲノム
②コピー数解析

坂本裕美・知久季倫・吉田輝彦

われわれの研究室では，体細胞ゲノム・遺伝子異常を同定する目的で多人数のがんおよび非がん組織のペアの whole exome sequencing を実施する際に，品質検査として極めて有用と考える Illumina 社の SNP chip の解析を先行して行っている。不良検体のふるい落としや非がん細胞混入割合の推定とともに，SNP array CGH（comparative genomic hybridization）によるコピー数異常の解析を行う。その実際と，主なソフトウェア調査・評価について概説する。

はじめに

ヒトゲノムのコピー数解析の第一の目的・対象は，生殖細胞系列の構造多型（structural variation：SV）のうちのコピー数多型（copy number variation：CNV）の解析と考えられ，現在は SNP array がその de facto standard の解析技術であり，広く普及している。2007年頃から多くの疾患・表現型に対して SNP array を用いたゲノム網羅的関連解析（GWAS）が行われ，世界で大量のデータが蓄積されているが，CNV の人種ごとの標準多型データベース[1]の整備は，SNV（single nucleotide variant）ほどは進んでいない。今後，全ゲノム塩基配列解析（whole genome sequencing：WGS）のコストがさらに下がり，データが蓄積されてくれば，生殖細胞系列の SV と疾患などの表現型との関連解析も新たな展開を示す可能性があり，いわゆるいまだに説明しきれていない未知の遺伝素因，すなわち missing heritability[2]の一部が解明されていくかもしれない。

一方，コピー数解析は歴史的にはむしろがんの体細胞遺伝子異常の1つとして1980年頃から盛んに解析されてきた。当時の主な技術は Southern blot であり，がん遺伝子の増幅や，LOH（がん組織におけるヘテロ接合の欠失）などで示されるがん抑制遺伝子の欠失が次々と同定された。当時のわが国の基礎的分子腫瘍学の成果で，今日の，世界のがんの標準治療の一翼を担っている例が *c-erbB-2*（*HER2*）の遺伝子増幅である[3]。その後，DNA を試料とするがんのコピー数異常の解析法として，in gel DNA renaturation method[4]

key words

構造多型（structural variation：SV），コピー数多型（copy number variation：CNV），SNP array，SNV（single nucleotide variant），array CGH（comparative genomic hybridization），log R ratio（LRR），B allele frequency（BAF），コピー数異常（copy number aberration /abnormality：CNA），genoCNA，ASCAT（allele-specific copy number analysis of tumors），MixHMM，GPHMM（global parameter hidden Markov model）

やAP-PCR[5]など様々なゲノム全体を俯瞰する方法が発表されたが，おそらく最も多くの研究室に普及し多くの論文が発表されたのはarray CGH（comparative genomic hybridization）であろう[6]．これは当時のヒトゲノム解読計画の中で，ヒトゲノムの物理地図作成が進む中で，BACクローンライブラリーが整備され，それが研究者に広く入手可能になったことにもよると考えられる．わが国では東京医科歯科大学の稲澤譲治教授のデータベースが有名である[7]．BAC array CGHはその後，SNP array CGHに最も標準的な解析技術の座を譲っている．取り扱いがより容易・高スループットになり，少量のDNAで，かつ塩基配列レベルの解像度が得られる．生殖細胞系列のCNV解析と同様，SNP array CGHも今後はWGS，あるいはその前段階としてwhole exome sequencing（WES）による方法に，ゲノム網羅的コピー数解析の標準技術の地位を取って代わられると予想されるが，現時点では主としてコストの点から最も普及している技術である．以下，本稿ではSNP arrayを用いたがん組織のコピー数解析に焦点を当てて概説する．

Ⅰ. SNP arrayを用いたコピー数解析

われわれの研究室では，多人数の症例・対照を含むWESを実施する際の品質検査としてSNP array解析は極めて有用と考え，Illumina社のSNP chipの解析をWESに先行して行っている．当初は，次世代シークエンサーの変異コールの精度検査のための「正解データ」としてSNP chipのタイピング結果を使用すること，およびがんの場合は非がん細胞の混入割合の推定に用いて読み取り深度（read数）の調整に役立てるつもりで始めたが，実際に行うと，注意深く実施されているバイオバンクやゲノムコホート研究でも，一定の確率で，性別間違いやがん組織・非がん組織のペア違い，検体同士の混入など，検体自体の品質チェックに欠かせないことがわかった．そのため，経費と時間がかかるWESに先駆けて，不良検体のふるい落としに使用しているが，その副産物としてコピー数解析のデータも得られることになる．

1. SNP arrayの遺伝子型コールの実際

ヒトゲノム網羅的なSNP arrayは市販の製品を用いることが標準となっており，現在Illumina社のOmni BeadsChipファミリーとAffymetrix社のHuman SNP Array 6.0の2種が市場のほとんどを占めるが，前者がより広く使われている．ただし，日本では東北メディカルメガバンクが設計し，Affymetrix社のプラットフォームを用いる「ジャポニカアレイ」が日本人に最適化されたSNP arrayとして，普及が進む可能性がある．われわれの研究室ではIllumina社の技術を用いている．

タイピングデータはまず測定システムが自動コールする結果について，chipごとのSNPコール割合（call frequency）が98％以下の検体をDNAの質が不良であるなどの理由で棄却する．ついでSNPごとの遺伝子型コール割合（call rate）や，Hardy-Weinberg平衡からの解離などを指標に，疑わしいSNPについて，Illumina社が提供するデータviewerであるGenomeStudioで最終的には目視でデータを確認していく．その際，適宜，自動コールの結果を目視・手動で修正していく（各遺伝子型に対応するクラスターの編集）．図❶はわれわれの研究室で決めているSNPのタイピングパターンの分類である．個々の点が1検体を示し，左上の「normal」が典型的なAA/AB/BBの3つの遺伝子型のクラスターを示している．末梢血由来の生殖細胞系列のDNA試料を用いた解析の場合，大部分がこのような綺麗な分離を示すが，no callやscatterになるとコールは不能あるいは品質不良となる．一方，loss/loss+gain/gainが連続したSNPで起こっていればCNVに相当し，candidateやmulticlusterはその候補となる．このようにして確定した個々のSNPの遺伝子型データをテキストファイルに書き出し，さらなるin silicoデータ解析に進む．

2. SNP arrayによる非がん細胞混入割合の評価

図❷では個々のSNPのデータを染色体レベルで俯瞰している．その際，Illumina GenomeStudioではlog R ratio（LRR）とB allele frequency（BAF）

1）ゲノム　②コピー数解析

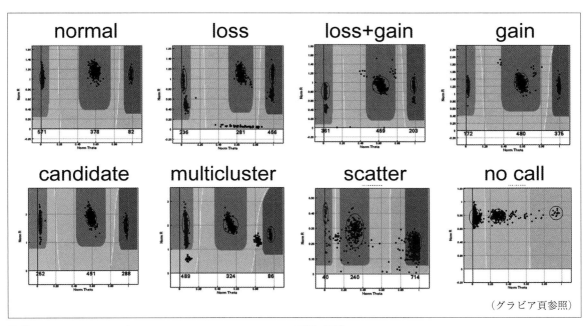

図❶　GenomeStudio 上での Illumina Omni BeadChip の遺伝子型コール
目視による国立がん研究センター研究所遺伝医学研究分野における SNP graph 分類。

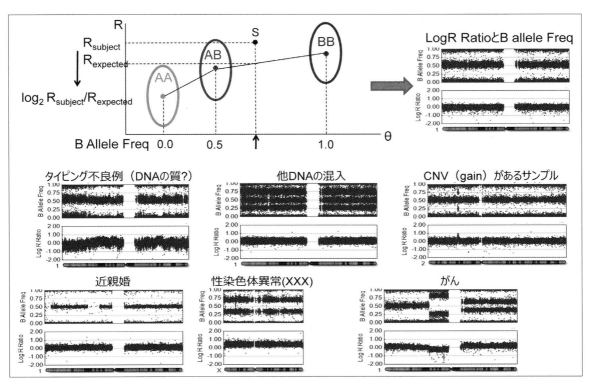

図❷　SNP array データによる染色体全体の俯瞰

を用いる[8]。log R の R は正規化された蛍光強度に相当し，LRR はその期待値と観測値の比であるので通常は 1 の対数，すなわち 0 付近の値になる。BAF の期待値は SNP により 0/0.5/1.0 のいずれかであるので，右上のパターンが正常の典型例である（centromere 付近は SNP array のデータがない）。それに対してタイピングが不良の場合は，BAF がばらついて点（個々の SNP のデータに相当）の集合のバンドが太くなったり，LRR が不安定になる。コピー数が増える（gain の）CNV がある場合，例えば遺伝子型が AAA/AAB/ABB/BBB となるので BAF が 3 通りではなく，4 通りとなる。

この BAF を用いて，非がん細胞混入割合が推定できる。がんの clinical sequencing で通常用いられる試料は手術組織でも生検組織でも，がん細胞が 100％ を占めることはまずない。さらに，がん細胞も均一ではなく，様々なサブクローンが存在しうる（がん細胞の heterogeneity）。体細胞変異を，その検体に応じた十分な感度で検出し，その変異の生物学的・機能的意義〔ドライバー変異なのか，パッセンジャー変異なのか，どの程度のがん細胞に共通の変異か否か，生殖細胞系列の変異（偶発的所見）を反映しているのではないかなど〕を評価するためには，非がん細胞混入割合の評価が必須となる。しかし，病理組織形態学による評価だけでは薄い血管内皮細胞を過小評価しがちであるなど，必ずしも正確ではないし，実際にゲノム解析する部分を検鏡できない場合もある。図❸に SNP array のデータから非がん細胞の混入割合を推定する原理を示した。

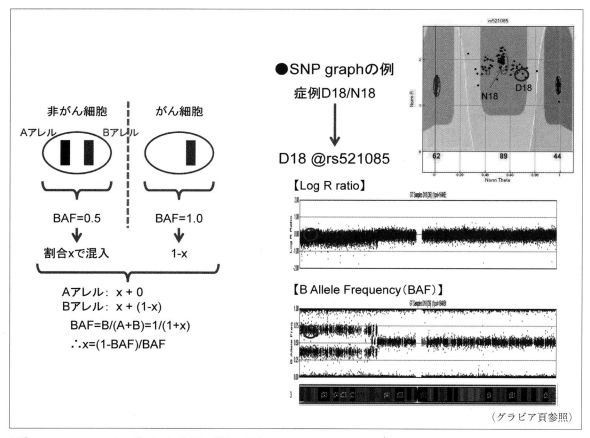

（グラビア頁参照）

図❸ SNP array による非がん細胞混入割合の評価

3. SNP array によるがん組織のコピー数異常の解析

図❷の下段に示すように，生殖細胞系列のゲノム試料の LRR と BAF の解析から，近親婚や染色体異常を現すパターンも検出される。同様の原理で，がん組織の SNP array 解析は，しばしば図❷の右下に示すようなパターンを示す。ある固形がん症例の全染色体を鳥瞰するデータの例を図❹に示した。高密度 SNP array を用いて高解像度でコピー数異常（copy number aberration / abnormality：CNA）を解析する際は，CNV がありうるため，がん部と非がん部のペアで比較していくことが基本である。しかし，このようなデータを多くの症例について高解像度で集約し，複数の症例に（recurrent に）出現する CNA を同定するためには目視に頼るのは難しく，ソフトウェアによるデータ処理が必要になる。

Ⅱ．予測ソフトウェアの調査・評価

1. がん細胞（体細胞）ゲノムコピー数異常予測ソフトウェアの調査

Illumina SNP array によるデータから，非がん細胞の混入割合を考慮した CNA 予測ソフトウェアのうち，2012 年 8 月現在で主なものを調査した[9]。その概要を表❶に示す。

genoCNA[10] の入力データは LRR と BAF であるが，同一患者から取得された生殖細胞系列の遺伝子型を入力に用いることにより，分析結果の頑健性と精度を高めることが可能になっている。CNA としては 4 コピーまでに対応する。

ASCAT（allele-specific copy number analysis of tumors）[11] は，がん細胞と非がん細胞それぞれの LRR と BAF のデータを入力し，①非がん部のデータからヘテロ接合 SNP を抽出し，それらの SNPs を使ってがん部のデータをセグメント化する。②セグメント結果から，がん部と非がん

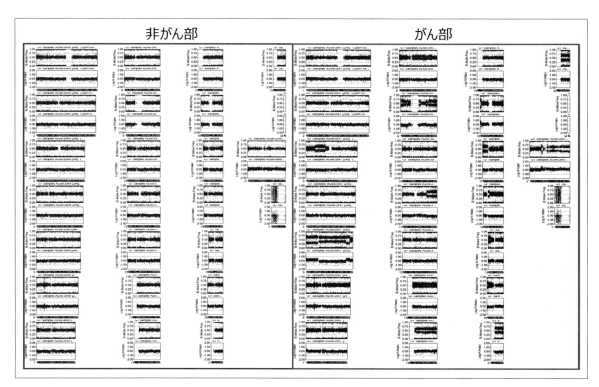

図❹　ある固形がん患者の非がん部およびがん部由来 DNA の SNP array データの例

表❶ SNP array データに基づくがん細胞の CNA 予測ソフトウェアの例

	Illumina Omni BeadChip	非がん細胞の混入を考慮
	入力：がん部の LRR，BAF	出力：各 SNP のコピー数・遺伝子型
	上記の条件を満たす主なソフトウェアについて調査	

名称	アルゴリズム	入力データ	特徴	動作環境
genoCNA (2010) v.1.09	・HMM ・4 コピーまで ・がん部の遺伝子型として 9 通りの状態	・LRR は genomic wave 補正 ・非がん部遺伝子型利用（オプション） ・B アレル集団頻度 ・常染色体，X 染色体	・非がん部の遺伝子型は，genoCNV で推定	・R
ASCAT (2010) v.2.1	・セグメント化モデル式による非がん細胞混入率と平均 ploidy の推定→遺伝子型	・LRR は genomic wave 補正 ・非がん部の LRR，BAF ・常染色体，X 染色体	・正常で hetero 判定の SNPs のみから推定	・R
MixHMM (2010)	・HMM ・7 コピーまで ・がん部の遺伝子型として 20 通りの状態	・LRR は genomic wave 補正 ・2 コピー領域，LOH 領域とコピー数 ・B アレル集団頻度 ・常染色体のみ	・データに 2 コピーおよび LOH 領域が必要 ・目視による特定が必要	・Python
GPHMM (2011) v.1.2.1	・HMM ・5 コピーまで ・がん部の遺伝子型として 12 通りの状態 ・観測値のゆらぎの効果を特別な HMM 状態として設定	・GC 含有量（各 SNP の前後 500kB） ・B アレル集団頻度 ・常染色体のみ	・観測確率に 5 個のグローバルパラメータを設定	・MATLAB (Windows ではスタンドアロン)

部の混合比率とがん細胞の平均 ploidy を推定する．③アレルごとのコピー数を推定し，reliability score を計算する．がん細胞のデータのみでの解析も可能で，その場合には ASCAT に登録されている SNP array 情報を指定してプログラムを実行する．

MixHMM[12] は，非がん細胞が混入した状態のがん組織の LRR と BAF から 7 コピーまで，20 通りの状態の隠れ Markov モデル（HMM）を用いて Viterbi アルゴリズムで状態を決定する方法論である．特に生殖細胞系列のデータは利用していない．

GPHMM（global parameter hidden Markov model）[13] は，MixHMM と同じグループから，翌年に発表されている．がん細胞の aneuploidy，非がん細胞の混入，GC 含有量によるバイアスを考慮したコピー数推定ソフトウェアである．入力データはがん部の Illumina 社の LRR と BAF である．

2. 腎がん実データを用いての CNA 予測ソフトウェアの評価

上記のソフトウェアについて，腎がん手術組織を Illumina HumanOmni1-Quad BeadChip で解析したデータ[14] を用いて評価を行ったところ，以下の点が認められた[9]．

1. genoCNA は ploidy レベルの増幅（hyperploidy）に対応できない．
2. ASCAT は予測に失敗するサンプルが無視できない数，現れる．
3. ASCAT は細かな CNA を積極的に予測し，また ploidy の増幅も他のソフトウェアよりは積極的に採用する傾向が認められる．
4. MixHMM は目視によって 2 コピーおよび 1 コピー（もしくは LOH）と確定できる領域の指定が必要であり，その条件に推定が大きく依存する．
5. MixHMM は細かなモザイク状に LOH を予測し，非常に多くのセグメントに分割してしまうことがある．
6. GPHMM は MixHMM と同様にモザイク状

にLOHを予測することがあるが，MixHMMよりは少ないようである（GPHMMはMixHMMの後継ソフトウェアであり，改善された箇所かもしれない）。
7. ソフトウェアによる予測は，小さなセグメントを多数出力することがある。

以上を総合し，われわれの研究室では，Illumina SNP arrayのデータを用いたCNA予測方法として以下を採用している。
① ASCATとGPHMMの両方で予測。
② 必要に応じて，細かなCNA（100kb未満）を近接領域同士つなげてしまう。
③ 上記2つの予測結果を染色体上に表示し，wet側研究者に提示する。予測がずれていると考えられる箇所などは別途実験的な検証を必要とする候補領域とする。

腎がんの例を図❺，❻に示した。

おわりに

以上，がん組織における体細胞ゲノム・遺伝子構造異常としてのコピー数解析について，現時点の標準と考えられるSNP arrayを用いた解析のうち，Illumina社のSNP array解析の概要を示した。前述のように，今後は次世代シークエンサーのシークエンスデータを用いたCNA解析が期待されるが，現時点のソフトウェアは生殖細胞系列のCNV検出についてもいまだ発展途上にあると考えられる[15]。

また，検体の数にも質にも制限があるがんの臨床試料の解析においては，単一のオミックスでは偽陽性も偽陰性も多い。それに対処する1つの方法が，同一検体に対する多層的オミックス解析である[14]。SNP arrayによるコピー数解析は，比較的少量のDNAを用いて，検体の品質検査目的

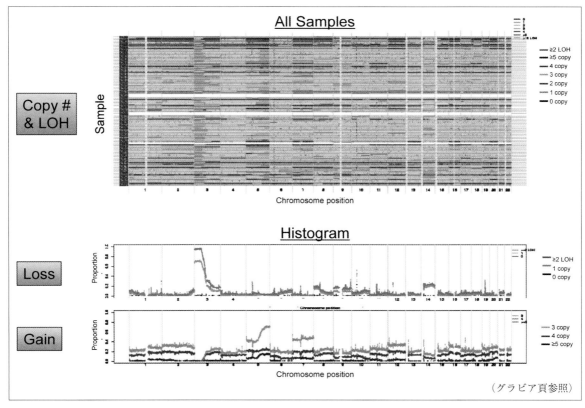

（グラビア頁参照）

図❺　腎がん組織95検体のASCATによるCNA推定結果

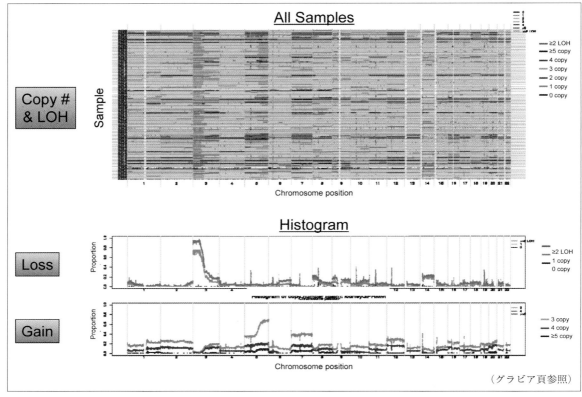

図❻ 腎がん組織 100 検体の GPHMM による CNA 推定結果

と同時に実施することが可能であるのみならず，SNV や indel 以外の増幅・大領域欠失などの重要な構造異常を検出する。われわれが構築している多層的疾患オミックスデータベースの一翼を担うデータとなっている[16]。

謝辞
本稿は，平成 22 年度〜26 年度独立行政法人 医薬基盤研究所による先駆的医薬品・医療機器研究発掘支援事業による「多層的疾患オミックス解析における，ゲノム情報に基づく創薬標的の網羅的探索を目指した研究（10-41）」および国立がん研究センターがん研究開発費「拡張型コアファシリティ機能による，TR/リバース TR の総合支援を含む研究・開発支援（26-A-3）」により行われた解析などを元として執筆した。腎がんの研究に関しては国立がん研究センター分子病理分野の金井弥栄分野長との共同研究であり，実際の実験では大浪澄子氏，小高陽子氏，奥山美鈴氏に尽力いただき，感謝申し上げる。

参考文献

1) http://www.cghtmd.jp/CNVDatabase/top.action
2) Manolio A, Collins FS, et al：Nature 461, 747-753, 2009.
3) Yokota J, Yamamoto T, et al：Lancet 1, 765-767, 1986.
4) Nakatani H, Tahara E, et al：Jpn J Cancer Res 77, 849-853, 1986.
5) Suzuki K, Ohnami S, et al：Gastroenterology 125, 1330-1340, 2003.
6) Pinkel D, Segraves R, et al：Nat Genet 20, 207-211, 1998.
7) http://www.cghtmd.jp/CGHDatabase/index_j.jsp
8) Peiffer DA, Le JM, et al：Genome Res 16, 1136-1148, 2006.
9) http://www.mizuho-ir.co.jp/publication/giho/pdf/007_08.pdf
10) Sun W, Wright FA, et al　Nucleic Acids Res 37, 5365-5377, 2009.
11) Van Loo P, Nordgard SH, et al：Proc Natl Acad Sci USA 107, 16910-16915, 2010.
12) Liu Z, Li A, et al：PLoS One 5, e10909, 2010.

13) Li A1, Liu Z, et al : Nucleic Acids Res 39, 4928-4941, 2011.
14) Arai E, Sakamoto H, et al : Int J Cancer 135, 1330-1342, 2014.

参考ホームページ

・CNV データベース
http://www.cghtmd.jp/CNVDatabase/top.action
・CGH データベース
http://www.cghtmd.jp/CGHDatabase/index_j.jsp
・多層的疾患オミックスデータベース
http://gemdbj.ncc.go.jp/omics/index.html

15) http://www.mizuho-ir.co.jp/publication/giho/pdf/007_09.pdf
16) http://gemdbj.ncc.go.jp/omics/index.html

坂本裕美

1980 年	日本女子大学家政学部理学科卒業 国立がんセンター研究所共通実験室研究補助員
1985 年	同血清部研究員
1990 年	東京大学医学部より学位取得
1992 年	国立がんセンター研究所分子腫瘍学部室長
2010 年	独立行政法人国立がん研究センター研究所腫瘍ゲノム解析・情報研究部室長 同遺伝医学研究分野ユニット長
2015 年	国立研究開発法人国立がん研究センター研究所遺伝医学研究分野ユニット長

第1章　オミックス解析技術

1. 最近のオミックス解析技術の進歩
2）エピゲノム

金井弥栄

ゲノム網羅的に見たエピジェネティック機構（主として DNA メチル化とヒストン修飾）の総体が，エピゲノムである。特に，適切な CpG 部位の DNA メチル化率を組織検体・体液検体で定量することで，発がんリスク診断・がんの存在診断・予後診断・分子標的治療のコンパニオン診断などを行うことができる。本稿では，多数の臨床試料に適用してバイオマーカー探索に用いるエピゲノム解析手技について解説し，臨床検査として普及させるため開発中の小型汎用 DNA メチル化診断装置を紹介する。DNA メチル化診断が真に実用化され，がんの個別化医療に資することが大いに期待される。

はじめに

代表的なエピジェネティクス機構である DNA メチル化は，CpG 配列のシトシンの 5 位にメチル基が共有結合する事象を指す[1]。維持メチル化酵素 DNMT1 の働きで，DNA メチル化のパターンは DNA 複製後も安定して維持される。活発に転写されている遺伝子のプロモーター領域の CpG アイランドの CpG 配列は，通常メチル化されていない。逆に，メチル CpG 結合タンパクがヒストン脱アセチル化酵素を呼び込むなどし，遺伝子は DNA メチル化によりサイレンシングを受ける（図❶）。最近になって，TET ファミリーの酵素が 5-メチルシトシン（5-mC）を水酸化して 5-ヒドロキシメチルシトシン（5-hmC）を生じることがわかった[2]。5-hmC を中間体とする DNA 脱メチル化の生理的な意義について，今後知見が蓄積していくと推測される。

ヌクレオソームを構成するヒストンタンパク質の修飾も，エピジェネティクス[用解1]の主要な要素である。ヒストン H3 と H4 のリジン残基がアセチル化すると，リジン残基の正の電荷が弱まってクロマチン構造が緩み，転写が活性化する。H3 の 4 番目のリジン残基（H3K4）がメチル化すると転写活性化に働き，H3K9 や H3K27 のメチル化は転写不活性化をもたらす（図❶）。

DNA メチル化とヒストン修飾は，協調的に働いて遺伝子発現を制御している。発生初期にエピジェネティック情報のほとんどが消去され，胚盤胞期以降，細胞が分化するに従って，その細胞系列に特徴的な DNA メチル化パターンが新規メチル化酵素 DNMT3A・DNMT3B により形成され

---

key words

DNA メチル化, 5-hmC, バイサルファイト変換, Infinium 解析, 全ゲノムバイサルファイトシークエンス（WGBS）, post-bisulfite adaptor tagging（PBAT）法, パイロシークエンス法, MassARRAY 法, ヒストン修飾, ChIP, メチル化特異的 PCR（MSP）法, 高速液体クロマトグラフィー（HPLC）

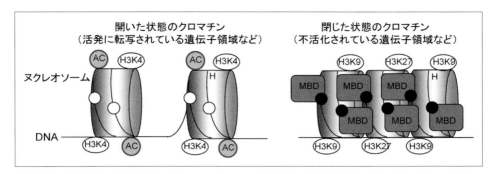

図❶ エピジェネティクスの概念図
開いた状態にあるクロマチン領域では，CpG配列は概してメチル化されておらず，遺伝子は活発に転写される．H3K4メチル化は転写活性化に働く．閉じた状態にあるクロマチン領域では，メチル化DNAに結合するメチルCpG結合タンパク（MBD）がヒストン脱アセチル化（AC）酵素を呼び込むなどし，遺伝子はDNAメチル化によりサイレンシングを受ける．H3K9やH3K27のメチル化も転写不活性化をもたらす．○：非メチル化DNA，●：メチル化DNA

ていく．

がん細胞においては，ゲノム網羅的に見るとDNAメチル化は減弱し（DNA hypomethylation），レトロトランスポゾンなど本来DNAメチル化で抑制されるべき領域が活性化し，染色体不安定性が惹起されることがある．他方で，遺伝子のプロモーター領域のCpGアイランドなどでDNAメチル化は局所的に亢進しており（DNA hypermethylation），ヘテロ接合性喪失（LOH）とDNAメチル化の2ヒットで不活化されるがん抑制遺伝子が知られる[3]．

ゲノム網羅的に見たエピジェネティック機構の総体が，エピゲノムである．先に述べたようにエピジェネティック機構の破綻はがんなどの疾患の発生に関わるが，疾患の本態を解明しバイオマーカーや治療標的を探索するため，ゲノム全体のエピジェネティクスの状態を解析することをエピゲノム解析という．

I．バイオマーカー探索のためのエピゲノム解析

1．DNAメチル化（5-mC）解析

（1）バイサルファイト（bisulfite）変換

バイオマーカー開発のためのエピゲノム解析として，主力であるのは網羅的DNAメチル化解析（メチローム解析）である．以前はCpGメチル化で反応阻害を受ける制限酵素を用いる方法や，5-mC特異抗体を用いる方法が行われた．現在，DNAチップや次世代シークエンサーと組み合わせてDNAメチル化解析を行う際の主力は，バイサルファイト変換である．バイサルファイト変換を用いず，第3世代シークエンサーである一分子リアルタイムDNAシークエンサー PacBio（PACIFIC BIOSCIENCES社）を用い5-mCを直接読む方法も行われるが，いまだ一般的ではない．

バイサルファイト変換において，2本鎖DNAを変性して1本鎖とし，重亜硫酸（bisulfite）で処理するとシトシン（C）がウラシル（U）に変換されるが，5-mCは変換されずにとどまる[4]．続いてPCR反応を行うと，CはTとして，5-mCはCとして認識され，メチル化・非メチル化の差が塩基配列の差に置き換わる（図❷）．

（2）全ゲノムバイサルファイトシークエンス（WGBS）

バイサルファイト変換後，次世代シークエンサーによる配列決定に供すWGBSとしてmethyl C-seqが行われてきたが[5]，μgオーダーのゲノムDNAとPCR増幅を要する．これに対し，微量のDNAに適用可能としPCR増幅よるバイアスを排除するために，伊藤らはWGBSのためのライブラリー調整法であるpost-bisulfite adaptor tagging（PBAT）法を開発した[6,7]．PBAT法で

は，初めにバイサルファイト変換を行いランダムプライミングでアダプターを付加することで，サブμgの哺乳類ゲノムDNAからPCRによるグローバル増幅なしでWGBSを行い，十分なシークエンス深度を得ることができる。伊藤を含む筆者らのグループが参画する国際ヒトエピゲノムコンソーシアム（IHEC）日本チームはPBAT法を採用し，PBAT法を世界の標準手法とするようにIHEC参加各国に提唱している[8]。このようにしてWGBSを微量のゲノムDNAにも適用できるようになったが，バイオマーカー探索のため大規模なコホートでWGBSを実施することは解析費用の観点からいまだ困難である。

（3）Infinium解析

そこで，バイオマーカー探索のための大規模なコホートにおけるメチローム解析には，通常アレイ解析を用いる。高密ビーズアレイであるInfinium HumanMethylation450 BeadChip（Illumina社）が汎用されている（図❸）[9]。このアレイには，

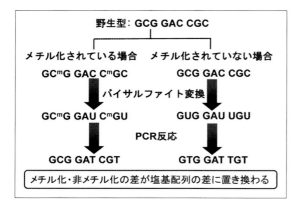

図❷ バイサルファイト変換の原理
メチル化・非メチル化の差を塩基配列の差に置き換え，次世代シークエンサーなどによる配列決定・アレイ解析・パイロシークエンス法・MassARRAY法などで検出する。

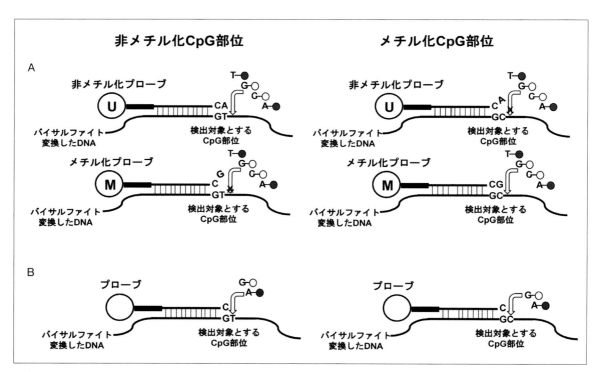

図❸ Infinium I（A）とInfinium II（B）の解析原理
Infinium Iでは，1 CpG部位に対しメチル化検出用プローブと非メチル化検出用プローブがそれぞれハイブリダイズし，蛍光強度の比率からメチル化・非メチル化CpGの割合を算出する。Infinium IIでは，1 CpG部位に1種類のプローブを用い，伸長反応では異なる蛍光でラベルされたGまたはAが付加される。Infinium解析は，バイオマーカー探索のため大規模なコホートの臨床試料において，網羅的DNAメチル化解析（メチローム解析）を行うのに適している。

転写開始点1500bp程度まで上流，同じく200bp程度まで上流，5'非翻訳領域，遺伝子体部，3'非翻訳領域，非コード領域にわたり，約48万個のプローブがデザインされている．必ずしも転写調節に重要でない領域のDNAメチル化の変化が診断のためのよいサロゲートマーカーになることがあるので，転写開始点から離れた領域にもプローブが多数設計されているInfiniumアレイは，バイオマーカー探索に適している．

Infinium解析では，バイサルファイト変換後のDNA上の1 CpG部位に対しメチル化検出用プローブと非メチル化検出用プローブがそれぞれハイブリダイズし，1塩基伸長反応時に蛍光ラベルを行い，蛍光強度の比率からメチル化・非メチル化CpGの割合を産出する（Infinium I，図❸A）．1 CpG部位に1種類のプローブを用いるInfinium II方式も採用されているが（図❸B），いずれも1塩基解像度である．筆者らは，腎がん[10]・肺がん[11][12]・胃がん[13]組織と対照組織など多数の臨床試料でInfinium解析を実施している（本誌190〜195頁参照）．この過程で，後述する個々のCpG部位のDNAメチル化率の定量解析に適したパイロシークエンス（pyrosequencing）法（Qiagen社）[14]やMassARRAY法（Sequenom社）[15]を用いて，Infinium解析で得られた各CpG部位のDNAメチル化率をしばしば検証しており，Infinium解析の定量性が良好であることを確認している．

2. 5-hmC解析

脱メチル化の中間体である5-hmCが解析対象のDNA断片中に含まれているか評価するために，5-hmC特異抗体で濃縮し，DNAチップ（hMeDIP-chip）ならびに次世代シークエンサー（hMeDIP-seq）を用いる方法が最初に試みられた．個々の脱メチル化CpG部位を特定できる方法としては，タングステン酸化剤を用いたTA-seq[16]，Ru酸化剤によるoxBS-seq[17]，TETによる5mCの酸化に基づくTAB-seq[18]などが試みられている．いずれが標準解析手技となるか必ずしも定まっておらず，多数の臨床試料の解析から脱メチル化に着目したバイオマーカーが開発できるかの見通しは定かでない．

3. ヒストン修飾解析

ヒストン修飾解析は，それぞれのヒストン修飾に対する特異抗体を用いたクロマチン免疫沈降（ChIP）を基本とする[19]．ホルマリン固定によりヒストンタンパクとDNAを架橋し，超音波や酵素処理によりクロマチンDNAを断片化する．さらに，免疫沈降で抗原となる特定のヒストン修飾を含むクロマチン断片を濃縮し，脱架橋してDNAを精製する．ChIP-on-chip（ChIP-chip）法では，精製したDNA断片をDNAチップとハイブリダイズし，どの遺伝子あるいはどの染色体領域に目的とするヒストン修飾のマークが濃縮しているかを知る．ChIP-seq法では，精製したDNA断片の塩基配列を次世代シークエンサーで決定し，ショートリードを参照配列にマップする．

ChIPをもとにした高品質の解析を行うためには，適切な固定条件・断片化条件などを用いることが必須である．生検や手術で得られた組織検体において，至適条件を決定することは困難で，大きなコホートの多数検体において統一した条件で解析を行うことはさらに困難である．よって，ゲノム網羅的ヒストン修飾解析によりバイオマーカーを探索する試みは，現状では一般的でない．

II．がんのバイオマーカーとしてのDNAメチル化の特性

筆者らは，発がんエピゲノム研究の黎明期にあたる1996年頃から，例えば肝細胞がんに対する慢性肝炎・肝硬変症のように，諸臓器における前がん段階・前がん状態にある組織に既にDNAメチル化異常が蓄積することを示してきた[20]．すなわちDNAメチル化は，ウイルスの持続感染・遷延する慢性炎症・喫煙といった環境要因に応じて変化する．概してランダムに起こる遺伝子変異と異なり，DNAメチル化異常にはそれぞれの環境要因に呼応した一定のプロファイルが存在する[21)-23)]．加えて，いったん起こったDNAメチル化異常は先に述べた維持メチル化酵素DNMT1の働きで継承されるので，DNAメチル化プロファイルはその人が生涯にわたって曝露されてきた発

がん要因の影響の蓄積を反映する。そこで，適切なマーカー部位のDNAメチル化率を定量することにより，発がんリスク診断を行うことができる（本誌150～155頁参照）[24)25)]。

またDNAメチル化プロファイルは組織・細胞系列ごとに概して定まっているので，当該組織の正常の構成細胞や正常の血球細胞ではDNAメチル化を受けない適切なCpG部位のDNAメチル化率を定量することで，生検・手術で得られた組織検体や血液検体などにおいて，がんの存在診断を行うことができる。

われわれは，がんの臨床病理学的悪性度や症例の予後とよく相関するDANメチル化プロファイルを諸臓器で同定しており，DNAメチル化プロファイルを指標にしたがんの予後診断が可能である（本誌190～195頁参照）[26)]。DNAメチル化プロファイルをもとにした階層的クラスタリングなどで，臨床病理学的悪性度や発がんの分子経路に呼応した症例の層別化ができるので（図❹）[10)11)13)]，各クラスターを特徴づけるDNAメチル化率を示す遺伝子を指標として，各クラスターの分子標的治療のためのコンパニオン診断も可能と考えている。

さらに，DNAメチル化はDNA2重鎖上に共有結合で保持されているので，タンパク質の発現量などの指標に比して安定しており，高感度で検出が可能である。以上のような諸処の観点から，DNAメチル化はバイオマーカーとして優位性をもつと考えられる。

Ⅲ．DNAメチル化診断を実用化するための解析手技

1．個々の遺伝子のDNAメチル化定量法

DNAメチル化を指標とするバイオマーカーが

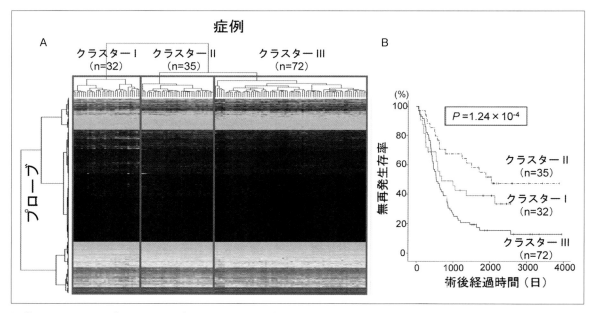

図❹ DNAメチルプロファイル（Infinium解析結果）に基づく肺腺がん症例の層別化と予後
A．階層的クラスタリング
B．各クラスターの無再発生存率（カプランマイヤー曲線）
本解析では，クラスターⅠのDNAメチル化プロファイルは，慢性閉塞性肺疾患の炎症を背景として形成され局所進行性のがんを生じ，クラスターⅡのDNAメチル化プロファイルは，喫煙の寄与の少ない発がん経路で形成され，予後良好ながんを生じ，クラスターⅢのDNAメチル化プロファイルは，喫煙の長期的な影響が蓄積する前に炎症などを介さず形成され，最も悪性度が高いがんを生じると考えられた[15)]。このように，DNAメチル化プロファイルをもとに，臨床病理学悪性度とよく相関し，発がんの分子経路に呼応したがん症例の層別化がしばしば可能である。

実用化される際には，1個のあるいは少数個のマーカー遺伝子・CpG部位のDNAメチル化率を定量することになる．すなわちDNAメチル化診断には，ゲノム網羅的なエピゲノム解析とは異なる手技が用いられる．現状で特定の遺伝子あるいはCpG部位のDNAメチル化率の解析に用いる手技として，メチル化特異的PCR（MSP）法，パイロシークエンス法[14]，MassARRAY法など[15]が挙げられる．MSP法は，バイサルファイト変換後の塩基配列の差を利用して，メチル化DNA断片を増幅するPCRプライマーと非メチル化DNA断片を増幅するPCRプライマーを設計し，リアルタイム定量PCRを行う方法である．メチル化DNA分子が極少量である場合などにも有効だが，メチル化特異的・非メチル化特異的プライマーのPCR効率が異なり定量が困難な場合もある．パイロシークエンス法は，バイサルファイト変換したDNAを鋳型としてシークエンスする際，1塩基伸長反応を行って4種類のdNTPを別々に取り込ませ，取り込まれたdNTPから生じるピロリン酸を定量するもので，定量性に優れているが30bp程度と解析長が短い．MassARRAY法は質量分析計と組み合わせた方法（base-sepcific cleavage/MALDI-TOF）である．バイサルファイト変換したDNAを鋳型として in vitro 転写を行い，Uに特異的な部位で転写産物を化学分解し短いRNA断片を得る．もともとCであった配列はG，5-mCであった配列はAとなるので，GとAの分子量の差を検出してDNAメチル化率を定量できる．MassARRAY法は定量性に優れ，解析長が数百bp程度と比較的長いという利点がある．

現状で特定のCpG部位のDNAメチル化率を定量する方法は，いずれも研究用に開発されたもので，用いる機器は高額・大型で，解析手技が煩雑で解析に比較的長時間を要し，少数検体ごとの解析に適していない．このため，たとえDNAメチル化診断が実用化されたとしても，個々の病院の検査部や検査センターなどにこれらの機器をそのまま導入するのは困難である．

2. 臨床検査としての実用化のための研究開発

そこでわれわれは，積水メディカルと共同で，個々の病院の検査部や検査センターに導入可能な小型・安価で汎用性の高いDNAメチル化診断専用機器の研究開発を行っている[27]．積水メディカル独自の高分子微粒子設計技術に基づくイオン交換高速液体クロマトグラフィー（HPLC）[用解2]で，バイサルファイト変換後の1塩基の差異を検出し定量するものである．積水メディカルでは，2014年にグリコヘモグロビンを定量し糖尿病診断に用いる小型（底面積19.4×37.5cm）のHPLC装置を上市した．開発中のDNAメチル化診断専用機器は，先行するグリコヘモグロビン分析装置同様，迅速・簡便かつ精密な分析が行える見込みである．最初にわれわれが開発した腎細胞がんの予後診断（本誌190～195頁参照）に特化したカラムを搭載するが，他のがん種のリスク診断・存在診断・コンパニオン診断にも適応を広げていく予定である．

おわりに

環境要因に応じて変化するDNAメチル化プロファイルは，その人が生涯にわたって曝露してきた発がん要因の影響の蓄積を反映している．DNAメチル化異常は，概して諸臓器がんの臨床病理学的悪性度や症例の予後とよく相関する．このため，組織検体・体液検体で特定のCpG部位のDNAメチル化率を定量することで，発がんリスク診断・がんの存在診断・予後診断・分子標的治療のコンパニオン診断を行うことができる．現在は，多数の臨床試料に適用できるエピゲノム解析手技が発達したので，優れたバイオマーカーとなる特定の遺伝子などのCpG部位を同定し，DNAメチル化率を精密定量して適切な診断閾値を設定できるようになった．臨床検査として普及させるため，個々の病院検査部などに導入可能な小型汎用DNAメチル化診断装置の開発も進めている．DNAメチル化診断が真に実用化され，がんの個別化医療に資することが大いに期待される．

用語解説

1. **エピジェネティクス**：エピジェネティクスとは「細胞分裂を通じて継承される遺伝子の機能のうち，DNAの塩基配列の違いに依存しないもの」と理解され，その実体は主としてDNAメチル化とヒストン修飾である。DNAメチル化は，CpG配列のシトシンのピリミジン環の5位の炭素原子にメチル基が共有結合する事象を指している。DNAは，コアヒストンH2A，H2B，H3，H4それぞれ2分子ずつよりなる8量体に巻き付いて，ヌクレオソーム構造をとるが，ここに含まれるヒストンタンパク質の修飾も，エピジェネティクスの主要な要素である。エピゲノムとエピジェネティクスの関係は，ゲノムと遺伝子の関係と同様で，細胞全体で見たエピジェネティクスの総体をエピゲノムと呼んでいる。

2. **高速液体クロマトグラフィー（HPLC）**：分析化学の手法の1つ。分析したい試料を含む移動相（溶離液）を固定相（充填剤）が充填されたカラムの中に流し，固定相との相互作用の差を利用して試料中の複数の成分を分離検出する方法。ここでは，メチル化されたDNA断片とメチル化されていないDNA断片を，分離して定量する。

参考文献

1) Schübeler D : Nature 517, 321-326, 2015.
2) Kohli RM, Zhang Y : Nature 502, 472-479, 2013.
3) Baylin SB, Jones PA : Nat Rev Cancer 11, 726-734, 2011.
4) Hayatsu H, Wataya Y, et al : J Am Chem Soc 92, 724-726, 1970.
5) Lister R, O'Malley RC, et al : Cell 133, 523-536, 2008.
6) Miura F, Enomoto Y, et al : Nucleic Acids Res 40, e136, 2012.
7) http://crest-ihec.jp/epigenome/pbat.html
8) Kanai Y, Arai E : Front Genet 5, 24, 2014.
9) Bibikova M, Le J, et al : Epigenomics 1, 177-200, 2009.
10) Arai E, Chiku S, et al : Carcinogenesis 33, 1487-1493, 2012.
11) Sato T, Arai E, et al : Int J Cancer 135, 319-334, 2014.
12) Sato T, Arai E, et al : PLoS One 8, e59444, 2013.
13) Yamanoi K, Arai E, et al : Carcinogenesis 36, 509-520, 2015.
14) Shen L, Guo Y, et al : Biotechniques 42, 48-58, 2007.
15) Jurinke C, Denissenko MF, et al : Mutat Res 573, 83-95, 2005.
16) Okamoto A, Sugizaki K, et al : Chem Commun 47, 11231-11233, 2011.
17) Booth MJ, Branco MR, et al : Science 336, 934-937, 2012.
18) Yu M, Hon GC, et al : Cell 149, 1368-1380, 2012.
19) Furey TS : Nat Rev Genet 13, 840-852, 2012.
20) Kanai Y, Ushijima S, et al : Jpn J Cancer Res 87, 1210-1217, 1996.
21) Kanai Y : Cancer Sci 101, 36-45, 2010.
22) Kanai Y : Pathol Int 58, 544-558, 2008.
23) Kanai Y, Hirohashi S : Carcinogenesis 28, 2434-2442, 2007.
24) Nagashio R, Arai E, et al : Int J Cancer 129, 1170-1179, 2011.
25) Arai E, Ushijima S, et al : Int J Cancer 125, 2854-2862, 2009.
26) Tian Y, Arai E, et al : BMC Cancer 14, 772, 2014.
27) http://www.ncc.go.jp/jp/information/press_release_20150317.html

参考ホームページ

- 慶應義塾大学医学部病理学教室
  http://www.keio-pathology.net/Kanai-gr.html
- 国立がん研究センター研究所 分子病理分野
  http://www.ncc.go.jp/jp/nccri/divisions/01path/
- 国際ヒトエピゲノムコンソーシアム日本チーム
  http://crest-ihec.jp
- 国際ヒトエピゲノムコンソーシアム（IHEC）
  http://ihec-epigenomes.org
- 国立がん研究センター プレスリリース：腎細胞がんの予後診断法を開発
  http://www.ncc.go.jp/jp/information/press_release_20150317.html

---

金井弥栄

1989年	慶應義塾大学医学部医学科卒業
1993年	同大学院医学研究科病理系病理学専攻博士課程修了 国立がんセンター研究所病理部研究員
2002年	同病理部長
2010年	同分子病理分野長（改組による）
2015年	慶應義塾大学医学部病理学教室教授

第1章 オミックス解析技術

1．最近のオミックス解析技術の進歩
3）トランスクリプトーム
①次世代シークエンサー解析

市川　仁

各遺伝子の発現レベルだけでなく，その転写産物の塩基配列まで知ることのできる次世代シークエンサー技術は，がんのトランスクリプトーム研究において重要な解析ツールとなってきている．この技術を用いてがんの発症に関わる融合遺伝子が数多く見出され，それらの中には治療標的・バイオマーカーとして期待されるものが多数含まれている．また，その検出力の高さから，融合遺伝子の検査・診断ツールとしても期待されている．

はじめに

次世代シークエンサー（next-generation sequencer）技術は，RNAから逆転写されたcDNAを読み取ることで，ゲノム解析だけでなくトランスクリプトーム解析にも用いられる．このような次世代シークエンサーを用いたトランスクリプトーム解析は，RNAの塩基配列を直接読み取るわけではないが，RNAシークエンシング（RNA-Seq）解析とも呼ばれている．メッセンジャーRNA（mRNA），そしてマイクロRNA（miRNA）の発現解析には現在でもマイクロアレイ技術が用いられることが多いが，塩基配列まで知ることのできる次世代シークエンサー技術は未知の転写産物やスプライシングバリアントの解析が可能であり[1]，トランスクリプトーム研究の重要なツールとなってきている．特にがん研究の分野では，融合遺伝子の解析にその力を発揮している[2]．

I．解析の流れ

現在主に用いられている次世代シークエンサーは，Illumina社のHiSeq機，MiSeq機とThermo Fisher Scientific社のIon Proton機，Ion PGM機である．これらの機種では，配列読み取りの前にシークエンサーにかけるための前処理（ライブラリー調製）が必要である．また，読み取られた膨大なリードデータは，標準ゲノム配列への「マッピング」（アラインメントとも呼ばれる）とマッピングされたリード数の積算を経て，発現量などの情報に変換される．まず，Illumina社のシークエンサーを用いた基本的なmRNA解析を例として，解析の流れを紹介する（図❶）．

① ライブラリー調製：解析対象の腫瘍組織・細胞から抽出したtotal RNAから，poly-A RNA〔もしくはリボソームRNA（rRNA）除去RNA〕としてmRNAを濃縮する．このRNAを化学

---

key words

トランスクリプトーム解析，次世代シークエンサー，RNAシークエンシング，RNA-Seq，遺伝子発現，スプライシングバリアント，融合遺伝子，治療標的，検査・診断

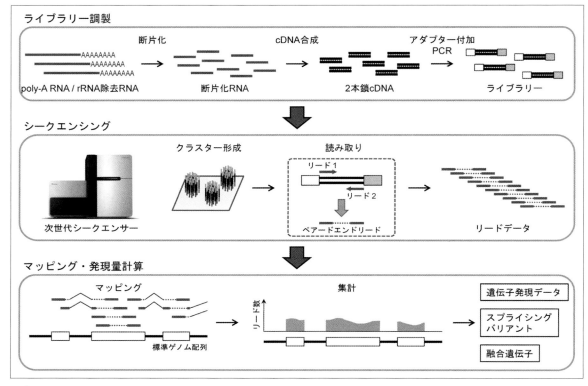

図❶ Illumina社次世代シークエンサーを用いたmRNA解析の流れ

的に数百塩基程度に断片化した後，各断片の2本鎖cDNAを合成する．この2本鎖cDNAの両端にアダプター配列を結合させ，PCRにより増幅し，ライブラリーを作製する．
②シークエンシング：ライブラリーをフローセルに添加し，bridge PCRによりフローセル上にクラスターを形成させる．この後，アダプター配列上のプライマーから同時並行的に1塩基ずつ伸長反応を行い，塩基配列を読み取る．一方の端からの読み取りが終わった後，もう一方の端から読み取りを行えば，各断片の両端の配列が読み取られたペアードエンドリード（paired-end read）が得られる．
③マッピング・発現量計算：得られたペアードエンドリードを標準ゲノム配列にマッピングし，ゲノム上のどの配列から転写されたRNA分子かを決定する．各遺伝子のエクソンにマッピングされたリードを積算することにより，各遺伝子の発現量を算出する．また，異なるエクソン間にまたがるリードの情報を用いて，スプライシングバリアントの検出と定量，融合遺伝子の検出などを行う．

II．解析における留意点

実際のシークエンシングにあたっては，検体の状況，解析の目的などにより解析手法を選択することになる．

1．出発材料（poly-A RNA / rRNA除去RNA）

多くの場合，タンパク質をコードするmRNAが解析の対象となると思われる．mRNAはRNA全体の数％程度しか存在しないため，ライブラリー調製前にmRNAの濃縮を行う．一般に，oligo-dTビーズを用いてpoly-A RNAを調製するか，RiboZeroキット（Epicentre社）を用いてrRNA除去RNAを調製する方法が取られる．poly-A RNAでは，クォリティ（分解の状況）に

よって 5' 側の配列が十分に回収されず，5'/3' バイアスが生じることがある。一方，rRNA 除去 RNA では，低クォリティの検体であっても 5'/3' バイアスなしに解析できる。また，poly-A が付加されていない長鎖ノンコーディング RNA（long non-coding RNA：lncRNA）も解析できる。しかし，rRNA 除去 RNA には成熟 mRNA だけでなく mRNA 前駆体も多く含まれるため[3]，高深度の読み取りが必要となるだけでなく，データ解析にも悪影響を及ぼす可能性がある。

2．シークエンサー

前項でも述べたように，現在主に用いられている次世代シークエンサーは Illumina 社のものと Thermo Fisher Scientific 社のものであり，両社ともトランスクリプトーム解析用のアプリケーションを用意している。網羅的なトランスクリプトーム解析には，処理能力の高い機種，Illumina 社であれば HiSeq 機，Thermo Fisher Scientific 社であれば Ion Proton 機を用いることになる。HiSeq 機の最大リード長は 150 塩基であり（高処理モード），ペアードエンドリードが可能である。Ion Proton 機の最大リード長は約 200 塩基と若干長いが，片側読み取りのシングルエンドリード（single-end read）しかできない。既知遺伝子の発現解析だけであれば数十～200 塩基程度のシングルエンドリードで十分であるが，スプライシングバリアント，融合遺伝子の解析には，RNA 分子のより広い領域の情報が得られるペアードエンドリードが有利である。Thermo Fisher Scientific 社のシークエンサーは，配列読み取りに蛍光色素を使用しないため低コストであるが，シングルエンドリードしかできないためスプライシングバリアントや融合遺伝子の解析には若干不利と思われる。

3．方向性

mRNA などの転写産物は基本的に 1 本鎖 RNA 分子であり，方向性がある。一方，図に示したような 2 本鎖 cDNA にした後にアダプターを付加する方法ではライブラリー作製時に方向性が失われてしまい，既知の遺伝子情報と対応させて方向性を予測することになる。多くの場合これで問題ないが，新規の lncRNA，特にアンチセンス RNA などを解析する場合には，方向性は非常に重要な情報である。このため，方向性の情報が維持されたライブラリー（stranded ライブラリー）を作製する方法も工夫されてきた。Illumina 社からは，2 次鎖合成時に dUTP を取り込ませ stranded ライブラリーを作製するキットが販売されている。また，Thermo Fisher Scientific 社では，RNA 分子に直接アダプターをつないで作製する stranded ライブラリーが標準となっている。多くの場合 stranded ライブラリーのほうが有利と思われるが，読み取られる塩基配列が片側の DNA 鎖に偏って変異検出精度が低下することが予想されるため，目的によっては注意が必要である。

4．ターゲットシークエンシング

目的とする遺伝子が限られている場合，マルチプレックス PCR による増幅，もしくは合成 oligo 核酸（DNA，RNA）を用いたハイブリダイゼーションキャプチャーを行うことにより，その目的の遺伝子だけを解析する方法もある。読み取りリード数が少なくて済む分，低コストで解析できる。ターゲットシークエンシングと呼ばれ，各種遺伝子パネルが市販されているほか，カスタム遺伝子パネルを作製してもらうことも可能である。

5．miRNA 解析

miRNA は，20～25 塩基程度の短い 1 本鎖 RNA であり，rRNA 除去 RNA を用いても通常の作製法ではライブラリー中に含まれてこない。このため，miRNA 解析用には専用のライブラリーを作製することが必要である。短鎖 RNA をゲル切り出しなどにより濃縮し，RNA 分子に直接アダプターを結合させてライブラリーを作製する方法が取られる。

Ⅲ．データ解析

1．リードデータの品質管理（データ QC）

次世代シークエンサーはまだ発展途上の技術であるため，得られたデータの品質管理は大変重要である。読み取られたリードそのもののクォリティはもちろんのこと，検体 RNA のクォリティおよびライブラリー作製条件が影響するリード重

複率，インサートサイズ分布，塩基構成比率，5'/3'バイアスなどをチェックすることが望ましい．

2．遺伝子発現解析

発現レベルの解析のためには，図に示したように，まず読み取られたリードを標準ゲノム配列上に（一部の解析ではデータベースに登録された既知の mRNA 配列上にも）マッピングする．この時，各リードはエクソン構造に従い不連続にマッピングされる必要がある．このようなマッピングを行うソフトウェアとして TopHat[4] がよく使われているが，より精度の高いマッピングのため新たな開発も続いている[5]．各遺伝子の発現量は，検体中に存在する mRNA からランダムにリードが産生されると考えられるため，mRNA の単位長さあたり何リード検出されるかで表すことができる．目的の遺伝子（エクソン）にマッピングされたリードの数を，リード数100万，遺伝子長1 kb あたりで標準化した RPKM (reads per kilobase of exon per million mapped reads) がよく使われる．スプライシングバリアントの解析には，Cafflinks[6)7] がよく使われている．スプライシングバリアントごとの発現レベルの単位としては，RPKM とほぼ同じものであるが，FPKM (fragments per kilobase of exon per million mapped fragments) の単位が用いられる．

3．融合遺伝子解析

融合遺伝子の存在は，リード中に2遺伝子の切り替わり点（ブレークポイント）を含むジャンクションリードと，ペアードエンドリードの各片側リードが異なる遺伝子にマッピングされるキメラペアードエンドリードから予測される．このような融合遺伝子予測ソフトウェアはいくつか開発されているが，著者らは deFuse[8] と TopHat-Fusion[9] を用いている．現在のところ，これらソフトウェアを単独で用いた場合の検出感度は十分ではなく，2つを併用することで補っている．

Ⅳ．がんのバイオマーカー探索

次世代シークエンサーを用いることにより RNA の構造（塩基配列）まで調べられるようになり，スプライシングバリアント，融合遺伝子の網羅的な解析が可能となった．肺がんにおける *MET* 遺伝子のエクソン14のスキッピング[10] による活性化など，重要なスプライシング異常も同定されている．しかし，様々なスプライシングバリアントが存在する中で，がんの発症や病態に関わるバリアントを同定することは容易ではなく，これまでのところバイオマーカーとなるようなスプライシングバリアントが見出された例は多くない．

一方，各症例に存在する融合遺伝子は比較的少なく，複数症例において同一の融合遺伝子が検出されれば何らかの機能をもつことが強く示唆される．このため，次世代シークエンサートランスクリプトーム解析から多数の重要な融合遺伝子が同定されてきている．表❶に，早期に同定されたものを中心にしてその例を挙げた．これらは比較的低頻度のものが多いが，治療標的として期待されるものを多く含んでいる．著者らが同定した肺がんにおける *KIF5B-RET* 融合遺伝子[11]，*CD74-NRG1*，*SLC3A2-NRG1* 融合遺伝子[12] もその実例である．

Ⅴ．検査・診断ツールとしての利用

次世代シークエンサーは検査・診断ツールとしても期待され，米国の主要ながんセンターでは LDT (laboratory developed test) として行われているほか，Foundation Medicine 社による FoundationOne 検査[13]，Thermo Fisher Scientific 社の Oncomine Cancer Panel 検査[14] などの受託サービスもある．これらの多くはゲノム DNA を用いた検査であり，融合遺伝子については転座イントロン部分をキャプチャーして検出するものが多い．その中で Oncomine Cancer Panel 検査では，ホルマリン固定検体から DNA と RNA を合わせて抽出し，RNA からは融合遺伝子を検出する．既知の融合遺伝子のジャンクション配列を網羅するマルチプレックス RT-PCR により増幅し，増幅された配列を次世代シークエンサーで読み取り融合遺伝子を同定する．この方法では，同一のジャンクション配列をもつ既知の融合遺伝子しか検出

表❶ 次世代シークエンサートランスクリプトーム解析から見つかってきた新規融合遺伝子

融合遺伝子	がん種	頻度	文献
SLC45A3-BRAF	前立腺がん	1.7%（6/349）- BRAF FISH*	15
ESRP1-RAF1	前立腺がん	0.9%（4/450）- RAF1 FISH*	15
KIF5B-RET	肺腺がん	1.9%（6/319）	11
EIF3E-RSPO2	大腸がん	2.9%（2/68）	16
PTPRK-RSPO3	大腸がん	7.4%（5/68）	16
FGFR3-TACC3	多形膠芽腫	2.1%（2/97）	17
FGFR1-TACC1	多形膠芽腫	1.0%（1/97）	17
FGFR2-AHCYL1 FGFR2-BICC1	肝内胆管がん	13.6%（9/66）	18
CD74-NRG1 SLC3A2-NRG1	肺浸潤性粘液産生性腺がん	6.4%（6/90）	12

＊これらの頻度は，FISHによって検出されたBRAF遺伝子，RAF1遺伝子の再構成の頻度であり，SLC45A3-BRAF融合遺伝子，ESRP1-RAF1融合遺伝子の頻度ではない．

できないが，検出感度においてはゲノムDNAを用いる検査より優れている．類似の方法は他社でも開発されており，ホルマリン固定検体から低コストで融合遺伝子を検出する検査法として今後普及するかもしれない．

　一方，より網羅的な解析が検査・診断ツールとして使われる可能性もある．白血病のリスク分類には融合遺伝子/染色体転座が予後マーカーとして用いられるが，通常の染色体検査，RT-PCR検査において陰性と判定された症例について次世代シークエンサー解析を行うと，転座点の異なる既知融合遺伝子やパートナー遺伝子の異なるマイナー融合遺伝子が検出されることをしばしば経験する．これらは上記の方法では検出できないため，融合遺伝子が重要な診断マーカーとなる白血病・軟部肉腫などにおいては，次世代シークエンサーを用いた網羅的なトランスクリプトーム解析が融合遺伝子検査法として受け入れられる可能性は十分に考えられる．

おわりに

　がんのトランスクリプトーム解析には，マイクロアレイ技術が長く使われてきた．現在のところ，次世代シークエンサーはマイクロアレイに比べコストが高く，現実的なコストで解析を行う場合には発現レベルの測定範囲もマイクロアレイに比べ狭い．したがって，現在でも次世代シークエンサーとマイクロアレイが併用されることは多い．一方，数多くの新規融合遺伝子が同定され，次世代シークエンサー解析への期待は大きい．今後低コストで解析でき，より多くのデータが蓄積されてくれば，重要なスプライシング異常，スプライシングバリアントのバイオマーカーも多く見つかってくるのではないかと思う．

参考文献

1) Wang ET, Sandberg R, et al : Nature 456, 470-476, 2008.
2) Maher CA, Kumar-Sinha C, et al : Nature 458, 97-101, 2009.
3) Zhao W, He X, et al : BMC Genomics 15, 419, 2014.
4) Trapnell C, Pachter L, et al : Bioinformatics 25, 1105-1111, 2009.
5) Dobin A, Davis CA, et al : Bioinformatics 29, 15-21, 2013.
6) Trapnell C, Williams BA, et al : Nat Biotechnol 28, 511-515, 2010.
7) Trapnell C, Roberts A, et al : Nat Protoc 7, 562-578, 2012.
8) McPherson A, Hormozdiari F, et al : PLoS Comput Biol 7, e1001138, 2011.
9) Kim D, Salzberg SL : Genome Biol 12, R72, 2011.
10) Cancer Genome Atlas Research Network : Nature 511, 543-550, 2014.

11) Kohno T, Ichikawa H, et al : Nat Med 18, 375-377, 2012.
12) Nakaoku T, Tsuta K, et al : Clin Cancer Res 20, 3087-3093, 2014.
13) Frampton GM, Fichtenholtz A, et al : Nat Biotechnol 31, 1023-1031, 2013.
14) Hovelson DH, McDaniel AS, et al : Neoplasia 17, 385-399, 2015.
15) Palanisamy N, Ateeq B, et al : Nat Med 16, 793-798, 2010.
16) Seshagiri S, Stawiski EW, et al : Nature 488, 660-664, 2012.
17) Singh D, Chan JM, et al : Science 337, 1231-1235, 2012.
18) Arai Y, Totoki Y, et al : Hepatology 59, 1427-1434, 2014.

市川　仁
1984年　東京大学農学部農芸化学科卒業
1989年　同大学院農学系研究科博士課程修了
　　　　埼玉県立がんセンター研究所
1993年　国立がん研究センター研究所

第1章 オミックス解析技術

1．最近のオミックス解析技術の進歩
3）トランスクリプトーム
②マイクロアレイによるがん診断薬開発の現状

佐々木博己・中村加奈子・小松将之

この15年間に，いくつかの画期的な解析技術の開発によって網羅的な生体分子の情報（ゲノミクス，エピゲノミクス，トランスクリプトミクス，プロテオミクス，メタボロミクス）を統合するオミックス研究が登場した。以降，現在に至るまで日々蓄積されている膨大なオミックス情報は，特に各種疾患の分子レベルでの本態解明や治療方針の決定に関する研究を加速させている。将来は「ハイテク診断機器」によって，疾患の早期発見，新たな分類，病態診断，治療法の選択，および治療効果監視などの個別化医療や予知医療が実現する可能性は高い。ここでは，最も先進的なマイクロアレイのがん研究への応用の現状をまとめるとともに，生検組織による治療前サブタイプ診断の有用性について述べたい。また，マイクロアレイなど最新装置を使った診断が実社会に普及するうえでの壁についても議論したい。

はじめに

マイクロアレイは，DNA，タンパク質，脂質などの高分子化合物および低分子化合物や病理組織片など様々な種類の並列解析要素を多数，基板上に搭載せたプラットホームの総称である。そのうちDNAマイクロアレイ（別名，DNAチップ）とは，DNAをスライドグラスなどの基板にスポットもしくは直接合成して整列化させたものであり，コンピュータの半導体チップメーカーが最初に開発し，その後，化学や印刷メーカーが乗り出し，1996年頃から普及しはじめた[1)2)]。蛍光標識した検体のDNAまたはRNAをチップ上のプローブとハイブリダイゼーションすることにより，検体に含まれるmRNAやmicroRNAなどを定量することができる。

I．マイクロアレイによるサブタイプ分類

がん研究における遺伝子発現解析の用途は2つに分けることができる。1つは探索的研究である。これは早期発見や再発予測に役立つマーカーの分離，がんの発生・微小環境形成・進展に関与する遺伝子の同定，病理学的分類と遺伝子発現の対応，予後不良症例における創薬ターゲットの同定などに有用である。もう1つは疾患の新たな分類や再発リスク予測の研究である。これは同一部位の腫瘍におけるサブタイプの同定，原発不明がん（全

---

key words

マイクロアレイ，DNAチップ，トランスクリプトーム，がん，生検，術前化学療法，化学放射線療法，個別化医療，サブタイプ，体外診断薬

がんの 5％）の発生部位の推定，さらには個別化医療の実現に役立つことが期待されている．これまでに報告されたマイクロアレイ解析を用いた研究から，特に個別化医療につながる可能性を示した報告を年代順に紹介する．

2000 年，びまん性大細胞型 B 細胞性リンパ腫（DLBCL）は 3 つのタイプ（germinal center B-like type, activated B-like type, third type）へと分類可能で，そのうち activated B-like type が予後不良であることが示された[3]．2001 年，乳がんは 6 つのサブグループ（ER 陽性-luminal A, B, C types, ER 陰性-normal breast-like type, basal cell-like type, HER2 陽性 type）に分類可能であり，その中で ER 陽性-luminal A が予後良好であることが報告された[4]．同年，東大医科研の中村らによって，食道がんの術後化学療法の効果判定法が開発され，これに適用した重み付け診断法の精度は約 80％ であることが示された[5]．2002 年には，リンパ節転移のない早期乳がん（pT1, 2/N0）の術後 5 年以内の再発リスクの評価と術後化学療法の適用を判断する方法が 2 つの有力な科学雑誌に報告された（2007 年に FDA が承認，後述）[6)7]．予測に必要な遺伝子は 70 種で，精度 80％ であった．最初の論文では 78 症例のトレーニングサンプルで判別式を作り，19 症例のテストサンプルで評価していたが，次の論文では 234 症例で追試している．2003 年には，やはり乳がんの術前化学療法の効果予測が報告された．予測アルゴリズムの作成に使った症例は 24 と少ないが，92 種の遺伝子を使った判別式で 88％ の高い精度を有している[8]．また山口大学の岡らによって，肝細胞がんの術後残肝再発予測法が開発された．予測には 12 または 30 種の遺伝子を使い，40 症例のトレーニングサンプルで判別式を作り，20 症例のテストサンプルで評価し，その後，48 症例で検証している[9]．さらに国立がん研究センターの市川らが，急性骨髄性白血病（AML）に関して転座や細胞分化系譜とは独立な予後相関遺伝子が存在することを報告した．2004 年には，非小細胞肺がんに対する治療薬ゲフィチニブ（イレッサ®）の治療効果を判定する方法が開発された[10]．2005 年には，千葉県立がんセンターの中川原らによって，小児がんの 1 つである神経芽細胞腫の 2 年または 5 年生存グループの予測法が報告された．予測に使う遺伝子は 70 または 80 種で精度は 90％ であった[11]．2006 年には，著者らが食道がんの 35 症例の治療前生検試料によって，化学放射線療法の効果や予後に相関する遺伝子群の存在を報告した[12]．さらに 2007 年，著者らは胃がん患者の腹腔洗浄液中の微量ながん細胞を高感度に検出することで再発を予測したり，採便に含まれるがん細胞の検出によって早期の大腸がん患者をスクリーニングしたりすることが可能なミニチップアッセイ法を発表した[13)14]．しかし，これらがんの治療方針の決定に有用な知見や予測法の開発が続々と報告されている一方で，2007 年にはこれまで複数の施設から報告されていた非小細胞肺がんの病期や予後と相関する 158 種の遺伝子を新たに 147 症例で定量的 RT-PCR で確認したところ，再現性を認めたのはわずか 3 種の遺伝子のみであることが明らかになった[15]．

現在では，遺伝子発現プロファイルなどオミックス解析で分類される各集団は内因性サブタイプ（intrinsic subtype）と呼ばれるようになり，2011 年には胃がんにおいて化学療法に対する感受性が異なる内因性サブタイプが同定された[16]．ただし，胃がんはピロリ菌感染と関連する腸上皮化生から起こる分化型と固有胃粘膜の峡頸部から直接発生する未分化型に大別され，両者は発生母地や病理組織および化学療法に対する治療効果が大きく異なる．そのため，上記内因性サブタイプは従来からの HE 染色による分化度に依存した分類や EB ウイルス関連胃がんの分類と重なる．2013 年には，2 つのグループから大腸がんの内因性サブタイプ分類が報告された[17; 18]．各サブタイプは正常大腸腺管の基底部から上部へ向かって起こる細胞の分化形質を基に幹細胞様，前駆細胞（transit-amplifying cell）様，ゴブレット細胞様，エンテロサイト様サブタイプなどに分類された．この中で治療成績が悪いのは，幹細胞様サブタイプと前駆細胞様セツキシマブ耐性型であることを報告している．国立がん研究センター（現国立研究開

発法人日本医療研究開発機構）の山田と著者らは，後述する治療前生検試料約300症例の発現プロファイルを取得しており，日本人の大腸がんと既にデータベースにある欧米600症例との比較を行っている。2008年に髄芽腫で報告されたのを最初に，遺伝子発現プロファイル，全ゲノムにわたるコピー数を統合的に解析・分類し，臨床病理情報と比較する方法もとられている[19)20)]。病理組織学的分類はエピゲノム・遺伝子発現情報での内因性サブタイプ分類に相当する一方で，ウイルス感染が原因の症例もあることから，ゲノム・遺伝子異常は頻度が低いがんも多いことが知られている。したがって，まず内因性サブタイプに大別後，ゲノム情報でさらに分類するという2段階法が適切であると考えられる。さらに内因性サブタイプA，B，Cを規定する遺伝子セットa，b，c以外に独立の別のサブタイプⅠ，Ⅱ，Ⅲを規定する遺伝子セットi，ii，iiiが存在し，ⅠはA，B，Cのすべてに分散して存在する場合も多い。したがって，事象の異なる情報を統合して分析するには高度な情報解析技術が必要となる。他方，体外診断薬の開発のためにはシンプルなアルゴリズムが好まれる。

Ⅱ．諸外国と日本における診断用マイクロアレイの実用化状況

前項で紹介したように，原発巣などのマイクロアレイ解析によるがんの転移・再発リスクや予後予測への挑戦が世界中で行われてきた。2006年に米国のマイクロアレイ品質管理コンソーシアム（MAQC）は，種々のマイクロアレイプラットホーム（製造するメーカーや研究機関ごと）の性能に関して，人工調製した標準試料や薬剤処理したラットの生体試料で評価したところ，概ね再現性もよく臨床診断機器として認可も近いと結論づけた。しかし，医療機器として米国（FDA），EU（EMEA），日本（PMDA）で承認されるには，GMP（good manufacturing practice）基準を満たすアレイ，標識試薬と反応キット，ハイブリダイゼーション・洗浄装置，スキャナおよび工程管理ソフトのすべてが必要で，検査のシステム化が要求されるようである。そのため現在，世界で承認されている機器は，Affymetrix社のプラットホーム（gene profiling reagent and profiling array-GCS3000Dx-AMDS）のみであり，これはGMP対応U133plus2.0アレイ，cRNAの標識キット，工程管理ソフトAMDS搭載の装置GCS3000Dxを含んでいる。このシステムを利用した具体的な診断用チップとしては，AML Profiler（オランダ，AMLを7種に分類），MapQuant Dx Genomic Grade（仏，乳がんの病期Ⅰ，Ⅱ，Ⅲの分類），Identifying Tumor Tissue Origin（米，原発不明がんの起源同定）がある。しかし，いずれも特定の検査センターのみにてサービスを認められたLDT（laboratory developing test）である。今後，日本からもコンテンツの開発が期待される。また，Agilent社の装置は医療機器としては現在のところ未承認であるが，FDAが2007年2月に診断法としてアレイを承認した。これは前項で紹介した早期乳がん（T1, T2/N0）の術後5年以内の再発リスクを評価するキット（アレイ解析と判別器）であり，現在はMammaPrintという商品名でオランダのAgendia社がサービスを行っている。その他の装置は，まだ研究用の段階にとどまっている。2008年に，米国のNanoString社が定量RT-PCRよりも精度が高いと報告されている装置（nCounter）を用いたデジタル発現プロファイリング法を開発した[21)]。1つの装置で約2000遺伝子の発現量を測定することが可能であり，今後のコンテンツの開発と実用化に期待がかかる。

日本でも，2007年10月に米国のMAQCに相当するJMAC（日本マイクロアレイコンソーシアム）が設立された。経産省などの働きかけにより，東芝や東レなど67社がマイクロアレイの事業化に向けて立ち上げた。2014年から東レと国立がん研究センターが中心となり，13種のがんについて，血清マイクロRNAによる早期発見を目標にした大規模プロジェクトがスタートしている。上述のように，医療機器として診断の実用化に貢献するためには，アレイ解析に必要な一連の装置をすべて自社で製造・販売することが望まれる。試薬以外のすべての装置の製造が可能なメー

カーは国内にも存在する。また課題となるコンテンツの開発に関しても，前項で紹介したように国内の研究機関からも良い成果が報告されているので，今後は産官学連携を強化しつつ，試料を継続的に収集し，評価・検証を行い，実用化をめざすことが必要である。

Ⅲ．集学的ながんの治療法の普及と治療前生検試料の重要性について

近年は，がん種や病期に則した集学的治療（化学療法，放射線療法，手術，分子標的薬療法，重粒子線療法，免疫療法など）が行われるようになっている。したがって，術前療法が適用されるがんでは，治療効果の予測ならびに有効な治療法の選択を実現するためにも生検試料のトランスクリプトーム解析が不可欠であり，そのようながん種や症例も増加している。この目的を達成するために，1996年から2010年にかけて過去に保管されていた原発巣や転移巣の外科的切除（手術）試料を主な対象（90%以上）にDNAマイクロアレイ解析が精力的に行われてきた。これにより構築された遺伝子プロファイルのデータベースは，実際に手術における予後不良因子となるリンパ節転移関連遺伝子，腫瘍マーカーおよびがんワクチンの標的遺伝子などの分離には大いに役立ってきた。しかし，がん種や病気によってはしばしば標準治療の変遷が生ずることもあり，この場合は治療法が手術と化学療法だったがんの手術試料から開発した予測判定器は概ね無効となる。具体的には，内視鏡的切除や侵襲性の低い手術で治療可能なⅠ期のがん（5年生存率：80〜90%以上）では治療法はあまり変わらないのに対して，治癒的切除が可能なⅡ期またはⅢ期のがんの中には，治療方法によって5年生存率が30〜80%と大きな幅をもつため，標準治療法の変遷が生まれる。また，5年生存率が10〜30%と低いⅣ期のがんに関しても，延命効果を向上させるための治療法の検討が繰り返されている。したがって，治療法が変わりうるがんに関しては，今後の治療法の変遷を見据え，生検試料のマイクロアレイ解析を進める必要がある。これとは別の理由で，生検試料のマイクロアレイ解析が必要な場合が存在する。一般的には，手術で概ね50〜60%以上の5年生存率が得られる病期のがんは手術を行い，再発があれば化学療法を行うが，この場合は生検試料と手術試料がマイクロアレイの解析対象となる。一方で，手術で概ね20〜50%の5年生存率しか得られない病期のがんでは，術前化学療法または根治的化学放射線治療が行われており，この場合は生検試料が唯一のマイクロアレイ解析の対象となる。

このように術前治療の場合は生検試料のみが解析対象となるが，化学療法では生検試料に加え，手術試料も解析対象となる。手術試料はホルマリン固定標本のみならず，凍結標本も多くの研究施設で保存されている。したがって，この手術試料の発現プロファイルを用いれば，化学療法の効果や予後判定に役立てることができる。一方，ほとんどの研究施設では，生検試料は病理医による確定診断用であり，限られた数のホルマリン固定標本が保管されているにすぎない。しかし，生検試料と手術試料の発現プロファイル比較を世界に先駆けて行った著者らの研究は，驚くべき警鐘を促す結果となった。著者らは，食道がんの化学放射線療法の感受性を予測するため，治療前の生検試料のマイクロアレイ解析を行った。わが国におけるⅡ〜Ⅲ期の局所進行食道がんの標準治療は，2006年までは根治的放射線化学療法と手術単独または術後化学療法であったため，生検試料と手術試料を比較することが可能であった。35例の生検試料と66例の手術試料（異なった症例間）および同一症例18例の生検試料と手術試料との発現プロファイル比較から，手術試料では，上皮-間葉転換（EMT）調節因子ZEB1，ZEB2，TWIST1の発現が高く，それに呼応してコラーゲン，フィブロネクチン，ビメンチンなどの間質マーカーの発現も高かった。逆に上皮マーカーであるE-カドヘリンの発現が低かった。このようなEMTはがん部のみならず非がん部でも起こっていた。さらにマウスから食道を切除し，虚血状態を4時間継続させると上皮細胞で同様の現象がみられた（凍結食道組織からレーザーで上皮層のみ切除後，マイクロアレイ解析を行い証明）。以

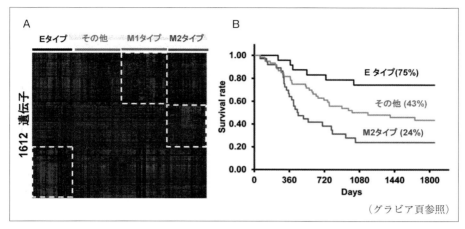

図❶ 食道がんの内因性サブタイプと根治的化学放射線療法での5年生存率
A. マイクロアレイによる遺伝子発現プロファイルによる食道がんの内因性サブタイプを示すクラスター解析
B. 根治的化学放射線療法による生存曲線と5年生存率

上の結果から，外科的切除時の虚血状態の継続によって，手術試料では人工的な EMT が誘導されていると結論した．重要な点は，この人工的に誘導された EMT によって，マイクロアレイで検出できる遺伝子のうち少なくとも 25％の遺伝子の発現量が手術試料で高いことである．すなわち，がんの悪性度の指標となる EMT 関連遺伝子（転移，薬剤耐性，アポトーシス抵抗性などに関与）の発現が手術試料では「底上げ」されていることを意味する[22)][23)]．このような理由から著者らは，術後化学療法の予知医療の実現においても，生検試料の解析を優先するべきであると考えている．もちろん小さな生検には試料間でのばらつきの懸念があるため，がん細胞の割合や壊死の有無など，そのようなばらつきの評価，またはばらつきを防ぐ統一的な採取方法の検討も必要である．

最後に，局所進行食道がん患者 274 例の治療前生検の遺伝子発現プロファイルに基づいた化学放射線療法の成績が異なる3種の内因性サブタイプの存在を示した著者らの研究を紹介する（図❶）．日本をはじめとする東アジアの食道がんは 95％以上が扁平上皮がんである．病理組織学上，高中低の分化度に分かれるが，これは治療成績と相関していない．今回発見した E サブタイプは根治的化学放射線療法での 5 年生存率は 75％と高い．

この根治的化学放射線療法は臓器温存治療であり，約 10％の症例で胃がんや頭頸部がんを併発することを考慮すると，Eサブタイプと治療前に判定された患者には現在の標準治療である術前化学療法（5 年生存率 55％）ではなく，この治療法を勧めることができる．

おわりに

マイクロアレイや次世代シークエンサーをはじめとしたオミックス解析技術の進歩はめざましい．しかし，がんや感染症の診断ではそれらの解析装置を診断用医療機器として登録する必要がある．現状では，定量的 PCR 装置や Affymetrix 社のアレイ解析装置などのごく限られた機種のみを使った診断薬が承認されているに過ぎない．試薬を含め研究用にとどまらず臨床検査用の厳しい基準を満たすことのできるプラットホームを開発する明確な姿勢がメーカーと研究者に求められている．たとえ，それらの壁を越えて臨床性能試験をクリアしたとしても，高価な診断では保険点数の壁に跳ね返されてしまう．多くの国民が先端技術の恩恵を受けるには，公的研究機関のみならず産業界（検査会社やメーカー）からも「ハイテク診断」の普及に向けた政策提言が必要である．

参考文献

1) Lockhart DJ, Dong H, et al : Nat Biotechnol 14, 1675-1680, 1996.
2) DeRisi J, Penland L, et al : Nat Genet 14, 457-460, 1996.
3) Alizadeh AA, Eisen MB, et al : Nature 403, 503-511, 2000.
4) Sorlie T, Perou CM, et al : Proc Natl Acad Sci USA 98, 10869-10874, 2001.
5) Kihara C, Tsunoda T, et al : Cancer Res 61, 6474-6479, 2001.
6) van't Veer LJ, Dai H, et al : Nature 415, 530-536, 2002.
7) van de Vijver MJ, He YD, et al : N Engl J Med 347, 1999-2009, 2002.
8) Chang JC, Wooten EC, et al : Lancet 362, 362-369, 2003.
9) Iizuka N, Oka M, et al : Lancet 361, 923-929, 2003.
10) Kakiuchi S, Daigo Y, et al : Hum Mol Genet 13, 3029-3043, 2004.
11) Ohira M, Oba S, et al : Cancer Cell 7, 337-350, 2005.
12) Ashida A, Boku N, et al : Int J Oncol 28, 1345-1352, 2006.
13) Mori K, Suzuki T, et al : Ann Surg Oncol 14, 1694-1702, 2007.
14) Yajima S, Ishii M, et al : Int J Oncol 31, 1029-1037, 2007.
15) Lau SK, Boutros PC, et al : J Clin Oncol 25, 5562-5569, 2007.
16) Tan IB, Ivanova T, et al : Gastroenterology 141, 476-485, 2011.
17) De Sousa E Melo F, Wang X, et al : Nat Med 19, 614-618, 2013.
18) Sadanandam A, Lyssiotis CA, et al : Nat Med 19, 619-625, 2013.
19) Kool M, Koster J, et al : PLoS One 3, e3088, 2008.
20) Cristescu R, Lee J, et al : Nat Med 21, 449-456, 2015.
21) Geiss GK, Bumgarner RE, et al : Nat Biotechnol 26, 317-325, 2008.
22) Aoyagi K, Minashi K, et al : PLoS One 6, e18196, 2011.
23) Aoyagi K, Tamaoki M, et al : Cancer Lett 341, 105-110, 2013.

佐々木博己

1983 年	東北大学農学部農芸化学科卒業
1986 年	東京大学大学院農学系研究科修士課程修了
1990 年	同博士課程修了 財団法人がん研究振興財団リサーチレジデント
1991 年	国立がんセンター研究所分子腫瘍学部研究員
1994 年	同室長
2001 年	東北大学学際科学研究センター客員助教授（兼務）
2004 年	東邦大学大学院理学系研究科客員教授（兼務）
2005 年	腫瘍ゲノム解析情報研究部室長，多層オミックス研究分野ユニット長，遺伝医学研究分野ユニット長
2012 年	京都大学大学院医学研究科客員教授（兼務）
2014 年	国立がん研究センターバイオマーカー探索部門部門長

第1章　オミックス解析技術

1. 最近のオミックス解析技術の進歩
4）プロテオーム
①二次元電気泳動法を用いたがんバイオマーカー開発

近藤　格

　二次元電気泳動法は歴史的なタンパク質プロファイリングの技術であり，いくつかの技術革新とともに蛍光二次元電気泳動法（2D-DIGE法）に発展し，プロテオーム解析で用いられている。バイオマーカー開発においては，多くのタンパク質を観察し，サンプル間で発現差のあるタンパク質を同定する目的で使われている。腫瘍組織を用いたプロテオーム解析において二次元電気泳動法・2D-DIGE法は有力な技術であり，数多くのバイオマーカー候補が同定されてきた。二次元電気泳動法・2D-DIGE法はこれからも活用されていくだろう。

はじめに

　筆者は医学部を卒業してすぐに基礎研究の道に入った。「これからはタンパク質の時代が必ず来る。君はタンパク質をしなさい」という教授（元岡山大学医学部教授　難波正義先生）の先見の明に従い，プロテオーム解析といえば当時はそれしかなかった二次元電気泳動法を始めた。それから幾星霜，プロテオーム解析がブームになり，二次元電気泳動法は新しい技術のベンチマークとみなされ，あるときは時代遅れの技術として袋叩きにされ，あるときは新製品とともに見直されてきた。筆者は（旧）国立がんセンターでバイオマーカー開発を始め，二次元電気泳動法・蛍光二次元電気泳動法（2D-DIGE法）を用いた実験を今世紀ではおそらく世界で最もたくさん行った。本稿では，プロテオーム解析の時代に通じる二次元電気泳動法・2D-DIGE法の歴史を簡単にまとめ，バイオマーカー開発におけるその位置づけと将来の可能性について述べる。

I. 二次元電気泳動法から蛍光二次元電気泳動法（2D-DIGE法）へ

　二次元電気泳動法とは，タンパク質に電圧をかけ，アクリルアミドゲルの中で等電点と分子量に従って分離する技術である。1975年に報告されて以来40年間，医学・生物学の様々な分野で二次元電気泳動法は用いられてきた[1]。とは言え，シーラカンスのように何の進歩もないままに40年間生き延びてきたわけではない。タンパク質を等電点と分子量とで二次元に分離するという基本的な原理は変わらないのだが，過去にいくつかの

---

key words

二次元電気泳動法，蛍光二次元電気泳動法，プロテオーム解析，バイオマーカー，消化管間質腫瘍，GIST，フェチン，レーザーマイクロダイセクション，proteogenomics

大きな技術革新を経て今日に至っている。

　筆者が二次元電気泳動法を始めたのは医学部を卒業した年，1992年である。当時は分子生物学の興隆が目覚ましく，PCRなどのクローニング技術を用いて多くのがん関連遺伝子がぞくぞくと発見されていた。DNAやmRNAは超微量であっても増幅して配列決定できるのに対し，タンパク質は増幅することができず，タンパク質の配列決定は今となっては低感度のエドマン分解法に依存していた。そのため，二次元電気泳動法で観察できるスポット（タンパク質）の多くは，対応するタンパク質の配列を決めることができない，あるいは決めることが著しく困難というものばかりだった。苦労して興味深いスポットを見つけても，そこからタンパク質を同定するのは（当時の私の腕では）ほぼ不可能ということがよくあった。

　状況が一変したのは1990年代後半，特に2000年代に入ってからである。ゲノム研究の成果によるデータベースの充実と個人レベルで使えるコンピュータの進歩により，質量分析装置を用いたタンパク質同定技術が一般的になった。二次元電気泳動法で観察できさえすれば，どんなに微量なタンパク質スポットからでも質量分析装置を使うことでタンパク質を同定することができるようになった。高感度であることに加えて自動化が容易であることも質量分析装置のメリットである。エドマン分解法を使っていた時代は1ヵ月に数個のスポットを同定実験の対象にしていたのだが，オートサンプラーをつけた質量分析装置を用いるようになると，装置1台あたり毎日コンスタントに20個程度のタンパク質スポットからタンパク質同定ができるようになった。この状況に合わせて，ゲルからスポットを自動に切り出す装置も開発された。それまではスポットを1つ1つ手動で切り出していたのだが，たくさんのスポットがある場合，どのスポットが何番のスポットなのかある程度記憶して作業しないといけないので，かなり大変だった。今では，質量分析装置と自動スポット回収ロボットにより，何千個ものスポットの同定実験ががんばればできてしまう[2,3]。昔を知る研究者にとっては夢のような時代になった。

　質量分析によるタンパク質同定技術の進歩に先立って，二次元電気泳動法そのものも1990年代に進歩していた。二次元電気泳動法では，かねてから再現性の低さが指摘されていた。二次元電気泳動法は等電点電気泳動とSDS-PAGEと2つの電気泳動からなる。再現性が問題になるのは主に等電点電気泳動である。キャリアアンフォライトという両性担体をゲルに添加して電圧をかけることで等電点勾配を作製するというのが，二次元電気泳動法における元々の等電点電気泳動法である。筆者は40cmのチューブゲルを使ってその等電点電気泳動をしていた時期があるのだが，きちんと実験をしさえすれば再現性は特に問題はない。問題なのは「きちんと」実験しないとうまくいかないという点である。清潔に保存した特殊なガラス管を使って温度管理をしながらチューブゲルを作製し，電圧・電流の変化に気を配りながら電気泳動を行った後，太めの素麺のようなアクリルアミドゲルをガラス管から押し出して平衡化バッファーで厳密に時間コントロールして処理し，ちぎれないようにそっとSDS-PAGEゲルの上に重層するというのは，慣れるまではなかなか大変である。一度に10枚くらいのゲルを扱う場合は正確に時間差をつけて実験をする必要があるので，それほど簡単ではない。この状況はイモビラインゲルの登場によってすっかり改善された[4]。イモビラインゲルは等電点電気泳動法のためのゲルなのだが，作製する段階からイモビラインという試薬を使って固定された等電点勾配を作製する。イモビラインゲルでは電圧の条件で等電点勾配が変わることはなく，その結果コンスタントに再現性のよいデータが得られる。また，イモビラインゲルはプラスチックプレートに固相化されており少々ずぼらに扱ってもまず絶対にちぎれない。ハンドリングが楽なので10枚以上のゲルを同時に扱うことも容易である。また，電気泳動後に−80℃で少なくとも数ヵ月は保存できるので実験計画を立てやすい。1990年前後にプレキャストゲルとしてイモビラインゲルは市販されるようになり，研究者はゲルの作製をしなくてよくなった。今では二次元電気泳動法といえば全例で

イモビラインゲルが用いられていると言っても過言ではないほどに普及している。

さらに、二次元電気泳動法の再現性、スループット性、網羅性、検出感度は「蛍光二次元電気泳動法（2D-DIGE法）」によって一気に向上した[5]。2D-DIGE法とは、サンプルを蛍光色素で標識してから二次元電気泳動法で分離する技術である。異なるサンプルをそれぞれ異なる蛍光色素で標識し、混合してから二次元電気泳動法で分離する。電気泳動後はレーザースキャナでゲルをスキャンすることで、1枚のゲルで複数のサンプルを解析することができる（図❶）。同じ1枚のゲルで電気泳動を行っているので、ゲル間のばらつきは問題にならない。図❶Aで示したプロトコールでは、サンプルごとに異なる蛍光色素を使っているのだが、この方法ではサンプルの数だけ蛍光色素が必要になる。2D-DIGE法用の蛍光色素は3種類しかない。したがって、この方法ではバイオマーカー

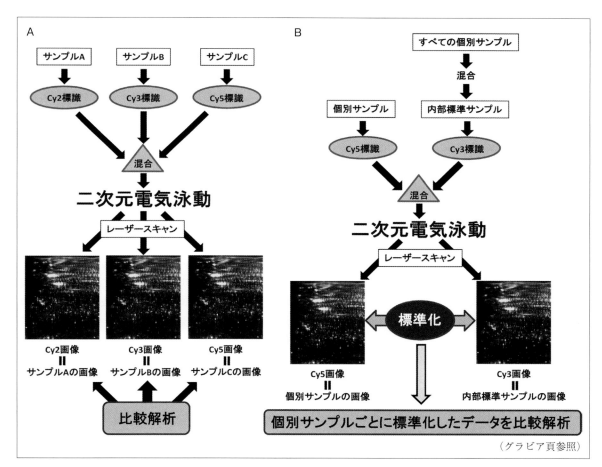

図❶　蛍光二次元電気泳動法（2D-DIGE）の原理と応用

A. 2D-DIGE法の基本的なプロトコール。比較したいサンプル（サンプルA，B，C）があるときに、それぞれのサンプルを異なる蛍光色素で標識し、混合し、1枚のゲルを使って二次元電気泳動法で分離し、電気泳動後にゲルをレーザースキャナでスキャンする。1枚のゲルから得られる標識した蛍光色素に対応する画像同士を比較解析する。
B. 内部標準サンプルを用いるプロトコール。比較したい個別サンプルがたくさんあるときに、それぞれのサンプルを等量ずつ取って混合しCy3で標識する。それぞれの個別サンプルはCy5で標識する。Cy5で標識した個別サンプルと、Cy3で標識した内部標準サンプルを混合し、二次元電気泳動法で分離し、電気泳動後にゲルをレーザースキャナでスキャンする。個別サンプルの画像と内部標準サンプルの画像が1枚のゲルから得られる。個別サンプルの画像を内部標準の画像で標準化する。個別サンプルごとにこの操作を行い、標準化したデータ同士を比較解析する。

（グラビア頁参照）

開発のような何百というサンプルを解析する研究には使用できない。たくさんのサンプルを解析する場合のプロトコールは図❶Bに示した。この方法では，共通のサンプル（例えばすべてのサンプルの混合物）をCy3で，個別サンプルはCy5で標識し，混合してから二次元電気泳動法で分離することで，2種類の蛍光色素で複数のサンプルを解析する。Cy3シグナルとして描出される二次元電気泳動の画像は，すべてのゲルにおいて共通のサンプルの画像である。したがって，Cy3画像のばらつきイコールゲル間のばらつきであり，Cy3画像のデータを「内部標準」として使用することで実験による誤差を補正することができる。補正は市販されている専用の画像解析ソフトを用いて，全スポットを対象に自動的に行う。このように「内部標準」を用いることで，複数のサンプル・ゲル間での再現性が向上した。2000年頃より2D-DIGE用の蛍光色素がライセンスを購入した一部の研究機関に市販されるようになった。筆者が2D-DIGE法を始めたのは2001年からである。

2D-DIGE法では染色操作が不要であり，高いスループット性でもって実験を行うことができる。従来の二次元電気泳動法では，電気泳動後のゲルを1枚1枚染色してスポットを観察していた。染色法自体も3時間くらいかかるうえ，生八つ橋のような強度のアクリルアミドゲルを染色するのはなかなか大変である。2D-DIGE法では電気泳動終了後は，ゲルはガラス板に挟んだままの状態でレーザースキャナにかける。スキャン時間はゲル面積に依存するが，どんなに大きなゲルでも30分以内に画像を取得できる。従来の染色を用いた検出法に比べて圧倒的に短時間にスポット検出が可能になった。

2D-DIGE法によって網羅性も著しく向上した。一般的に二次元電気泳動法では，ゲルの面積が大きいほどスポットの分離能は高くなる。小さなゲルでは団子状になっていた複数のスポットが，大きなゲルを用いることできれいに分離できるようになる。ただ前述のように，巨大なゲルの染色はアクリルアミドゲルが脆弱であるためかなり大変であり，大きいことはよいことだとわかっていてもなかなか実行できなかった。2D-DIGE法ではゲルをガラス板に挟んだままの状態でレーザースキャナにかけるので，ゲルがいくら大きくても強度は問題にならない。もっとも，扱えるゲルの大きさの上限はレーザースキャナのスキャン面積で規定される。筆者の研究室ではレーザースキャナの面積に合わせてA3サイズ（20×30 cm^2）のゲルを使うことができる電気泳動装置と専用のスポットピッカーを作製して使っている[6]。このサイズのゲルでは最大5000個のスポットを1枚のゲルで観察することができる。

2D-DIGE法で使用される蛍光色素には2種類ある。1つはリジン残基を標識するタイプの蛍光色素で[5]，もう1つはシステイン残基を標識するタイプである[7]。前者の蛍光色素の感度は従来の銀染色法の感度と同等であり，後者は銀染色法の数十倍の感度である。したがって，システイン残基を標識するタイプの蛍光色素を使えば，レーザーマイクロダイセクション法で回収されるようなごく少数の細胞からでも解析が十分可能である。筆者は2001年に，まだ販売予定がない段階でのこの色素の存在を耳にし，レーザーマイクロダイセクション法への応用を思いついた。そして，少量の色素をサンプルとして入手し，組織切片の面積にして1 mm^2，細胞の数にして3000個があれば十分に発現解析ができるプロトコールを作成した[6)8)]。この量で2D-DIGE法ができるので，頑張れば1ヵ月に100検体くらいからのサンプリングを終了することができる。この色素によってレーザーマイクロダイセクション法はプロテオーム解析においてようやく実用的な技術になった。のちにこの色素は（旧）Amersham Biosciences社より市販されることになった（Saturation dye, GE社）。筆者のラボでは，肺がん，食道がん，肝がん，大腸がん，中皮腫などあらゆるがんの腫瘍組織からレーザーマイクロダイセクションで腫瘍細胞を回収し，様々な臨床病理学的パラメータに対応するタンパク質を2D-DIGE法と質量分析で同定していった。

バイオマーカー開発ではプロテオームのデータ

を多検体にわたり複数のグループ間で比較する。二次元電気泳動法のデータ解析にもDNAマイクロアレイで使われるようなバイオインフォマティクスの手法が有効である。一昔前は二次元電気泳動の解析ソフトにはそのような機能はなく、スポット1つずつにつき2群間比較するような機能しかなかった。2D-DIGE法の画像解析ソフトから数値データを外に出し、データマイニングの手法を用いてバイオマーカー候補を探索することを始めたのは、筆者が世界で初めてである。当初は2D-DIGE用の画像解析ソフトには数値データを外に出す機能がなく、画面上の数値データをプリントアウトしてOCRソフトで読んでデジタル化するしかなかったのだが、メーカーに何度もリクエストするうちにその機能がつき、さらにバージョンアップの途中で様々な解析機能がつくようになった。今では各社から販売されている画像解析ソフトにはデータマイニングの機能がある程度備わるようになり、いつの頃からか2D-DIGEのデータ解析にクラスター解析や主成分分析が使われるのはごく普通になった。

このように、二次元電気泳動法は、タンパク質同定技術（質量分析装置）、自動スポット回収ロボット、等電点電気泳動法のためのゲル（イモビラインゲル）、専用の蛍光色素、バイオインフォマティクス技術の応用などの技術革新とともに基本原理を変えることなく40年来使われている。

II. 二次元電気泳動法を用いたバイオマーカー開発

バイオマーカーになるタンパク質とは、何らかの臨床事象の目安になりうるタンパク質のことである。ある集団のタグになるようなタンパク質をバイオマーカーとして見出すためには、目的に合わせてサンプルセットを構築する段階が最も重要なステップである。バイオマーカー開発の実験技術としては、バイオマーカー候補が見つかる程度の網羅性、多検体を解析しうる再現性、免疫染色など他の実験系でも再現できるほどに著しい発現差を検出できる程度の定量性、数十検体を1ヵ月程度で解析できる程度のスループット性、バイオプシーサンプルを対象にできる程度の感度を備えたものが必要である。どれか1つの技術要素が突出していて他はだめという技術ではうまくいかない。2D-DIGE法はこのような条件を満たしていると考えている。

筆者の研究室では、バイオマーカーの同定を目的として、大型の電気泳動装置を用いた2D-DIGE法を駆使し、肺がん、食道がん、胃がん、大腸がん、肝細胞がん、胆管がん、肉腫などの手術検体や血液検体などを対象としたプロテオーム解析を行ってきた。実験の流れとしては、①実験デザインの構築とサンプル収集、②2D-DIGE法によるプロファイリングおよび目的スポットの同定、③質量分析によるスポットに対応するタンパク質の同定、④ウェスタンブロッティングによる同定結果と発現差の確認、⑤独立したサンプルを用いた免疫染色による検証実験、⑥バイオマーカー候補タンパク質の機能解析、となる。筆者のラボでは、バイオマーカー開発の実験を行うのは若手の臨床医である。興味の対象とする悪性腫瘍を研究することについてのモチベーションは相当に高く、経験を積んだ臨床医や病理医のアドバイスの元、①のステップは高いレベルでこなすことができる。また、国立がん研究センターのバイオバンク試料を大いに活用させていただいている。若手臨床医は実験の経験のない方ばかりなので、実験操作にあたる②～④の段階はネックである。そこで、誰でもすぐに手技をマスターできるように手順の詳細を徹底的にマニュアル化した[6)9)]。「二次元電気泳動法・蛍光二次元電気泳動法（2D-DIGE法）は名人芸」という噂が、実験がうまくいかなかった方々の一部でまことしやかに流布されているようなのだが、きちんとしたプロトコールとマニュアルをもとに実験すれば、全く素人でも最初から再現性よく失敗することなくデータが出ることを証明できたと考えている。⑤の免疫染色については、国立がん研究センター中央病院の病理医の方々のご協力を得て、筆者のラボで研修される方は3ヵ月間の病理研修を受けていただくようにした。また、その後の病理診断や免疫染色についてはそれぞれの臓器担当の病理医

の方々の全面的な指導を仰ぎ，臨床情報については中央病院などの臨床医の方々のご協力を得た。⑥の機能解析はバイオマーカー開発の本質ではないものの，説得力を増すため，そして多角的に検証するために役立つ。このステップに関しては研究所の方々にご協力いただいている。

　上記の流れで数多くのバイオマーカーを同定し検証実験を行い，成果を論文や学会で発表してきた。企業と共同で特許を出願したものも多い。多施設の検証実験がとことんうまくいった例は，消化管間質腫瘍（GIST）の再発予測バイオマーカーフェチンである。GISTでは術後の補助療法としてチロシンリン酸化酵素阻害剤であるイマチニブ（グリベック®）が使われており，再発の抑制に大きな効果を挙げている[10]。一方，GIST症例では術後に再発しない症例も多く，そのような症例には結果的にはイマチニブは不要である。原発腫瘍巣の病理評価に基づくリスク分類によって再発を予測して適応を決定してはいるものの，より一層の最適化が求められている。そこで，イマチニブの適応を最適化するために，術後の再発を今以上に正確に予測できるバイオマーカーの開発を試みた[11]。2D-DIGE法で解析の結果，術後再発がないGIST症例の腫瘍細胞で高発現しているフェチンというタンパク質を同定した[11]。フェチンは，胎児の蝸牛神経で高発現するタンパク質である[12]。腸管の蠕動運動を支配するカハール神経細胞がGIST細胞の正常細胞にあたるのだが，カハール神経細胞ではフェチンは発現していない。フェチンがGISTの良好な予後に相関するメカニズムについては，培養細胞を用いて調べたがまだわかっていない。一方，免疫染色を用いた検証実験を7施設500症例以上において結果を検証することができた[13)-15)]。また，自分たちが作製した免疫染色用の抗体を医学生物学研究所より市販し[16]，前向きの臨床試験において検証実験を行っている。

　バイオマーカー探索における2D-DIGE法のメリットとは，ゲルを支持体としてデタージェントの存在下でタンパク質を分離するので，溶解性があまり高くないタンパク質が含まれている腫瘍組織のようなサンプルでも安定して再現性のよい結果が得られることである。特にレーザーマイクロダイセクションで回収した腫瘍細胞を用いると，夾雑物がとりわけ少ないこともあって，実験はまず失敗しない。スループット性については，電気泳動装置を複数台並列に稼働させれば，100検体くらいであれば十分に短期間に実験は終了する。きちんとしたプロトコールで適切に指導を受ければ誰でも短期間で手法をマスターできるのだが，二次元電気泳動法を指導できる研究者が少ないのがネックである。2D-DIGE法では遺伝子産物として2000～3000種類を観察できる。これくらいの範囲を調べれば，経験的には予後予測，治療奏効性予測，鑑別診断などのバイオマーカー候補はたいていの場合は同定できる。もっとも，探索段階ではサンプル数が十分にないことがほとんどなので，同定した候補の一部しか検証実験には成功しない。網羅的解析で同定した時点では，どれがその後の検証実験に成功するのかわからないというのは，2D-DIGE法に限らず網羅的解析に共通した悩みである。ただ，タンパク質レベルで発現差があるものだけを対象にするので，mRNAの発現解析から得られた結果よりは，結果が再現される確率は高いのではないかと推測している。これはプロテオーム解析に共通したメリットだろう。2D-DIGE法ではタンパク質を全長のまま分離し，検出，定量することができる。これは電気泳動技術の一般的な特性で，タンパク質をトリプシンなどで分解してから解析する質量分析法とは対照的である。もっとも，バイオマーカー開発でこのメリットが活かされることはあまりない。翻訳後修飾による特定のスポットがバイオマーカー候補になることはよくあるのだが，そのようなスポットにしか反応しない抗体はふつうは入手できず，たいていの抗体は翻訳後修飾にかかわらず反応してしまう。したがって，特定の翻訳後修飾の異常を免疫染色などで多検体にわたって検証することがなかなかできない。つまり，翻訳後修飾によるバリアントすべてひっくるめて発現量が高いか低いかが問題になることがほとんどである。2D-DIGE法が苦手とするのは血清・血漿を対象

としたプロテオーム解析である。二次元電気泳動の画像を作るところまでは問題なくうまくいくのだが，濃度差があるとして選ばれるスポットを質量分析で調べると軒並み炎症性のタンパク質ばかりである。液体クロマトグラフィーで徹底的に分画をとってから2D-DIGE法を施行しても，その傾向は変わらない[17]。炎症性タンパク質を腫瘍マーカーとして捉えるのであれば問題ないが，腫瘍細胞に由来するタンパク質を血液サンプルから検出するのは2D-DIGE法では難しい。

III. バイオマーカー開発とゲノム研究における二次元電気泳動法・2D-DIGE法の展望

二次元電気泳動法・2D-DIGE法という技術はこれからも使われ続けるだろう。再現性，スループット性，網羅性，検出感度がほどよくバランスのとれた技術というのは，できるだけ客観的に考えて他にあまり例がない。導入コストが比較的安価であることや全長タンパク質をそのまま分離し検出できるので，翻訳後修飾によるバリエーションを1つ1つ観察できるというのも二次元電気泳動法・2D-DIGE法の捨てがたいメリットである。

一方バイオマーカー開発においては，むやみに網羅的に調べるという研究スタイルはあまり有効ではないのではないかと考えている。生物学の知見が乏しい研究テーマや自分が個人的に詳しくない研究テーマに対しては，立てるべき仮説がないので網羅的に解析するしかないだろう。しかしながら，生物学の然るべき背景が理解されている臨床事象に対しては，積極的に仮説を立て焦点を絞った体系的・戦略的な解析が有効だろう。サンプルの層別化はサンプルに付随する臨床事象に着目した体系的・戦略的な研究の進め方である。何でもよいからサンプルの数さえ多ければよい結果が出るということは決してなく，研究目的を達成するためにどのようなサンプルをどのように組み合わせて比較するかが成功の鍵である。分子背景の解析についても同様のことが当てはまるのではないだろうか。少ない数のサンプルを使って何千ものタンパク質についてグループ間の比較をすれば，何かしら統計的に有意なデータは出る。発現差でフィルターをかければ理論上はより確かなデータが出る。増殖や浸潤に関わる遺伝子は多く，たいていの遺伝子ががん細胞の何かの性格に関連するので，臨床検体における発現レベルの違いを裏づけるようにみえる *in vitro* の実験データも得られるだろう。しかし，そのようにして同定されたバイオマーカー候補のほとんどは，独立したサンプルを用いる検証実験の過程でぼろぼろ脱落していく。これは網羅的解析によるバイオマーカー探索の一般的な問題点である。独立したサンプルを用いた検証実験が繰り返し徹底的に行われないので，この問題が目立たないだけである。筆者の場合，検証実験で何度も苦い経験を積み，バイオマーカー開発のより有効なアプローチとしては，分子背景の理解と想像に基づき，狙いを定めて特定の分子集団を深く多層的に調べるという可能性が試みられるべきだと考えるようになった。その話はいつか稿を改めてしたい。

ゲノム研究の時代に二次元電気泳動法・2D-DIGE法はどのように活かされていくのだろうか。ゲノム情報からタンパク質の発現量や翻訳後修飾を予測することは今のところ難しく，ゲノム情報とプロテオーム情報を統合的に解析し，ゲノム情報がどのようにプロテオームに翻訳されているかを解明する「proteogenomics」が重要な研究分野としてこれから着目されてくるだろう[18]。タンパク質をペプチド化してから解析するのではなく，全長そのままの状態で解析できるという電気泳動法のメリットは見直されていくかもしれない。またそのような場面では，等電点と分子量で分離することで高い分離能を示す二次元電気泳動法・2D-DIGE法は重宝されるかもしれない。翻訳後修飾によるバリアントを1つ1つ検出できる抗体も開発されていくだろう。そしてサンプルごとのゲノム情報が容易に得られるようになれば，サンプルごとのカスタムデータベースを作成することで質量分析によるスポットのタンパク質同定実験の精度はさらに向上するだろう[19]。一方，特定のゲノムから翻訳されるすべてのタンパク質を観察することは，二次元電気泳動法・2D-DIGE

法がこれから少々発展してもおそらくできない。あるパスウェイや分子ファミリーに狙いを定め，100種類くらいの特異抗体を使って二次元電気泳動・ウェスタンブロッティングをすれば，発現量と翻訳後修飾とのユニークなデータが得られる。電気泳動やウェスタンブロッティングの自動化装置の開発が進んでおり，抗体もゲノムワイドに網羅的に作製されているので[20]，そのような実験は技術的には今でも可能である。それにしても，網羅的な二次元電気泳動・ウェスタンブロッティングのデータを最もよく活かすことができる研究テーマとはどのようなものだろうか。二次元電気泳動法・2D-DIGE法に組み込める今までにない独創的な技術はないだろうか。二次元電気泳動法・2D-DIGE法の手技を正しく次世代に継承できるものなのだろうか。あるいは二次元電気泳動法・2D-DIGE法をなくしてしまうような新しい技術は創れないものだろうか。などということを，とりとめもなく考えたりしている。

おわりに

バイオマーカー開発において二次元電気泳動法・2D-DIGE法がどのように活用できるかということについて，今までの経験を踏まえてまとめてみた。バイオマーカー開発に限らずどのような研究に二次元電気泳動法・2D-DIGE法を応用することができるか，逆にバイオマーカー開発にはどのような技術が必要かについて，読者の方の考えるきかっけになれば幸いである。

バイオマーカー開発そのものについて言えば，二次元電気泳動法・2D-DIGE法は数多くある実験技術の1つに過ぎない。何にでも使える万能の技術ではないし，技術そのものの本質的な性能に加えて誰がどのように使用するかによってアウトプットは相当に変わってくる。畢竟，何の技術を使うかということよりも　何の研究テーマをどのようなモチベーションで誰と行うかということのほうがバイオマーカー開発でははるかに重要であることを，最後に強調しておきたい。

参考文献

1) O'Farrell PH : J Biol Chem 250, 4007-4021, 1975.
2) http://www.ncbi.nlm.nih.gov/geo/. Genome Medicine Database of Japan Proteomics (GeMDBJ Proteomics). Available from : https://gemdbj.nibio.go.jp/dgdb/DigeTop.do.
3) Kondo T : Expert Rev Proteomics 7, 21-27, 2010.
4) Righetti PG : Immobilized pH Gradients : Theory and Methodology (Burdin RH, ed), Elsevier, 1990.
5) Unlu M, Morgan ME, et al : Electrophoresis 18, 2071-2077, 1997.
6) Kondo T, Hirohashi S : Nat Protoc 1, 2940-2956, 2007.
7) Shaw J, Rowlinson R, et al : Proteomics 3, 1181-1195, 2003.
8) Kondo T, Seike M, et al : Proteomics 3, 1758-1766, 2003.
9) 近藤　格 : DIGE道場，ライフアカデミーサイエンス，2013.
10) Corless CL, Barnett CM, et al : Nat Rev Cancer 11, 865-878, 2011.
11) Suehara Y, Kondo T, et al : Clin Cancer Res 14, 1707-1717, 2008.
12) Resendes BL, Kuo SF, et al : J Assoc Res Otolaryngol 5, 185-202, 2004.
13) Kondo T, Suehara Y, et al : Proteomics Clin Appl 7, 70-78, 2013.
14) Hasegawa T, Asanuma H, et al : Hum Pathol 44, 1271-1277, 2013.
15) Orita H, Ito T, et al : BioMed Research International 2014, 651935, 2014.
16) Kubota D : J Proteome Bioinform 7, 10-16, 2014.
17) Okano T, Kondo T, et al : Proteomics 6, 3938-3948, 2006.
18) Zhang B, Wang J, et al : Nature 513, 382-387, 2014.
19) Wang X, Slebos RJ, et al : J Proteome Res 11, 1009-1017, 2012.
20) Uhlen M, Fagerberg L, et al : Science 347, 1260419, 2015.

参考ホームページ

- 研究室のホームページ
  「希少がん研究分野」
  http://www.ncc.go.jp/jp/nccri/divisions/rcr/index.html
  「創薬標的・シーズ評価部門」
  http://www.ncc.go.jp/jp/nccri/divisions/ise/index.html
- 2D-DIGE法のプロトコールの詳細を記したホームページ
  「DIGE道場」
  http://www.gelifesciences.co.jp/technologies/ettan_dige/dojo_top.html
- 2D-DIGE法のデータを使って構築した公開データベース
  「Genome Medicine Database of Japan Proteomics（GeMDBJ Proteomics）」
  http://gemdbj.nibio.go.jp/dgdb/DigeTop.do

近藤　格

1992年	岡山大学医学部卒業 同大学院細胞生物学部門入学（難波正義教授）
1995年	医学博士取得 岡山大学医学部細胞生物学助手
1998年	ミシガン大学小児血液腫瘍科博士研究員（Samir Hanash教授）
2000年	岡山大学医学部細胞生物学部門助手
2001年	（旧）国立がんセンター研究所生物学部室長，腫瘍プロテオミクス・プロジェクト併任
2006年	（現）国立がん研究センター研究所プロテオーム・バイオインフォマティクス・プロジェクトリーダー
2010年	同創薬プロテオーム研究分野分野長
2014年	同希少がん研究分野分野長，創薬標的・シーズ評価部門部門長

| 第1章 | オミックス解析技術 |

1．最近のオミックス解析技術の進歩
4）プロテオーム
②質量分析法に基づくバイオマーカー研究へのアプローチ

米山敏広・内田康雄・立川正憲・大槻純男・寺崎哲也

　バイオマーカータンパク質研究は，候補分子を探索する段階から始まる。候補分子の探索には質量分析装置を用いた網羅的プロテオミクス手法が用いられるが，定量性および網羅性に優れた手法として，sequential window acquisition of all theoretical fragment-ion spectra（SWATH）が近年開発され，今後のバイオマーカー探索の中心的手法となると考えられる。探索によって同定された数多くの候補分子の中から，短期間で高感度かつ高精度に候補分子を絞り込むためには，定量的標的絶対プロテオミクス（quantitative targeted absolute proteomics：QTAP）が有用であり，本稿では実例を踏まえながら紹介する。将来的に，質量分析装置は臨床検査にも大きく貢献すると期待される。

はじめに

　タンパク質は発現量，翻訳後修飾，さらには分子間相互作用を変化させることによって，生体機能を変動させる。そのため，タンパク質の量的・質的な変化は疾患の存在や状態を反映する有力なバイオマーカーになりうる。タンパク質のデータベースであるUniprotKB/Swiss-Protには約2万種類のヒトタンパク質が登録されているが，翻訳後修飾やフラグメント（分解物）などを考慮すると，その種類は150万種類以上と言われ[1]，この膨大な中から網羅的にバイオマーカー候補を探索し，有力な候補を絞り込むことが大きな課題である。本稿では，上記課題を解決するための質量分析装置を用いたバイオマーカー研究技術の最新動向について紹介する。

I．初期探索段階

　バイオマーカー研究は大きく4つの段階に分けられ（図❶），まずは候補タンパク質を探索する段階から始める[2]。探索段階の研究デザインを考えるうえでは，測定対象試料を決定することが重要である。一般的に，非侵襲的な臨床検査を実現するためには，最終的には血液検査が望ましく，血漿や血清を対象とした研究が望ましい。しかし，血漿中のタンパク質存在量は10^{10}以上のレベルで異なっており[3]，存在量の少ないタンパク質の解析は困難である。血液中のアルブミン，IgG，

---

key words

質量分析装置，プロテオミクス，ショットガン解析，定量的標的プロテオミクス，SWATH，ELISA，QTAP，SRM/MRM，水酸化修飾 α-fibrinogen

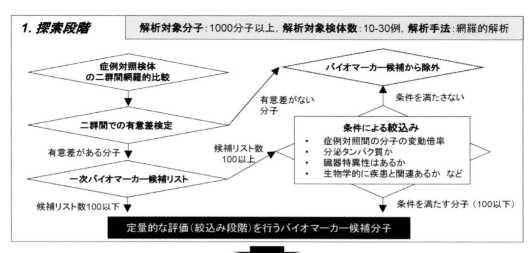
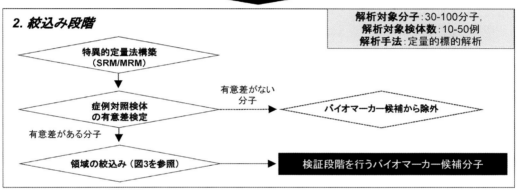
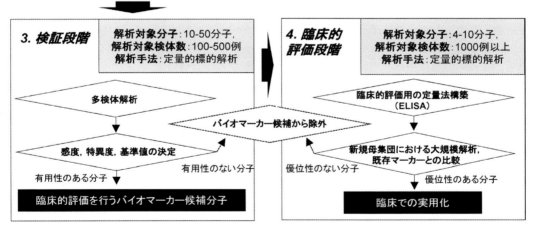

図❶ バイオマーカーの開発過程

探索段階においては，網羅的解析によって，バイオマーカー候補分子リストを作成する．絞込み段階からは定量的標的解析によって，バイオマーカーを絞り込んでいく．

アンチトリプシン，IgA，トランスフェリン，ハプトグロビン，フィブリノーゲンという7つのアバンダントタンパク質は量的に約90％を占めており，これらアバンダントタンパク質を除去することで，存在量の少ないタンパク質の解析も可能となる。しかし，除去する際に予期しないタンパク質（結合タンパク質）も同時に除かれる危険性に注意する必要がある[4]。血液以外では，尿，組織，細胞株，モデルマウスを試料としてバイオマーカー探索を行うことも可能である[5]。

質量分析装置を用いたプロテオミクス手法には，網羅的プロテオミクス（ショットガン解析[用解1]）と定量的標的プロテオミクスが存在する。探索段階においては一般的に網羅的なバイオマーカー候補リストを作成するため，ショットガン解析を行う。その際には，同定の数および確度が最優先であるため，質量分解能が高いQ-ToF型やLTQ-Orbitrap型質量分析装置が用いられる（表❶）。

ショットガン解析では質量分析装置のdata dependent acquisition mode（DDA mode）を用いて比較解析を行う。DDA modeでは，まずプレカーサーイオン[用解2]のスペクトルを取得し，プレカーサーイオンの順位を強度順に決定する。次に，順位に従い選択したプレカーサーイオンから限定的な破壊により生成されるプロダクトイオン[用解2]情報を得る。これらの操作を高速で繰り返し行うことで，網羅的な解析を実現する。解析で得られたプレカーサーイオンとプロダクトイオンの情報をタンパク質のデータベースに当てはめることで，タンパク質を同定することが可能である。ショットガン解析を用いた相対定量比較によってバイオマーカー探索を行う場合には，液体クロマトグラフィー（liquid chromatography：LC）の保持時間の変動，マトリクスによるイオン化抑制[用解3]によるピーク強度変化，さらに質量分析装置の検出感度変動などが比較精度に影響を与える。このような影響を減らし，定量精度を上げる技術として安定同位体ラベル化を用いたisotope-coded affinity tags（ICAT）[6)7)]，isobaric tag for relative and absolute quantitation（iTRAQ）[8]，tandem mass tags（TMT）[9]，stable isotope labeling by amino acids in cell culture（SILAC）[10]などの方法が開発された。しかし，ICAT，iTRAQおよびTMTは同時に比較できるサンプル数に限りがあり，ラベル化効率が完全にはサンプル間で一致しないこと，SILACは in vitro 系での使用に限られることなどがボトルネックとなっている。これらの問題点を解決するために，近年では2-dimensional image-converted analysis of liquid chromatography and mass spectrometry（2DICAL）に代表されるラベルフリーでLCの保持時間やイオン化強度を補正する手法も開発された[11)12)]。

最近では，DDA modeを用いたショットガン解析に代わる網羅的解析法としてdata independent acquisition（DIA）modeによるsequential window acquisition of all theoretical fragment-ion spectra（SWATH）法が開発された[13]。SWATH測定では，MS1に一定の質量範囲のフィルターを設けてプレカーサーイオンを選別し（例えば25 Da），コリジョンセルにおいて限定的に破壊してプロダクトイオンを生成する。その後，MS2でプロダクトイオンのスペクトル情報を取得する。この一連の流れを，MS1の質量範囲を変化

表❶ 質量分析装置の性能比較 （文献19より改変）

装置	特性				プロテオミクスにおける特性	
	イオン源	質量精度	感度	線形性	同定の確度	定量性能
Ion trap	ESI, MALDI	低～中	中	低～中	中	中
Triple quadrupole	ESI	低	高	極高	低	極高
ToF-ToF	MALDI	中	中	低	高	低
Q-ToF	ESI, MALDI	中	中	中	高	高
LTQ-Orbitrap	ESI, MALDI	中～高	中	低～中	高	中
FTICR	ESI, MALDI	極高	中	極低	高	極低

させて行う（例，次の25Da）。これを瞬時に次々と行うことによって，広い質量範囲を網羅する（32個の質量範囲×25 Daの場合，800 Daの範囲をカバーする）（図❷）。データ解析において，ペプチドのMS1，MS2およびLC保持時間の情報を収載したライブラリー（ショットガン解析によって構築）を用いてSWATH測定データを解析することによって標的タンパク質の標的ペプチドのクロマトピークを同定し，ピーク面積を計算する。正確なピーク面積を算出するためには，10ポイント以上のスペクトル情報が必要であり，クロマトピーク幅を基に質量範囲の個数とデータ取り込み時間（dwell time）を最適化することが重要である。最終的に，ピーク面積を比較することによって，異なるサンプル間での各タンパク質の発現量の違いを算出する。

SWATH法の利点は，定量の信頼性と定量できるタンパク数の多さである（表❷）。SWATH法では，上述のようにピークを帰属する際に，LC保持時間およびMS1のm/zだけでなく，MS2のm/zおよび異なるプロダクトイオン（同じプレカーサーイオン由来）間のピーク強度の順位の情報に基づく。一方，ショットガン法による定量では，基本的にLC保持時間およびMS1のm/zのみに基づく。もちろん，ショットガン測定ではMS2情報を同時に取得するため，これらの情報にも基づくピーク帰属が可能である。しかし，ショットガン解析では比較するすべてのサンプルでMS2情報が得られるとは限らない[14]。ショットガン解析でMS2情報が得られなかったサンプルでは，MS2情報が得られたサンプルの該当ペプチドのLC保持時間およびMS1のm/zの情報から，同一のペプチドは同じ保持時間（測定間のずれを補正後）およびm/zに検出されるとの仮定に基づいてピークが帰属され，比較解析される。そのため，SWATH解析がより信頼性の高い

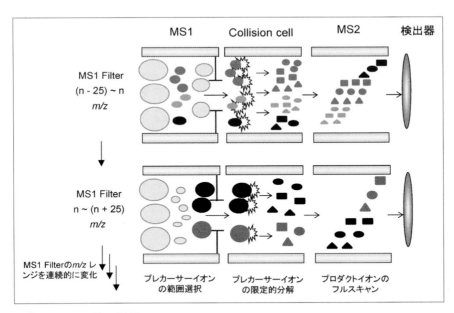

図❷　SWATH法の原理

MS1でプレカーサーイオンが通過できる質量範囲を選択し，Collision cellで限定的にプロダクトイオンに分解され，MS2においてすべてのプロダクトイオン情報を得る。MS1 Filterの幅はMRM modeと比較し広く，MS1 Filterのm/zレンジを高速に変更することで，取得可能な全プロダクトイオンの情報を取得する。MRMの場合，MS1 Filterの幅は0.7Daであるが（図❹），SWATHの場合は12～25 Daである。例えば，MS1 Filterを25Da幅でm/z 400から1200まで50 msecごとに変更することによって，試料中のm/z 400から1200のプレカーサーイオンから生成される全プロダクトイオンの情報を取得する。

定量法である。さらに，ライブラリーに収載されるタンパク質数を充実させることによって，同一試料を測定した場合に，ショットガン法よりも多くのタンパク質を一斉定量することが可能である。実際に，UniProtKB/Swiss-Prot の全 20264 種のヒトタンパク質のうち，50.9％をカバーする Pan-Human library が報告されており，SWATH 測定において 2000〜5000 種類のタンパク質を同時定量できると言われている[15]。したがって，SWATH 法は，初めてゲノムワイドにタンパク質の定量を実現するため，現在のバイオマーカー探索で行われている genome wide association study（GWAS）を超える新領域，proteome wide association study（PWAS）の開拓に寄与するだろう。

II．候補タンパク質の絞込み段階から検証段階

上述したバイオマーカーの探索手法の限界は，結果に偽陽性を少なからず含むこと（無関係のタンパク質が候補となる可能性），および候補となったタンパク質がバイオマーカーとしての十分な性能を有しているとは限らないことである（表❸）。したがって，探索結果の検証とバイオマーカーとしての性能評価が必須である。

候補タンパク質の絞込み・検証の段階では，各々の候補タンパク質に対して，特異的で高精度かつ高感度な定量法を構築することから始める。定量法には enzyme linked immunosorbent assay（ELISA）に代表される抗体法と質量分析装置を用いた定量的標的絶対プロテオミクス（quantitative targeted absolute proteomics：QTAP）[16] が存在する。ELISA と QTAP の特徴比較は表❹としてまとめたが，バイオマーカーの絞込み・検証の段階に迅速に移行するためには，定量法の開発期間が短いことが重要である。ELISA 法では市販されている抗体が存在すればよいが，

表❷　SWATH のショットガン解析に対する利点

ショットガン解析に対する利点	概要
網羅性の高さ	複数のショットガン解析によって得られるペプチドの MS1，MS2 および LC の保持時間の情報を蓄積したライブラリーを構築することで，一斉定量できるタンパク質数が増加する。一斉定量できるタンパク質数はライブラリーに含まれるペプチド数に依存する
定量の信頼性の高さ	LC の保持時間や MS1 の情報だけではなく，MS2 の m/z およびプロダクトイオン間のピーク強度の順位をライブラリーと照合してペプチドを帰属するため，ショットガン解析と比べて定量の信頼性が高い（ショットガン解析では，必ずしも MS2 情報は得られない）
測定感度・再現性の高さ	ショットガン解析では，プレカーサーイオンの強度が高いペプチドが優先的に解析されるため感度が低い。また，どのプレカーサーイオンが選択されるかは確率論的であるため再現性が低い。SWATH では，プレカーサーイオン強度には依存せず，MS1 の質量範囲を高速に変更しながらすべてのプレカーサーイオン由来の MS2 の情報を得るため，測定感度および再現性が高い

表❸　SWATH の限界

SWATH の限界	概要
結果に偽陽性を少なからず含む	SWATH の MS1 における質量範囲は広いため，複数のプレカーサーイオン由来のプロダクトイオン情報が同時に得られる。そのため，ライブラリーに照合する際に誤ってペプチドが帰属される可能性が存在する。また，ライブラリーはショットガン解析を基に作成されるため，ライブラリー情報にペプチドもしくはタンパク質レベルでの偽陽性が含まれる可能性も存在する。ショットガン解析同様，測定間の LC 保持時間のずれ，質量分析装置の感度低下またはマトリクス効果によって偽陽性が生じる可能性もある
長期的な装置の安定性が必要	上述の限界に関連して，測定間での LC 保持時間のずれや測定感度の変化が小さい条件で行うことが望ましい

過去のバイオマーカー検証研究で市販の抗体が使われた例は30％程度に過ぎず[17]，使用できる抗体が存在しない場合には定量法の開発に非常に時間を要する。また，翻訳後修飾，single nucleotide polymorphisms（SNPs），変異またはフラグメント化など，タンパク質の配列上の一部を特異的に定量することがバイオマーカーとして有用である可能性が存在する（図❸）。ELISA法を用いてこれらの部位の特異的定量を実現する場合，定量部位をエピトープとする特異抗体を作製する必要があるが，作製の難易度が飛躍的に上昇することが大きな課題である。

QTAPでの定量法確立は in silico ベースで定量に適したペプチドを決定し，そのペプチドを合成することで完了し，1ヵ月以内での定量法構築を実現する[16)18)]。また，1アミノ酸の違いや修飾といった特異抗体の作製が困難な部位に対しても質量で区別でき，同一タンパク質の複数の部位から標的ペプチドを合成可能であるため，バイオマーカーとしての有用な領域の絞込みも実現する。さらに多分子定量が可能であり，数多くのバイオマーカー候補を同時に検証できる点も極めて有用である。SWATH法とは異なり，MS1の質量範囲を0.7Daにまで絞ったselected reaction

表❹　QTAPとELISAの定量に関する比較（文献18より改変）

	QTAPによる定量	抗体（ELISA）による定量
定量法開発期間	○ 1ヵ月	1〜2年
特異性	○ 特異的ペプチドを質量によって区別するため，高い特異性をもつ	交差の可能性を排除不可能
	○ タンパク質の修飾，変異を質量の違いで区別可能	タンパク質の修飾，変異と特異的に認識する抗体の作成は困難
感度	ng/mL（pmol/mL）	○ pg/mL〜ng/mL（fmol/mL-pmol/mL）
同時定量可能なタンパク質数	○ 37タンパク質/アッセイ	1タンパク質/アッセイ
同時定量可能なサンプル数	1サンプル/アッセイ	○ 96サンプル以上/アッセイ
開発費用	5千万円〜1億円程度＊（装置の初期投資）	○ 1千万円程度/分子

○は，各比較項目において優れているほうに記してある。
＊質量分析装置は装置の初期投資は高額であるが，装置を一度用意すれば1分子あたり10万円程度の開発費用である。

Reprinted with permission from *J. Pharm Sci.*, 2011, 100 with modifications. Copyright 2011 John Wiley and Sons, Inc.

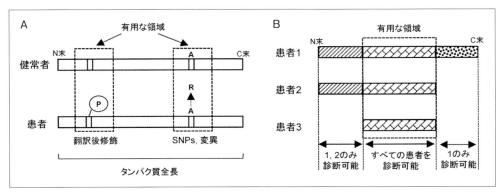

図❸　バイオマーカーとしての有用な領域の絞込み

タンパク質は生体内で様々な変化を起こすため，タンパク質内の部位によってバイオマーカーとしての有用性が異なる可能性が存在する。A，Bの図は一例である。
A．翻訳後修飾，SNPsまたは変異の部位を特異的に定量することが有用である可能性。
B．フラグメント化のされ方が患者によって異なり，患者間で共通して残存しているフラグメントを測定することが有用な可能性。

monitoring/multiple reaction monitoring（SRM/MRM）モードに基づくMS1，MS2の2回の質量選択による特異性の高さも重要な特徴である（図❹）。QTAPを行うには，高感度かつ高い定量性能を有している質量分析装置を用いることが望ましい。そこでわれわれは，幅広い直線性（10^6オーダー）を有し，高感度かつ高い定量性能を有しているAPI5000やQtrap5500（AB Sciex社）といったtriple quadrupole型質量分析装置を主にQTAPによる定量を行う際には使用している。最近では，高い分解能を活かしてQ-ToF型（TT5600，AB Sciex社）質量分析装置もQTAPに使用している。本装置を用いることで，ノイズレベルを低下させることができ，triple quadrupole型質量分析装置ではバックグラウンドノイズに埋もれたピークでも定量を可能にする[19]。

ここでは，近年われわれが報告した早期膵臓がんマーカー候補である水酸化修飾α-fibrinogenに対するQTAPを用いた検証について実例を紹介する。水酸化修飾は翻訳後修飾の一種であるが，膵臓がん患者においてはα-fibrinogen中の530番目と565番目のプロリンの水酸化修飾体が増加することが2DICALを用いて明らかとされている[20]。565番目に対する特異的な抗体は作成されているが，530番目に対する抗体は作成できなかったため，この部位に対するマーカー評価はこれまで行うことができなかった。そこで，565番目と530番目のプロリンを含むように，非修飾体ペプチド（それぞれFG1，FG2）と水酸化修飾ペプチド（それぞれHyp-FG1，Hyp-FG2）を設計し，非標識ペプチドと$^{13}C^{15}N$安定同位体標識ペプチドを合成した。FG2とHyp-FG2はペプチド配列上にメチオニンを有しており，部分的な酸化によってペプチドの質量が変化するため，そのままでは絶対量を測定できない。そこで筆者らは，過酸化水素を用いてメチオニンを完全に酸化する手法を構築することで，メチオニンを含むペプチドの絶対量を得る手法を構築した。構築した定量法の評価を行うために，565番目の水酸化修飾プロリンを認識する抗体を用いたWestern blottingの結果に基づき，水酸化修飾体量が多い膵臓がん患者5例および水酸化修飾量が少ない健常者5例の血漿について定量解析を行った。その結果，FG1とHyp-FG1の合計値である総α-fibrinogen量とHyp-FG1の定量結果はWestern blottingのバンド強度と一致した（図❺A，C）。また，FG1とHyp-FG1の合計値から求められる総α-fibrinogen量とFG2とHyp-FG2の合計値から求められる総α-fibrinogen量の間には有意差はみられなかった（$p=0.577$，student t-test）。これらの結果から，本手法は正しい値を示していると考えられる。

次にマーカーとしての検証を行うためにサンプルスケールを大きくし，健常者27例，膵臓が

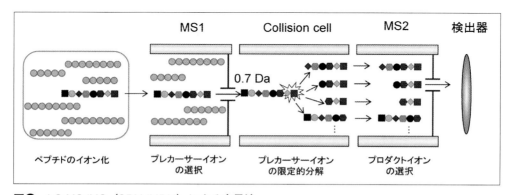

図❹　LC-MS/MS（SRM/MRM）による定量法

MS1でプレカーサーイオンを厳密に選択し，Collision cellで限定的にプロダクトイオンに分解され，MS2においてプロダクトイオンの選択を行う。MS1とMS2の組み合わせ（SRM/MRM transition）を高速に変更することで，特異的な定量を実現する。

4）プロテオーム　②質量分析法に基づくバイオマーカー研究へのアプローチ

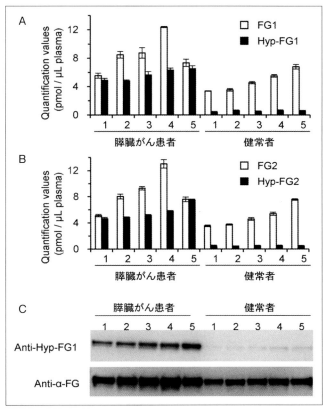

図❺　水酸化修飾 α-fibrinogen の定量法評価と抗体との比較
（文献 21 より）

膵臓がん患者 5 例および健常者 5 例の FG1, FG2, Hyp-FG1, Hyp-FG2 を LC-MS/MS を用いて定量した（A, B）。なお，測定検体は Anti-Hyp-FG1 の抗体を用いた Western blotting の結果に基づき，修飾体が高い膵臓がん患者と，水酸化修飾体が低い健常者を選択した（C）。総 α-fibrinogen の Western blotting は Anti-α-FG を用いて行った。

Reprinted with permission from *J. Proteome Res.*, 2013, 12（2）. Copyright 2013 American Chemical Society.

ん患者 70 例の定量解析を行った。その結果，膵臓がん患者と健常者の間に総 α-fibrinogen 量は有意差がなかったが，水酸化修飾体の量および割合に関しては Hyp-FG1, Hyp-FG2 いずれにおいても膵臓がん患者で有意に上昇していた。膵臓がんの主要なマーカーである CA19-9 と比較した結果，感度および特異度は劣っていたため，CA19-9 に陰性であった患者に着目した（**表❺**）。その結果，Stage I や II といった早期患者 8 例を CEA や DUPAN-2 といった既存のマーカーでは 1 例のみしか診断できないが，水酸化修飾 α-fibrinogen では 6 例を診断できることが明らかとなった。このことから，水酸化修飾 α-fibrinogen は CA19-9 に陰性な早期膵臓がん患者の診断に用いることができる可能性が示された[21]。以上のように，QTAP は抗体が存在しないバイオマーカー候補に対しても短期間でその有用性を定量的に評価が可能な強力な手法である。

III．臨床評価段階

臨床評価段階では大規模な症例に対してバイオマーカーとしてのより詳細な性能評価を行うため，スループット性に優れ，臨床検査に適した定量法を確立する必要がある。現状では，ELISA に代表される抗体を用いた定量法を構築することが一般的である。これは，多検体同時定量が可能であり，血漿や血清のサンプル前処理を大型のほとんど自動化された臨床分析器で行えるシステムが整っているなど，臨床応用に最適化されたスループット性の高い手法であるためである。質量分析装置を用いた測定では，酵素消化など数多くのステップを自動的に行うシステムは実用化されていない。また，質量分析装置では LC での分離に 1 測定 2 時間程度かかることも大きな問題である。われわれは，上記質量分析装置の臨床応用に向けた課題を解決するため，正確に μL スケールの分注を行える前処理自動化システムの構築（**図❻**）や，microLC を用いて，高感度を維持しながら測定時間を短縮する技術開発にも取り組んでいる。これらの技術進歩に加えて，近年，病原微生物の迅速同定に質量分析装置（MALDI-ToF）を用いた方法が初めて FDA に認可された[22]ことが追い風となり，質量分析装置の多分子定量の特性を活かした臨床検査法の開発が加速すると予想される。

表❺ CA19-9 陰性患者への水酸化修飾 α-fibrinogen の有用性（文献 21 より）

Stage	基準値	CA19-9 (U/mL)	CEA (ng/mL)	DUPAN-2 (U/mL)	Percent hydroxylation		Quantification value (pmol/mL plasma)	
					Hyp-FG1	Hyp-FG2	Hyp-FG1	Hyp-FG2
	基準値	37.0	2.5	150	18.0	23.0	2.20	3.80
I		8.1	1.9	24	33.2	35.2	3.43	4.40
I		8.8	1.1	24	15.8	23.0	1.53	3.09
II		11.7	1.3	24	31.8	37.3	4.08	6.20
II		11.0	1.4	24	29.5	29.9	3.98	7.57
II		11.8	2.4	24	23.2	31.7	2.73	6.60
II		23.3	2.9	24	25.9	29.4	4.67	6.29
II		25.9	1.0	40	16.1	22.7	1.87	3.37
II		31.8	1.5	24	14.8	16.6	1.24	1.96
III		0.9	3.6	1601	40.1	45.4	5.93	8.13
III		0.9	8.2	1601	13.7	13.4	1.56	2.26
III		8.3	34.8	1100	30.6	28.9	4.46	5.77
III		14.4	3.8	24	16.7	23.6	2.40	4.26
IV		0.9	168	1601	14.8	26.0	2.27	5.39
IV		18.4	2.7	88	40.1	44.4	6.33	8.77
IV		24.7	8.2	1601	19.3	24.2	2.84	5.05
IV		29.7	23.7	1601	33.4	36.0	5.14	6.75
IV		32.4	3.6	28	16.4	17.9	2.27	2.97

CA19-9，CEA，DUPAN-2 の基準値は臨床で使用されている数値を使用した。Hyp-FG1 と Hyp-FG2 の基準値は receiver operating characteristics（ROC）解析によって得られた数値を使用した。基準値を超えている数値は灰色に塗りつぶしてある。

Reprinted with permission from *J. Proteome Res.*, 2013, 12 (2). Copyright 2013 American Chemical Society.

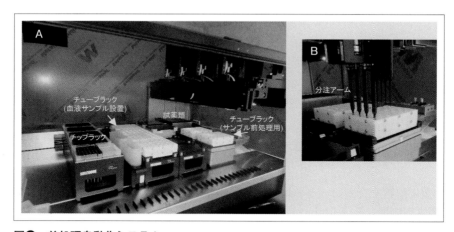

図❻ 前処理自動化システム
　A. 前処理自動システムのデッキ内構成。Microlab STARlet（Hamilton 社）を使用。
　B. 分注アームを用いたサンプル吸引および排出。

おわりに（展望）

　質量分析装置の技術進歩は目覚しく，2DICAL や SWATH といった網羅的な解析法と QTAP による定量的な解析手法を組み合わせることで，バイオマーカー開発が加速すると考えられる。しかし，現在の装置感度で検出できるタンパク質は存在量の多い一部のタンパク質であることを忘れて

はならない。また，臨床応用段階に移行するためには上述した様々な課題を解決する必要がある。質量分析装置で正確な分析結果を得るためには高度な専門知識を要するため，専門性の高い技術者の育成，もしくは扱いやすい装置の開発などの環境的な課題もそこには含まれる。解決には，われわれ基礎的な研究者の努力とともに，質量分析装置のメーカーの協力も必須であるが，課題が解決されることで，将来的に質量分析装置が臨床検査に大きく貢献することが期待される。

用語解説

1. **ショットガン解析**：質量分析装置の MS1 において，発現量の高い分子由来のプレカーサーイオンから順次選択し，限定的な破壊で生成したプロダクトイオンをスキャンする。これらの操作を高速に繰り返すことで，網羅的なタンパク質同定を可能とする。発現量の高い分子が優先的に同定されるため，発現量の低い分子は同定されにくい。また，MS1 で選択されるプレカーサーイオンは確率論的であるため，再現性が低いとの問題点も存在する。
2. **プレカーサーイオン，プロダクトイオン**：MS/MS 解析において，質量分析装置のイオン化の段階で生じるイオンをプレカーサーイオンと呼ぶ。プレカーサーイオンをアルゴンや窒素などのガスを衝突させて限定的に分解した後に生じるイオンをプロダクトイオンと呼ぶ。
3. **マトリクスによるイオン化抑制**：質量分析装置でイオン化させる際に解析対象分子以外の分子とイオン化の競合が起こり，イオン化が抑制されることである。LC-MS/MS 解析では，LC での分離において同時に溶出する分子同時がイオン化競合するため，正確な定量を行う場合には標識体を用いた補正が必須となる。

参考文献

1) Rastogi S, Mendiratta N, et al : Bioinformatics : Methods and Applications : (Genomics, Proteomics and Drug Discovery), PHI Learning Pvt, 2013.
2) Rifai N, Gillette MA, et al : Nat Biotechnol 24, 971-983, 2006.
3) Anderson NL, Anderson NG : Mol Cell Proteomics 1, 845-867, 2002.
4) Parker CE, Borchers CH : Mol Oncol 8, 840-858, 2014.
5) Surinova S, Schiess R, et al : J Proteome Res 10, 5-16, 2011.
6) Gygi SP, Rist B, et al : Nat Biotechnol 17, 994-999, 1999.
7) Smolka MB, Zhou H, et al : Anal Biochem 297, 25-31, 2001.
8) Ross PL, Huang YN, et al : Mol Cell Proteomics 3, 1154-1169, 2004.
9) Thompson A, Schäfer J, et al : Anal Chem 75, 1895-1904, 2003.
10) Ong SE, Blagoev B, et al : Mol Cell Proteomics 1, 376-386, 2002.
11) Ono M, Shitashige M, et al : Mol Cell Proteomics 5, 1338-1347, 2006.
12) Negishi A, Ono M, et al : Cancer Sci 100, 514-519, 2009.
13) Gillet LC, Navarro P, et al : Mol Cell Proteomics 11, O111.016717, 2012.
14) Liu H, Sadygov RG, et al : Anal Chem 76, 4193-4201, 2004.
15) Rosenberger G, Koh CC, et al : Sci Data 1, 140031, 2014.
16) Kamiie J, Ohtsuki S, et al : Pharm Res 25, 1469-1483, 2008.
17) Liu Y, Qing H, et al : Int J Mol Sci 15, 7865-7882, 2014.
18) Ohtsuki S, Uchida Y, et al : J Pharm Sci 100, 3547-3559, 2011.
19) Uchida Y, Tachikawa M, et al : Fluids Barriers CNS 10, 21, 2013.
20) Ono M, Matsubara J, et al : J Biol Chem 284, 29041-29049, 2009.
21) Yoneyama T, Ohtsuki S, et al : J Proteome Res 12, 753-762, 2013.
22) Li D, Chan DW : Expert Rev Proteomics 11, 135-136, 2014.

参考ホームページ

・東北大学大学院薬学研究科薬物送達学分野
 http://www.pharm.tohoku.ac.jp/~soutatsu/dds/
・UniprotKB/Swiss-Prot
 http://www.uniprot.org.

米山敏広
2011 年　東北大学薬学部創薬科学科卒業
2013 年　同大学院薬学研究科修士課程修了
　　　　 同博士課程大学院生
2014 年　日本学術振興会特別研究員（DC2）

学部 3 年生時から早期膵臓がんマーカーの同定評価研究および臨床応用に向けたハイスループット定量法の開発研究を行っている。

第1章　オミックス解析技術

1．最近のオミックス解析技術の進歩
4）プロテオーム
③リン酸化タンパク質

石濱　泰・今村春菜

　リン酸化タンパク質の網羅的解析技術であるリン酸化プロテオミクスは，その実験手法ならびに情報解析の両面で近年急速に発展している。これらの技術開発はタンパク質リン酸化が関わる新たな生物学的知見の発見へと直結しており，これらの発見がまた更なる新手法の開発へのトリガーとなるというサイクルが続いている。本稿では，リン酸化ペプチドの濃縮および情報解析の最近の進歩に特に焦点を当て，ショットガンリン酸化プロテオミクスのための分析方法の開発について紹介する。

はじめに

　リン酸化酵素キナーゼによるタンパク質のリン酸化修飾は，細菌から酵母，ヒト，植物に至るまで，ありとあらゆる生物で観察される翻訳後修飾である。リン酸化修飾を受けるアミノ酸残基のうち，最も一般的なものはセリン，スレオニンおよびチロシンである。細胞内シグナル伝達パスウェイにおいて，キナーゼによって誘導されるリン酸化およびホスファターゼによる脱リン酸化の組み合わせは，タンパク質の機能を活性化または不活性化するためにスイッチのように動作し，それによって細胞増殖，細胞分裂，アポトーシスおよび細胞を含む多くの機能を調節する。したがって，細胞内リン酸化データをより包括的に収集することにより，細胞機能とメカニズムを全体のシステムとして理解することが可能となる[1)-3)]。キナーゼによってリン酸化されるタンパク質の多くは，その細胞中での存在量が少なく，このことはリン酸化プロテオーム解析のボトルネックとなっている。従来は，ウェスタンブロッティング法などの抗体を用いた方法が主としてタンパク質リン酸化解析に汎用されてきたが，これらの方法は，標的ごとに異なるリン酸化特異的抗体を必要とするなどの問題がある。一方，液体クロマトグラフィー－タンデム質量分析（LC-MS/MS）と高選択的リン酸化ペプチド濃縮技術を組み合わせたショットガンリン酸化プロテオミクスは，特定の標的を定めることなくタンパク質上のリン酸化部位数万種を同定することが可能である。抗体を用いる方法は標的リン酸化タンパク質の事前情報を必要とするのに対し，この手法では全く新しいリン酸化部

---

key words

リン酸化プロテオーム，リン酸化プロテオミクス，キナーゼ，質量分析，ショットガンプロテオミクス，ショットガンリン酸化プロテオミクス，LC-MS/MS，リン酸化ペプチド濃縮，チタニア，シグナル伝達，リン酸化修飾部位，データベース

4) プロテオーム ③リン酸化タンパク質

位の発見が可能となる。図❶に、ショットガンリン酸化プロテオミクスのワークフローを示す。

細胞から抽出されたタンパク質混合物は、一般的にトリプシンによりリシンおよびアルギニンのC末端で切断され、生じたペプチド混合物中のリン酸化ペプチドがさらに濃縮される。脱塩精製後、これらのリン酸化ペプチドは、逆相LCにより分離され、MS/MSスペクトルが取得される。2時間程度の測定で取得スペクトル数は1万を超えるので、これらの大量のデータは計算機により高速処理され、ペプチドのアミノ酸配列およびリン酸化修飾部位が同定される。ここでは、リン酸化ペプチド濃縮法を中心に最新のショットガンリン酸化プロテオミクスを紹介する。

I. リン酸化ペプチド濃縮法

1. 固定化金属イオンアフィニティークロマトグラフィー（IMAC）

固定化金属イオンアフィニティークロマトグラフィー（IMAC）は、リン酸基に高い親和性をもつ金属イオンを利用するものである。一般に、これらの金属イオンは、金属キレートを介してクロマトグラフィー担体に固定化されている。リン酸化ペプチドの濃縮は、①カラムに試料溶液をロードして選択的にリン酸化ペプチドをトラップし、②非リン酸化ペプチドを除去するためにカラムを洗浄し、③高pHまたはリン酸塩溶液でリン酸化ペプチドを溶出させる。Andersonら[4]によるFe^{3+}-IMACを用いた最初のリン酸化ペプチド濃

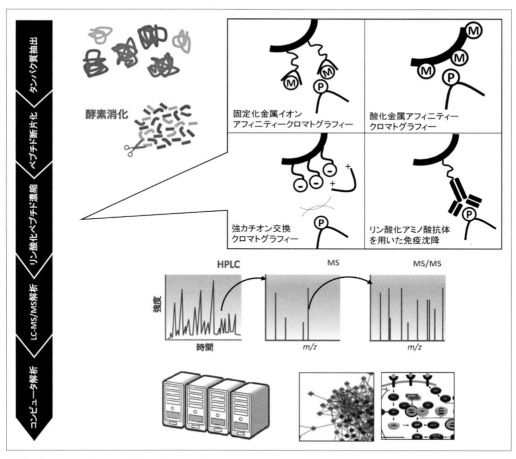

図❶　ショットガンリン酸化プロテオミクスのワークフロー

縮の報告以降，様々な金属イオン（例えば Ga^{3+}, Zr^{4+}, Al^{3+}, Cu^{2+}, Ni^{2+} など）が用いられてきた[5]。しかし，細胞抽出タンパク質を用いた大規模リン酸化プロテオーム解析に用いた場合には，試料溶液に大量に含まれる酸性ペプチドも IMAC 固定相に対して親和性を示すため，濃縮におけるリン酸化ペプチド選択性は不十分であった。この問題を解決するため，カルボン酸のメチルエステル化[6] および緩衝液中の有機溶媒濃度や pH の最適化[7)-9)] が検討され，IMAC 選択性の向上に成功している。最近，担体上に固定化された Ti^{4+} を用いる IMAC は，他の金属または金属酸化物のアフィニティークロマトグラフィー（下記 MOAC 参照）との比較において，細胞抽出全タンパク質からのリン酸化ペプチド濃縮に優れた能力を有することが報告された[10)11)]。強カチオン交換（SCX）クロマトグラフィーによる前分画後，Ti^{4+}-IMAC により，MCF-7 細胞から抽出した 400 g のタンパク質から 9000 種のリン酸化部位の同定に成功した。そのほかの手法として，金属イオンとリン酸化ペプチドとの相互作用に基づく，Ca^{2+} や Ba^{2+} を用いたリン酸化ペプチド沈殿法が報告されている[12)13)]。さらにはリン酸化カルシウムの結晶体であるヒドロキシアパタイト（HAP）を用いたリン酸化ペプチド濃縮法も報告されている[14)15)]。

2. 酸化金属アフィニティークロマトグラフィー（MOAC）

酸化金属アフィニティークロマトグラフィー（MOAC）を用いたリン酸化ペプチド濃縮は，1997 年，チタニア（二酸化チタン）を用いたリン酸化タンパク質の部分加水分解物，すなわちリン酸化ペプチドに対して初めて適用された[16]。その後，チタニア担体を用いたリン酸化ペプチド濃縮は，いくつかのグループによりリン酸化プロテオミクス研究に導入された[17)-20)]。しかし，IMAC の場合と同様，チタニアも酸性アミノ酸残基を含む非リン酸化ペプチド混入の問題を有していた[21]。この問題を解決するため，2,5-ヒドロキシ安息香酸（DHB）やフタル酸などの安息香酸誘導体が競合的添加剤として用いられた[22]。しかし，これらの芳香族カルボン酸は LC-MS/MS 分析の前に除去することが難しく，測定システムの妨害物となったため，われわれは簡単に除去可能で競合的添加剤としても有用なアリファティックヒドロキシ酸（例えば乳酸）を用いるヒドロキシ酸修飾酸化金属クロマトグラフィー（HAMMOC）を開発した[23]。乳酸はチタニアに対して 5 員環キレートを形成するため，酸性ペプチドとチタニアの相互作用を妨害できるのに対し，このキレート形成はリン酸基-チタニア間の相互作用よりは弱いため，リン酸化ペプチドの濃縮には影響を与えない。HAMMOC 法により酸性ペプチドの混入は劇的に減少させることが可能であり，IMAC や DHB/フタル酸-チタニアクロマトグラフィーでは不可能であった前分画なしでの細胞抽出全タンパク質からの直接リン酸化ペプチド濃縮を可能にした[22)24)]。また，親水性ヒドロキシ酸は，逆相カートリッジを用いた脱塩過程で容易に除去することが可能であった。

他の金属酸化物としては，ZrO_2[25], AlO_3[26], Nb_2O_5[27], 酸化スズ[28], HfO_2[29] および Ta_2O_2[30] などが報告されているが，依然としてチタニアが最も広く用いられている。チタニアはモノリン酸化ペプチドも多重リン酸化ペプチドも濃縮することができる。モノリン酸化ペプチドは典型的な溶離液（pH が 10 ～ 11.5）で溶出したが，多重リン酸化ペプチドの溶出には異なる pH 条件が必要であったという報告もある[31)32)]。チタニアクロマトグラフィーを行うフォーマットとして，ピペットチップ先端に充填剤を固定化したオフラインチタニアミニカラムは広くリン酸化ペプチドの精製に利用されてきた[33)34)]。オンライン二次元 LC-MS/MS 法では，一次元のカラムとしてチタニアが，二次元目に逆相系カラムが用いられている[35)36)]。マイクロ流体チップ HPLC/MS でもチタニアを用いたオンラインリン酸化ペプチド濃縮法が使われている[37]。

3. チロシンリン酸化ペプチド濃縮用抗体

チロシンリン酸化はセリンまたはスレオニンのリン酸化よりも存在量は少ないが，細胞内シグナル伝達機構において重要な役割を担っている[38]。チロシンリン酸化抗体は，特異性の十分

に高い抗体がいくつか市販されており，免疫沈降（IP）およびウェスタンブロッティング[39)-41)]用として用いられてきた。抗体法の不利な点は，濃縮されるペプチド配列にエピトープ認識依存性があり，また出発物質および使用抗体量が比較的たくさん必要であることである。したがって，大規模解析を行うにはまだまだ問題点も多いが，最近 Kettenbach らは刺激した HeLa 細胞由来の 8 mg のペプチドを出発原料として，MOAC 濃縮後に pTyr 抗体を用いた免疫沈降を行い，3168 種の重複のないリン酸化チロシンペプチドを同定した[42)]。また，Sharma らは MOAC による STY リン酸化ペプチド濃縮に加えて MOAC-pTyr 抗体法を用い，HeLa 細胞中の 38378 サイトのリン酸化プロファイル取得に成功している[43)]。

4. イオン交換クロマトグラフィー

酸性条件（～pH2.7）の下で，非リン酸化トリプシン切断ペプチドは，N 末端アミノ基と C 末端のアルギニンまたはリシンにより少なくとも 2+ の正電荷を有する。一方，リン酸化修飾を1つ受けたペプチドは-1 だけ分子のもつ電荷を減少させるので，イオン交換クロマトグラフィーではこの違いに基づいてリン酸化ペプチドを濃縮する。例えば強カチオン交換クロマトグラフィー（SCX）を単独で利用して，2000 以上のリン酸化部位が HeLa 細胞核画分 300 g から同定された[44)]。しかし，多重リン酸化ペプチドの場合には分子全体の電荷がゼロあるいはマイナスとなるため，SCX カラム上に保持できない。最近，このようなペプチドを捕捉するために，超酸性の強カチオン交換クロマトグラフィーカラムが導入された[45)]。また，Gauci らは Lys-N，Lys-C およびトリプシンを比較し，SCX を用いる場合にはトリプシンをより補完するものとして Lys-N が有用であることを示した[46)]。

5. 親水性相互作用クロマトグラフィー（HILIC）

親水性相互作用クロマトグラフィー（HILIC）は，溶質の極性（親水性）に基づいて分離を行うため，逆相クロマトグラフィーでは保持されない分子を保持することができる。試料は，高有機溶媒濃度の溶媒に溶かし，そのまま HILIC カラムにロードし，水性溶媒による勾配をかけて溶出する。リン酸基の強い親水性は，非リン酸化ペプチドと比較して保持時間の増加をもたらす[47)]。最近，HILIC を前分画用に用い，IMAC との組み合わせで，HeLa 細胞溶解物 300 g から 1000 以上のリン酸化部位が同定された[48)]。HILIC にさらに静電相互作用を加えた静電反発力親水性相互作用クロマトグラフィー（ERLIC）は，弱アニオン交換（WAX）カラム上で HILIC 分離を行うものである[49)]。リン酸化ペプチド濃縮においては，カルボン酸が分子型になる低 pH 条件下で，全体として正に荷電したペプチドは静電的反発により保持が弱くなるが，リン酸化ペプチドの負に荷電したリン酸基は静電的に相互作用するため，非リン酸化ペプチドと分離することが可能となる[50)]。

6. 濃縮法の展望

大規模リン酸化プロテオミクスの現在のゴールドスタンダードは，SCX または HILIC を利用した前分画に IMAC またはチタニア-MOAC を組み合わせて行う 2 段階濃縮法である。ただし，それぞれの方法で濃縮されるリン酸化ペプチド間の重複は部分的であり，異なる種類のリン酸化ペプチドが濃縮されている[21)]。これをカバーするため，IMAC 濃縮時の通過成分をチタニアで濃縮する手法が報告されている[51)]。よく似た手法として，金属イオンの異なる IMAC 法をタンデム（IMAC-IMAC）にして濃縮する手法も発表されている[52)]。しかし，ステップが増えるほど試料ロスは深刻な問題となる。例えば，増田らはオートサンプラーによって注入する工程を省くことにより，1 μg からのリン酸化ペプチド収量を 80 倍向上させることに成功した[53)]。前分画法は，試料の複雑さを軽減するための合理的な戦略であっても，特に臨床試料などの入手できる試料量に制限がある場合には問題となる[54)]。また前分画数を増やせば，それだけ LC-MS/MS 機器の測定時間がかかることになる。したがって，単一分析で全リン酸化プロテオームをカバーする「ワンショットリン酸化プロテオミクス」が達成されれば，上記問題は解決する。そのための鍵は，LC によるペプチド分離の改善であり，ペプチド同定数の大幅な増加が

期待できる[55)56)]。

II．リン酸化プロテオーム情報解析

　リン酸化プロテオミクスの急激な発展により，同定リン酸化部位の数が指数関数的に増加し，定性的および定量的な情報が含まれている総合的なリン酸化データベースがシステム生物学のための情報源として利用できるようになりつつある。公共のリン酸化サイトデータベースとしてよく使われているものは，UniProt[57)]，PhosphoSitePlus[58)]，Phospho.ELM[59)]および Phosida[60)]などである。これらのデータベースには，タンパク質やその修飾サイト情報だけでなく，タンパク質構造，局在，モチーフ配列および基質情報なども含まれている。各データベースにはそれぞれユニークな特徴があり，ヒトタンパク質参照データベース（HPRD）[61)]とNetPhorest[62)]には，キナーゼのモチーフ配列が収集されている。現在のリン酸化プロテオミクスでは，キナーゼの基質を多数同定することが得意だが，その責任キナーゼを直接同定することは難しい。しかし，モチーフ配列はその責任キナーゼ推定のための強力なパラメータになる。Scansite 2.0[63)]，KinasePhos2.0[64)]，GPS2.0[65)]，NetPhosK[66)]，PREDIKIN[67)]および NetPhorest[62)]では，リン酸化ペプチド配列からその上流キナーゼの推定が可能である。NetworKIN[68)]はキナーゼ基質ペアリングを予測するため，モチーフ情報に加え，タンパク質相互作用情報や共局在情報，トランスクリプトーム共発現情報なども組み合わせている。そのほかモチーフ抽出ツールとして，Motif-X[69)]に加え，PhosphoSitePlus[58)]，ScanProsite ツール[70)]もモチーフ解析ツールを提供している。

おわりに

　LC-MS/MS 技術の向上および濃縮戦略の高度化により，リン酸化部位の高感度・高効率な検出が実現し，ハイスループットリン酸化プロテオミクスが実用化されつつある。現在利用可能な濃縮方法はそれぞれリン酸化ペプチドに対するバイアスをもっているので，濃縮方法を複数組み合わせて使うことは高深度リン酸化プロテオームの達成には有望なアプローチである。しかし，複数の濃縮法や分画数の増加およびそれらの組み合わせによる多段階プロトコールはLC-MS/MS測定に多くの時間を必要とし，多数の濃縮工程中に特に低存在量のタンパク質の損失の可能性を高める。全リン酸化プロテオーム検出の鍵は，高深度を維持しながら，リン酸化濃縮選択性の増加を可能とする単純な濃縮プロセスの開発となる。MS装置は今後も開発が進むと考えられ，検出感度とスキャン速度の両方が向上することによって更なる発展が期待できる[71)]。プロテオームとリン酸化プロテオームの比較により，リン酸化修飾の化学量論解析も可能になる[72)]。今後，さらに大規模で定量精度の高いリン酸化データセットが取得され，それを用いたコンピュータ解析によって，細胞内のリン酸化ネットワーク全体がどのように協調的に連動し，特定の経路に統合され，生物学的な調節を受けているのかが解明されることが期待される。

参考文献

1) Hunter T : Cell 80, 225-236, 1995.
2) Schlessinger J : Cell 103, 211-225, 2000.
3) Pawson T, Scott JD : Trends Biochem Sci 30, 286-290, 2005.
4) Anderson L, Porath J : Anal Biochem 154, 250-254, 1986.
5) Gaberc-Porekar V, Menart V : J Biochem Biophys Methods 49, 335-360, 2001.
6) Ficarro SB, McCleland ML, et al : Nat Biotechnol 20, 301-305, 2002.
7) Kokubu M, Ishihama Y, et al : Anal Chem 77, 5144-5154, 2005.
8) Tsai CF, Wang YT, et al : J Proteome Res 7, 4058-4069, 2008.
9) Ndassa YM, Orsi C, et al : J Proteome Res 5, 2789-2799, 2006.
10) Zhou H, Ye M, et al : J Proteome Res 7, 3957-3967, 2008.
11) Zhou H, Low TY, et al : Mol Cell Proteomics 10, M110.006452, 2011.
12) Reynolds EC, Riley PF, et al : Anal Biochem 217, 277-284, 1994.

13) Zhang X, Ye J, et al : Mol Cell Proteomics 6, 2032-2042, 2007.
14) Mamone G, Picariello G, et al : Proteomics 10, 380-393, 2010.
15) Krenkova J, Lacher NA, et al : Anal Chem 82, 8335-8341, 2010.
16) Ikeguchi Y, Nakamura H : Anal Sci 13, 479-483, 1997.
17) Kuroda I, Shintani Y, et al : Anal Sci 20, 1313-1319, 2004.
18) Sano A, Nakamura H : Anal Sci 20, 565-566, 2004.
19) Pinkse MW, Uitto PM, et al : Anal Chem 76, 3935-3943, 2004.
20) Ishihama Y : J Chromatogr A 1067, 73-83, 2005.
21) Bodenmiller B, Mueller LN, et al : Nat Methods 4, 231-237, 2007.
22) Larsen MR, Thingholm TE, et al : Mol Cell Proteomics 4, 873-886, 2005.
23) Sugiyama N, Masuda T, et al : Mol Cell Proteomics 6, 1103-1109, 2007.
24) Nühse TS, Stensballe A, et al : Mol Cell Proteomics 2, 1234-1243, 2003.
25) Kweon HK, Håkansson K : Anal Chem 78, 1743-1749, 2006.
26) Wolschin F, Wienkoop S, et al : Proteomics 5, 4389-4397, 2005.
27) Ficarro SB, Parikh JR, et al : Anal Chem 80, 4606-4613, 2008.
28) Leitner A, Sturm M, et al : Anal Chim Acta 638, 51-57, 2009.
29) Rivera JG, Choi YS, et al : Analyst 134, 31-33, 2009.
30) Qi D, Lu J, et al : J Chromatogr A 1216, 5533-5539, 2009.
31) Simon ES, Young M, et al : Anal Biochem 377, 234-242, 2008.
32) Kyono Y, Sugiyama N, et al : J Proteome Res 7, 4585-4593, 2008.
33) Rappsilber J, Mann M, et al : Nat Protoc 2, 1896-1906, 2007.
34) Thingholm TE, Jørgensen TJ, et al : Nat Protoc 1, 1929-1935, 2006.
35) Pinkse MW, Mohammed S, et al : J Proteome Res 7, 687-697, 2008.
36) Imami K, Sugiyama N, et al : Anal Sci 24, 161-166, 2008.
37) Mohammed S, Kraiczek K, et al : J Proteome Res 7, 1565-1571, 2008.
38) Hunter T, Sefton BM : Proc Natl Acad Sci USA 77, 1311-1315, 1980.
39) Pandey A, Podtelejnikov AV, et al : Proc Natl Acad Sci USA 97, 179-184, 2000.
40) Rush J, Moritz A, et al : Nat Biotechnol 23, 94-101, 2005.
41) Rikova K, Guo A, et al : Cell 131, 1190-1203, 2007.
42) Kettenbach AN, Gerber SA : Anal Chem 83, 7635-7644, 2011.
43) Sharma K, D'Souza RC, et al : Cell Rep 8, 1583-1594, 2014.
44) Beausoleil SA, Jedrychowski M, et al : Proc Natl Acad Sci USA 101, 12130-12135, 2004.
45) Hennrich ML, van den Toorn HW, et al : Anal Chem 84, 1804-1808, 2012.
46) Gauci S, Helbig AO, et al : Anal Chem 81, 4493-4501, 2009.
47) Alpert AJ : J Chromatogr 499, 177-196, 1990.
48) McNulty DE, Annan RS : Mol Cell Proteomics 7, 971-980, 2008.
49) Alpert AJ : Anal Chem 80, 62-76, 2008.
50) Gan CS, Guo T, et al : J Proteome Res 7, 4869-4877, 2008.
51) Thingholm TE, Jensen ON, et al : Mol Cell Proteomics 7, 661-671, 2008.
52) Ye J, Zhang X, et al : J Proteome Res 9, 3561-3573, 2010.
53) Masuda T, Sugiyama N, et al : Anal Chem 83, 7698-7703, 2011.
54) Dephoure N, Gygi SP : Methods 54, 379-386, 2011.
55) Iwasaki M, Sugiyama N, et al : J Chromatogr A 1228, 292-297, 2012.
56) Nagaraj N, Kulak NA, et al : Mol Cell Proteomics 11, M111.013722, 2012.
57) UniProt Consortium : Nucleic Acids Res 40, D71-75, 2012.
58) Hornbeck PV, Kornhauser JM, et al : Nucleic Acids Res 40, D261-270, 2012.
59) Dinkel H, Chica C, et al : Nucleic Acids Res 39, D261-267, 2011.
60) Gnad F, Gunawardena J, et al : Nucleic Acids Res 39, D253-260, 2011.
61) Keshava Prasad TS, Goel R, et al : Nucleic Acids Res 37, D767-772, 2009.
62) Miller ML, Jensen LJ, et al : Sci Signal 1, ra2, 2008.
63) Obenauer JC, Cantley LC, et al : Nucleic Acids Res 31, 3635-3641, 2003.
64) Wong YH, Lee TY, et al : Nucleic Acids Res 35, W588-594, 2007.
65) Xue Y, Ren J, et al : Mol Cell Proteomics 7, 1598-1608, 2008.
66) Blom N, Sicheritz-Pontén T, et al : Proteomics 4, 1633-1649, 2004.
67) Ellis JJ, Kobe B : PLoS One 6, e21169, 2011.
68) Linding R, Jensen LJ, et al : Cell 129, 1415-1426, 2007.
69) Schwartz D, Gygi SP : Nat Biotechnol 23, 1391-1398, 2005.
70) de Castro E, Sigrist CJ, et al : Nucleic Acids Res 34, W362-365, 2006.
71) Michalski A, Cox J, et al : J Proteome Res 10, 1785-1793, 2011.
72) Tsai CF, Wang YT, et al : Nat Commun 6, 6622, 2015.

石濱　泰
1990 年　京都大学工学部工業化学科卒業
1992 年　同大学院工学研究科修士課程修了
　　　　エーザイ株式会社
1998 年　京都大学より博士（薬学）
2006 年　慶應義塾大学先端生命科学研究所特別研究
　　　　准教授
2010 年　京都大学大学院薬学研究科教授

第1章 オミックス解析技術

1．最近のオミックス解析技術の進歩
5）メタボローム

平田祐一・小林　隆・西海　信・東　　健・吉田　優

近年，生体を構成するDNA，RNA，タンパク質，低分子代謝産物などの物質を網羅的に解析するオミックス解析が進歩している．なかでも，低分子代謝産物を解析するメタボロミクスは最も新しいオミックス解析の1つである．代謝産物を解析することで生体内の代謝プロファイルを把握することは，生体の状況を把握することにつながる．特に，これを疾患に当てはめることで病態解析の解明やバイオマーカーの発見につながる可能性があり，近年，様々な研究がなされている．本稿では，リスク評価，早期診断，治療効果・予後予測を可能とするバイオマーカーの探索を目的としたメタボロミクス研究に関する最近の動向について紹介する．

はじめに

近年，生体を構成するDNA，RNA，タンパク質，低分子代謝産物などの分子を網羅的に解析する，いわゆるオミックス解析が急速に進歩している．解析対象の種類によって，DNAの解析はゲノミクス，メッセンジャーRNAの解析はトランスクリプトミクス，タンパク質の解析はプロテオミクス，代謝産物の解析はメタボロミクス[用解1]と呼ばれる．低分子代謝産物（メタボローム[用解2]）は，「DNA→RNA→タンパク質」というセントラルドグマの下流に位置し，生体反応の中間産物または最終産物であり，上流に位置するDNAやRNA，タンパク質より表現型（病態）に近いため，その変動は生体の環境応答や適応変化などを最も鋭敏に反映していると考えられている（図❶）．また解析対象となるメタボロームは，ヒトなどの哺乳類では2500〜8000種類存在するとされており，他のオミックス解析と比較して，その数は少ない（ゲノム：約22,000種類，タンパク質：約1,000,000種類）．近年の質量分析技術の進歩やデータベースの充実，バイオインフォマティクスの発展により，網羅的ノンターゲット代謝産物解析や数百種類の代謝産物を対象としたワイドターゲット代謝産物解析が可能となってきた[1)2)]．メタボロームの多くは代謝産物それぞれに対して既知の知見が蓄積していることから，従来の生化学的知見を用いて結果の解釈を行うことが可能であることや，代謝産物には動物種特異性がないことなどが利点として挙げられる．そのためメタボローム解析は，生物の代謝産物を解析する以外にも，食品中の成分を解析することによるより良い機能性食品の開発，薬物投与後の影響を調査することによる創薬の開発，血漿などの体液を調べることで疾患のバイオマーカー[用解3]物質の探索など，様々な分野で利用されている．本稿では，メ

---

key words

メタボロミクス，メタボローム解析，代謝産物，バイオマーカー，がん，質量分析，ガスクロマトグラフィー，液体クロマトグラフィー，キャピラリー電気泳動

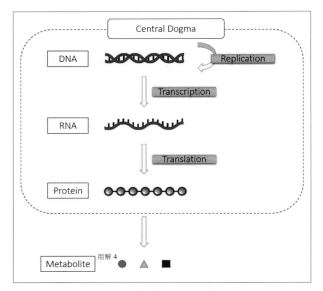

図❶ セントラルドグマと代謝産物の関係

タボローム解析の概要とともに，メタボローム解析の医学への応用，特にがんにおけるリスク評価，早期診断や治療効果・予後予測に関する最近の研究動向について概説する。

Ⅰ．メタボローム解析について

メタボローム解析は，代謝産物を網羅的に解析する技術であるが，これらの代謝産物の物理的・化学的性質が多岐にわたっているため，単独の測定法ですべての代謝産物を幅広く分析することは不可能である。そのため，比較的性質の似ている化合物群に対して，ガスクロマトグラフィー質量分析（gas chromatography-mass spectrometry：GC/MS），液体クロマトグラフィー質量分析（liquid chromatography-mass spectrometry：LC/MS），キャピラリー電気泳動質量分析（capillary electrophoresis-mass spectrometry：CE/MS），核磁気共鳴分析（nuclear magnetic resonance：NMR）などの測定法を使い分けて分析している。GC/MSとは，試料から化合物を気化させて分離するガスクロマトグラフィーと，高感度かつ高選択検出器である質量分析計を連結した装置を用いて行う分析法のことをいう。LC/MS，CE/MSはそれぞれ，液体クロマトグラフィー，キャピラリー電気泳動と質量分析計を連結したものである。GC/MSは多くの技術的知見やデータベースが既に蓄積されており，分析機器の再現性や汎用性に優れている。特に，低分子有機酸や芳香族化合物のような揮発性物質の測定には適している。しかし不揮発性物質を測定する場合には，分析に適した特徴を付加するために誘導体化という前処理を加える必要があり，定量性に問題が生じることがあるのが短所である。それに対してLC/MSやCE/MSは基本的には誘導体化の必要がなく，中性物質あるいはイオン性物質それぞれの解析に適している。NMRは前処置が容易であり，ハイスループットな解析には適しているものの，その感度は質量分析より悪く，検出できる代謝産物が少ない。これらの特徴を踏まえ，測定対象とする代謝産物によって使い分けが行われ，医学研究分野を含めた様々な研究分野で広く用いられるようになってきている。

Ⅱ．医学におけるメタボローム解析

医学研究分野において，メタボローム解析は各種疾患の代謝・病態の解明，創薬における標的酵素の探索，各種バイオマーカーの探索において広く利用されているが，特に生体内に存在する代謝産物を網羅的に解析することで，特定の疾患で特異的に変動するバイオマーカーを探索する研究が圧倒的に多い。分析対象となる検体は，病変から採取された組織以外に，採取の簡便性から，血液，尿，便，唾液など多岐にわたる。分析対象の疾患としては，糖尿病などの代謝性疾患やうつ病などの精神疾患，慢性疲労症候群などにおいても診断を目的としたバイオマーカー探索が行われているが，やはりがんに関連した疾患特異的なバイオマーカー探索についての研究が大半である。そこで，リスク評価，早期診断，治療効果・予後予測を可能とするバイオマーカー研究に関する最近の動向を紹介する。

1．リスク評価

がん発症の要因は，主に遺伝的要因と環境的要因に分けられる。メタボロームは遺伝子発現，エ

ネルギー産生，タンパク質の同化・異化といった一連の代謝とシグナル伝達の過程を反映するとともに，環境的要因による代謝修飾も反映することから，ゲノム解析と組み合わせた多層オミックス研究を用いれば，遺伝的要因と環境的要因の相互作用によって生じる疾患のシステムとしての理解が可能となるかもしれない。環境的要因を評価するための様々な研究の中で採用される手法の1つとして観察疫学研究があり，その観察疫学研究にはコホート研究と症例対照研究がある。コホート研究は対象者を要因（曝露）の有無に分けて追跡し，疾患などの罹患率といったアウトカムの発生を比較する研究デザインである。対象者を疾患の有無で分けて過去に遡って要因の有無を調べて比較する症例対照研究と比較すると，その特徴はわかりやすい。観察期間が長期にわたり，その間の追跡率を高く保つ必要性があるといった時間や手間の問題は大きいものの，疾患発生前の情報を収集することができることから，結果に偏りが入り込みにくいという大きな利点がある。とりわけ予防医学的観点で，健康な状態や通常の検査では検出されない段階の検体を用いて代謝プロファイリングを行うことのできるコホート研究の優位性が高い。

　過去にメタボロミクスを用いたコホート研究に関する報告が散見されるが，糖尿病に関連するものが多く[3]，がんに関連するものは現時点では少ない[4]。European Prospective Investigation of Cancer and Nutrition（EPIC）における乳がんと胃がんに関する2つのコホート内症例対照研究では，測定された22個の化合物のうち，いくつかの血漿リン脂質脂肪酸への曝露が，乳がんまたは胃がんのリスクと関連していることが明らかとなった[5) 6)]。これは，異なる食餌または脂肪酸の代謝の差のいずれかが，これらのがんのリスクに影響を及ぼしている可能性を示唆している。その他にも前立腺がんに関する研究[7]もみられるなど，メタボローム解析を用いることで，疾患や危険因子の発生・進展機序に基づいたバイオマーカーの発見や代謝プロファイリングに基づくリスク予測の成果につながる事例が報告されている。

また，メタボローム解析を用いた前向きコホート研究も開始されており，個別化された予防医療や健康増進あるいは重症化予防の実現に向け，本研究領域の更なる発展が期待される。

2. 早期診断

　現在，各種のがんにおいて日常診療で用いられている腫瘍マーカーの多くは，早期の病期における感度が低く，内視鏡検査やCTなどの画像診断は費用対効果の問題や身体への侵襲性の問題からスクリーニング法としては有用でないことが指摘されている。そのため，より簡便な方法を用いたスクリーニング法の開発が望まれ，ゲノム解析やトランスクリプトーム解析，プロテオーム解析によるバイオマーカー探索がこれまで数多く行われてきた。しかしオミックス解析のうち，ゲノム解析やトランスクリプトーム解析，プロテオーム解析は，検査目的で日常診療において用いられる血液や尿中に十分に検出されないことから，疾患の早期発見・病気の進行度の判定・手術予後の判定を目的とするバイオマーカーとしては，当初，期待していたほどの成果が出ていない。このことから，血液・尿中に検出される代謝産物の量の変動を分析するほうが診断を目的とするバイオマーカーの発見に結びつきやすいという考え方が浸透してきており，酵素の働きにより産生される代謝産物を網羅的に分析するメタボローム解析を併せて行うことが重要である。過去には，口腔がん[8)9)]，食道がん[10) 11)]，胃がん[11]，大腸がん[12) 13)]，膵がん[14]，膀胱がん[15]，前立腺がん[16]などに関する報告がなされているが，今回，早期発見が困難で，平均生存期間が6ヵ月未満，診断後の5年生存率が6％[17]と報告され，数ある固形がんの中で最も予後の悪い膵がんに関するメタボローム解析研究について紹介する。

　Kobayashiらの報告[14]では，膵がん患者85例，慢性膵炎患者23例，健常者83例を対象として，GC/MSによる血清メタボローム解析が行われた。国際対がん連合（Union for International Cancer Control：UICC）分類に基づく膵がんの病期は，Stage 0が2例，ⅠAが3例，ⅠBが3例，ⅡAが5例，ⅡBが5例，Ⅲが26例，Ⅳが41例であっ

た。膵がん患者と健常者は学習セットもしくは検証セットに無作為に割り振られた。慢性膵炎患者はすべて検証セットに当てられた。学習セット解析において膵がん患者と健常者の血清代謝産物を比較検討したうえで，ステップワイズ法を用いて，1,5-アンヒドロ-D-グルシトール，ヒスチジン，イノシトール，キシリトールの4つの代謝産物を選択し，多重ロジスティック回帰分析により膵がん予測式を構築した。予測式の receiver operating characteristic curve（ROC 曲線）の area under the curve（AUC）は 0.93 であり，感度 86.0％，特異度 88.1％であった。続いて検証セットにおいて，慢性膵炎患者を含む学習セットとは異なる集団において，その予測式が適切であるか検証された。その結果，AUC は 0.76 で，感度 71.4％，特異度 78.1％であった。また検証セットにおける，切除可能と考えられる UICC Stage 0～ⅡB の膵がんに限定した感度は，予測式，CA19-9，CEA でそれぞれ，77.8％，55.6％，44.4％であった。一方，慢性膵炎患者に対する偽陽性率は，予測式，CA19-9，CEA でそれぞれ，17.4％，30.4％，43.5％であった。現状では発見困難とされる切除可能な膵がん患者に対しても感度が高い予測式の作成に成功し，かつ膵がんのハイリスク疾患であるにもかかわらず鑑別が困難な慢性膵炎患者における偽陽性率は低く抑えることが可能であった。この結果は，メタボローム解析が膵がんの診断における課題を克服し，患者の予後改善に寄与する可能性を示唆するものである。今後さらにサンプル数を増やし，多施設によるバイアスを排除した大規模な検討を行うことで，再現性を検証する必要がある。

3. 治療効果・予後予測

がんに対する抗がん剤などの治療効果に対する予測や，がんの予後予測に関する研究も，近年，徐々に報告が増えつつある。Sasada らの LC/MS/MS を用いた報告[18]では，フルオロウラシル（5-FU）を用いて治療をされた胃がん細胞で，プロリンが減少し，一方でグルタミン酸が増加することが示された。5-FU に対して耐性のある細胞では，プロリンとグルタミン酸はほとんど影響を受けなかった。5-FU がプロリンをグルタミン酸に変換するプロリンデヒドロゲナーゼの活性を刺激している可能性が示唆された。加えて，上記の経路の間にプロリンデヒドロゲナーゼによって産生される活性酸素が 5-FU による加療後に上昇しており，細胞死との関連が示唆された。また Wang ら[19]は，high performance liquid chromatography mass spectrometry（HPLC/MS）を用いて，1-acyl lysophosphatidylcholine の加水分解産物が，胃がん細胞の化学療法感受性のインジケーターである可能性を見出している。Backshall ら[20]は，^{1}H-NMR を用いて，5-FU の経口プロドラッグであるカペシタビンの毒性が脂質代謝と有意に相関があることを示した。これらの結果は，いくつかの代謝産物が，化学療法の個別化をデザインするための，化学療法に対する感受性の予測に用いることができる可能性を示している。

予後予測に関しては，食道がん[21]，大腸がん[22]，肝細胞がん[23]，膀胱がん[24]，前立腺がん[25]，乳がん[26]など，様々な種類のがんに対する報告が近年増加しており，リンパ節転移や再発の予測，生存率の予測など多岐にわたっている。Jin ら[21]は，術前化学療法や放射線治療を受けていない臨床的にリンパ節転移が証明されていない食道がん患者 40 例，リンパ節転移を有する食道がん患者 40 例，健常者 30 例を対象として，血清を用いて GC/MS で解析を行った。その結果，食道がんの病期の進行に伴って増加または低下傾向を示す 15 個の代謝産物を同定した。さらにステップワイズ法を用いて，バリン，GABA，ピロール-2-カルボン酸の3つの代謝産物を選択し，多重ロジスティック回帰分析により予測式を構築し，その ROC 曲線の AUC は 0.964（感度 90％，特異度 96.67％）であった。Ye ら[23]は，肝細胞がん患者 19 例の術前・術後における尿を用いて，gas chromatography time-of-flight mass spectrometry（GC-TOF/MS）による解析を行い，エタノールアミン，乳酸，アコニット酸，フェニルアラニン，リボースの5つの代謝産物が，肝細胞がんの再発例と非再発例を分離することができるバイオマーカーである可能性を示している。これらの報告の

多くはサンプル数が少なく，今後さらにサンプル数を増やし大規模な検討を行うことで再現性を検証する必要がある。

おわりに

本稿では，メタボロミクスを用いたがんバイオマーカー研究について，リスク評価，早期診断，治療効果・予後予測を中心に，最近の動向を紹介した。メタボロミクスは，がんを含む様々な疾患を対象とすることができ，血液や尿などの多種多様な検体を用いて応用が可能である。これらの結果を基にして，さらに大規模な検証を行うことで，疾患予防，早期診断，個別化された治療などの発展につながり，ひいては生命予後の改善が期待される。

用語解説

1. **メタボロミクス**：細胞の活動によって生じる特異的な分子を網羅的に解析すること。メタボローム解析ともいう。
2. **メタボローム**：代謝によって産生された代謝中間体や代謝産物の総体。
3. **バイオマーカー**：ある特定の疾患や生物学的変化を特徴づける生物学的指標。
4. **メタボライト**：代謝経路を構成する中間体または最終産物。

参考文献

1) Psychogios N, Hau DD, et al : PLoS One 6, e16957, 2011.
2) Ogura T, Bamba T, et al : J Chromatogr A 1301, 73-79, 2013.
3) Martin E, Gonzalez-Horta C, et al : Toxicol Sci 144, 338-346, 2015.
4) Wild CP, Scalbert A, et al : Environ Mol Mutagen 54, 480-499, 2013.
5) Chajes V, Thiebaut ACM, et al : Am J Epidemiol 167, 1312-1320, 2008.
6) Chajes V, Jenab M, et al : Am J Clin Nutr 94, 1304-1313, 2011.
7) Mondul AM, Moore SC, et al : Metabolomics 10, 1036-1041, 2014.
8) Wei J, Xie G, et al : Int J Cancer 129, 2207-2217, 2011.
9) Kimoto A, Nishiumi S, et al : Head Neck Oncol 5, 40, 2013.
10) Davis VW, Schiller DE, et al : World J Surg Oncol 10, 271, 2012.
11) Ikeda A, Nishiumi S, et al : Biomed Chromatogr 26, 548-558, 2012.
12) Qiu Y, Cai G, et al : J Proteome Res 9, 1627-1634, 2010.
13) Nishiumi S, Kobayashi T, et al : PLoS One 7, e40459, 2012.
14) Kobayashi T, Nishiumi S, et al : Cancer Epidemiol Biomarkers Prev 22, 571-579, 2013.
15) Shen C, Sun Z, et al : OMICS 19, 1-11, 2015.
16) 川上　理：泌尿器外科 22, 1245-1249, 2009.
17) Zhang G, He P, et al : Clin Cancer Res 19, 4983-4993, 2013.
18) Sasada S, Miyata Y, et al : Oncol Rep 29, 925-931, 2013.
19) Wang X, Yan SK, et al : Int J Cancer 127, 2841-2850, 2010.
20) Backshall A, Sharma R, et al : Clin Cancer Res 17, 3019-3028, 2011.
21) Jin H, Qiao F, et al : J Proteome Res 13, 4091-4103, 2014.
22) Qiu Y, Cai G, et al : Clin Cancer Res 20, 2136-2146, 2014.
23) Ye G, Zhu B, et al : J Proteome Res 11, 4361-4372, 2012.
24) Jin X, Yun SJ, et al : Oncotarget 5, 1635-1645, 2014.
25) Jung K, Reszka R, et al : Int J Cancer 133, 2914-2924, 2013.
26) Cao MD, Sitter B, et al : NMR Biomed 25, 369-378, 2012.

参考ホームページ

・神戸大学大学院医学研究科病因病態解析学（疾患メタボロミクス）分野
　http://www.med.kobe-u.ac.jp/metabo/index.html

吉田　優

1992 年　神戸大学医学部医学科卒業
2000 年　京都大学大学院医学研究科博士課程修了，医学博士
2001 年　Brigham & Women's Hospital & Harvard Medical School，リサーチフェロー
2004 年　同インストラクター
2005 年　神戸大学大学院医学研究科消化器内科学分野助教
2008 年　同特命准教授
2010 年　同准教授，病因病態解析学分野長

第1章 オミックス解析技術

1．最近のオミックス解析技術の進歩
6）糖鎖解析技術の進歩で実現される糖鎖情報の解読と病態理解

池原　譲

　糖鎖構造の解析は，質量分析器の進歩が推進してきた．このことにより，均一に見える培養細胞などの細胞集団にも，多様な糖鎖構造が存在することが明らかとなっている．質量分析器の進歩で読み解かれる糖鎖構造の多様性とその変化は，腫瘍などの疾患の発症と進展，疾患に随伴する病態の成り立ちに関連づけられてゆくことと思う．本稿では，このような視点に立ち糖鎖解析技術の進歩で実現されるバイオマーカー研究を考察する．

はじめに

　核酸やアミノ酸ポリマーの配列情報が解読されることによって，遺伝子やタンパクの担う生命機能は明らかにされてきた．pathogenesis[用解1]の視点に立つと，DNAポリマーの多様性（genome）についての解読は生体に存在する多種類のタンパク質の生産やその調節制御機構の異常と疾患の関係を明らかにしてきたし，アミノ酸ポリマーの多様性（proteome）についての解読は増殖や分化を規定する機能とその調節制御の異常を明らかにしてきたと言える．このような進歩により，かつては概念的であったがんの病態病理の輪郭がクリアにされてきたと思う．

　ゲノミクスやプロテオミクス研究より遅れて，糖鎖の多様性（グライコーム），そしてタンパクに付加した糖ポリマーの多様性（グライコプロテオーム）の解読研究はスタートした（図❶）．現在までのところ，糖鎖に関するオミックス研究が明らかにする生命機能にどのようなものであるかについて，十分なコンセンサスが得られているとは言い難い．しかしながら，発がんリスクの評価，がんの早期発見，治療効果・予後予測を可能とするなどの成果を蓄積しつつあることを鑑みると，糖鎖に関係したオミックス研究は，pathogenesisについての理解を加速することと思う．具体的な予想図として筆者は，がんの発生と進展における病態のスナップショットが動画のごとくなり，菅野晴夫癌研所長の提唱された「ヒトがんの自然史」の輪郭が浮かび上がるのではなかろうかと考えている．

I．グライコーム・グライコプロテオーム研究で読み解く糖鎖の多様性

1．糖鎖の多様性

　グライコームやグライコプロテオミクス研究の

---

key words

pathogenesis, グライコーム, グライコプロテオーム, 発がんリスクの評価, ヒトがんの自然史, 糖転移酵素, レギュラトリーサイエンス, レクチンアレイ解析, IGOT処理, cell-of-origin for cancer

6）糖鎖解析技術の進歩で実現される糖鎖情報の解読と病態理解

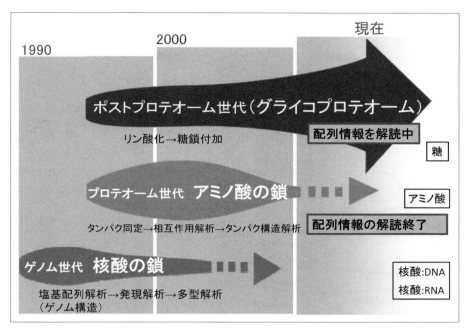

図❶ 糖鎖研究につながるオミックス研究の流れ

原則は，糖鎖構造の決定である．糖鎖合成では，約200種類の糖鎖生合成関連遺伝子（糖転移酵素，硫酸転移酵素やそれらの基質トランスポーターなど）が関与していると考えられており，糖転移酵素が糖付加反応を担う．糖転移酵素は，小胞体（ER）もしくはゴルジ装置の決まったポジションに配置して，糖ヌクレオチド供与体から糖を抜き取って受容体基質へ付加する連続的な反応を担っている．

糖鎖の多様性は，糖鎖生合成関連遺伝子の特性，そしてその基質特異性に起因する．糖転移酵素の基質特異性は，付加反応で利用される糖ヌクレオチド供与体，触媒反応により結びつけられる炭素鎖の位置とその結合様式，受容体基質により規定されるが，受容体基質の構造選択性が広いこともあり，状況に応じて複数の構造を作ってしまう．すなわち，糖鎖に多様性が生じる理由の1つは，それぞれの酵素が受容体基質となる糖鎖構造を広いスペクトラムで担当する結果と言えるのである．

糖鎖に多様性が生じるもう1つの理由は，糖転移酵素の細胞内局在が緩いことであり，状況によってその局在が変化することにある．細胞生物学的なイベントや各種病態は，糖転移酵素遺伝子の細胞内局在を変化させる．これにより，基質に対する競合状況が変化し，合成される糖鎖構造のバリエーションとその比率は変化する（図❷）．結果，各種の器官・臓器に生じる腫瘍や，発生・分化・増殖・老化・委縮・変性・壊死・化生・過形成などの病態は，血液中に分泌された糖タンパク質の糖鎖構造に反映されると考えられるのである．ゆえに筆者は，グライコームやグライコプロテオミクス研究の進展は，血液検査で上記病態の存在を検出し，その評価を可能にすると期待している．

2．不均一な糖鎖構造

1種類のタンパク質上に存在する糖鎖構造は多様であるということを説明するのに，不均一という言葉がしばしば用いられる．例えば，「1本のN型糖鎖をもつ糖タンパク質であるα-フェトプロテイン（AFP）の糖鎖構造は，不均一である」などである．実際，Huh7やHepG2のようながん細胞株であっても，その培養液中に産生するAFPのN型糖鎖は多様である[1,2]．このほか，

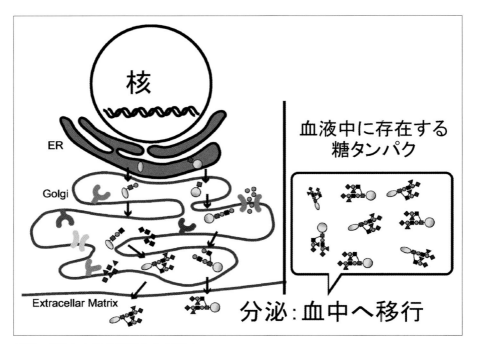

図❷ 細胞における糖鎖合成の概要

不均一という言葉を使って表現される糖鎖構造の多様性には，糖転移反応の際に生じるアセチル化や硫酸化，メチル化と呼ばれる置換が含まれているが，これらは現在の糖鎖解析技術でも識別が難しい。

肝細胞がんの腫瘍マーカーとして有効性の高いAFP-L3分画（lens culinaris agglutinin 結合分画）に捕集されたAFPであっても，糖鎖構造の異なる数種類のAFPが存在しており，均一ではない[2]。抗体医薬などの製品もまた糖鎖構造の異なる分子が混在しており，不均一である。抗体医薬の製造で用いられる培養細胞は，同じ系譜の細胞分化のそろった細胞集団であるが，抗体に付加した糖鎖構造は実に多様である。これを均一にするため，カイコを用いたタンパク産生技術が有効であるとする報告もなされている[3]。均一にすることの必要性を説く議論は，レギュラトリーサイエンスの視点に立つものがほとんどで，生物学的・医学的な原理原則に照らした必要性が曖昧であることが多いように思う。

Ⅱ．糖鎖の多様性を検索する技術

1．俯瞰的な糖鎖変化の検出と解析

がんの発生と進展に関連して生じる糖鎖構造の変化を俯瞰的に捉えるには，レクチンアレイ解析が適している。レクチンアレイ解析では，可能なかぎりがんとその元になる細胞（cell-of-origin for cancer：COC）をそれぞれ精度よく分取することが望ましい。がんでは腫瘍間質を構成する細胞や浸潤してきている炎症細胞，COCの分取では分化の異なる非腫瘍細胞の混入が，レクチンアレイ解析におけるノイズの原因となる。このため，フローサイトメーターやマイクロダイセクトを行って，組織・細胞を分取するステップが必要となっている。なお，マイクロダイセクトで取得したサンプルは，レクチンアレイを用いて糖鎖変化を検索したり，探索したバイオマーカーの評価を行うには十分な量である[4)-6]。

糖鎖修飾に変化があると思われる標的タンパクが絞り込めていれば，標的タンパクの糖鎖修飾の違いをレクチンアレイ解析で明確にすることがで

きる。アレイ上にスポットされたレクチンが，特異的抗体で免疫沈降して回収した糖タンパク質の糖鎖を認識してキャッチするので，各スポットにキャッチされたタンパクの定量を通じて糖鎖修飾の違いを判別できるからである。従来の方法では，特異的抗体で免疫沈降したサンプルについてN-glycanase処理を組み合わせてSDS-PAGEを行い，その移動度（分子量）の差（変化）を示すことで，糖鎖修飾の変化を検出していた。従来法では，還元末端に生じた構造変化の検出評価や定量的に糖鎖修飾の変化を示すことは難しかったが，レクチンマイクロアレイはこの点でも使いやすい技術となっている。

われわれがよく使うGlycoTechnica社のレクチンアレイの課題は，アレイ自体が高価であることと，アレイの読み取りにエバネッセント波励起蛍光検出の原理を備えた専用のスキャナを使用する必要があることである。レクチンアレイに搭載された45種類のレクチンの中には糖鎖との相互作用が弱いものが含まれているため，エバネッセント波励起蛍光検出でなければ捉えられないからである。しかし，レクチンアレイ解析後に免疫染色やレクチンブロット解析を行う筆者のような病理学者にとってはオーバースペックであり，40種類のレクチンを搭載したRay Biotech社のレクチンアレイで十分に目的を達せられると考えている。

2. 糖鎖構造の変化したタンパクと，糖付加部位の同定

糖鎖構造の変化した糖タンパクの同定を行うには，糖タンパク質あるいは糖ペプチドを選択的に捕集してIGOT処理[用解2]を行い，LC/MSで分析する方法が適している。IGOT処理とは，安定同位体・酸素-18標識水中で行うPNGase（グリコペプチダーゼ）処理のことで，これによりN型糖鎖は切断されて糖鎖の付加していたAsn残基に^{18}Oが導入されたAspとなるため，Asp^{18}Oを指標にN型糖鎖が切り離されたペプチドを同定できるのである。当該方法は，肝疾患マーカー探索をはじめ，肺がんや卵巣がんマーカー探索に活用され，候補分子の同定に有効であった[5,7,9]。

プロテオーム研究の定量的LC/MSショットガン法やSRM/MRM分析法[10-13]は，糖鎖構造の変化したタンパクや糖付加部位の同定に最適化されているとは言い難い。従来から指摘されているように，衝突誘起解離による断片化を行うエネルギーが，ペプチド結合とグリコシド結合の間であまりにも違いすぎるため，配列解析のシグナルを同時に得るのが難しいからである。加えてこれらの方法では，解析サンプル中のタンパク質濃度の変化を指標にタンパク同定が進むため，レクチンアレイ解析のように糖鎖修飾の変化を指標にタンパク同定が行われるようになっていないことも理由であると思う。

おわりに

過去5年間を振り返ると，糖鎖に関係した有望な腫瘍マーカーがいくつも開発されている。表❶は，産総研・糖鎖センターが開発を行ったものを中心に示した例である[4,5,7-9,14-18]。慢性化した肝炎の進行度を検出・評価できるバイオマーカー開発では，肝細胞がんのリスクが高まった患者を，

表❶ がん予防で利用可能な糖鎖関連バイオマーカー

	開発者	開発年	腫瘍マーカー
膵臓がん	Nie	2014	AAL reactive AACT, THBS1, HPT
子宮がん	Wu	2013	SNA reactive CLUS, LRG1
食道がん	Song	2014	SNA or AAL reactive LRG, F5, A1AT, and ITIH3
	Mayampurath	2014	SNA, AAL reactive vitronectin
乳がん	Tian	2012	SNA reactive versican
肝線維化・肝がん	Kuno	2013	WFA reactive M2BP
	Ocho	2014	WFA reactive CSF1R
卵巣がん	Akita	2012	Anti-STn Ab. reactive CA125
明細胞がん	Sogabe	2014	WFA reactive ceruloplasmin

```
1次予防：疾患発症そのものの予防
  B型肝炎ウイルスワクチン      B型肝炎ウイルス感染の予防
  C型肝炎インターフェロン治療  肝硬変，肝がんへの移行を予防
  パピローマウイルスワクチン    子宮頸部がん発症の予防

1.5次予防・進行（進展）度の評価
ハイリスク群の囲い込み

2次予防：疾患の早期発見
  子宮がん検診（頸部擦過細胞診）  子宮頸部がんの外科治療
  胃がん検診（X線造影）            胃がんの内視鏡治療，外科治療
  乳がん検診（マンモグラフィー）    乳がんの外科治療

3次予防：再発の予防
  卵巣がん，乳がん再発の          手術，放射線療法および化学療法を
  早期発見                        効果的に組み合わせた集学的治療を
                                  サポートする。
```

図❸　疾患バイオマーカーとがん予防

血液検査で囲い込むことが可能になった．これにより，肝細胞がんの芽が出現するリスクの高い患者や，臨床的に顕在化する可能性の高い患者を囲い込むことの重要性が強調できたのではないかと思う．また，同マーカーは，1次予防と2次予防の間に位置する患者を発がんリスクに応じて階層化するものであり，事実「がんの2次予防（早期発見）」を想定して開発されてきた従来の腫瘍マーカー開発とは異なる視点に立つ（**図❸**）．このことはすなわち，糖鎖に関するオミックス研究が，慢性進行性疾患のバイオマーカーを今後実現してゆく可能性を示していると言える[8)14)17)]．

がん化における糖鎖構造変化の研究は，がん細胞とがんの元になる細胞（COC）との比較によって進められてきた．したがってCOCの調製が難しい腫瘍では，腫瘍マーカー開発をうまく進めることができていないものが多い．膵臓がんはその1つであり，COCの調製がカギを握ると考えて進めてきたわれわれのアプローチを今後の展開に替えて紹介する．

われわれは，膵臓上支特異的なCre/loxP遺伝子組換えにより，Rbとp53の活性を阻害できる温度感受性T抗原（tsT抗原）とKrasG12Dを同時に発現させてヒト膵臓がんに生じる増殖制御メカニズムの異常を再現することで，膵臓がんを発症するマウスを作製した[19)]．tsT抗原のみを発現させたマウスより樹立した不死化$CK19^+$細胞と，生じたがん組織より樹立したがん細胞株は，それぞれ3次元培養において正常膵管の構造とがん腺管類似の構造を再現し，がん細胞株は不死化膵管細胞に比べて，ヒト膵臓がんでみられる遺伝子の発現上昇を示した．これらは，がん細胞とCOCの関係にあると結論できると考えている[19)]．

われわれは現在，上記のグライコーム・グライコプロテオーム解析技術を用い，このがん細胞とがんの元になる細胞について糖鎖構造の違いを直接比較し，膵臓がんの腫瘍マーカー開発を進めているところである．

用語解説

1. **pathogenesis**：病因。発症機序，発症原因。
2. **IGOT処理**：isotopecoded glycosylation site-specific tagging 処理。糖鎖付加位置特異的安定同位体標識法。安定同位体・酸素-18 標識水中で行う PNGase（グリコペプチダーゼ）処理。

参考文献

1) Ito H, Kuno A, et al : J Proteome Res 8, 1358-1367, 2009.
2) Nakagawa T, Miyoshi E, et al : J Proteome Res 7, 2222-2233, 2008.
3) Kurogochi M, Mori M, et al : PloS One 10, e0132848, 2015.
4) Matsuda A, Kuno A, et al : Hepatology 52, 174-182, 2010.
5) Hirao Y, Matsuzaki H, et al : J Proteome Res 13, 4705-4716, 2014.
6) Yamashita K, Kuno A, et al : Gastric Cancer, DOI 10.1007/S10120-015-0491-2, 2015.
7) Kaji H, Ocho M, et al : J Proteome Res 12, 2630-2640, 2013.
8) Ocho M, Togayachi A, et al : J Proteome Res 13, 1428-1437, 2014.
9) Sogabe M, Nozaki H, et al : J Proteome Res 13, 1624-1635, 2014.
10) Picotti P, Rinner O, et al : Nat Methods 7, 43-46, 2010.
11) Ross PL, Huang YN, et al : Mol Cell Proteomics 3, 1154-1169, 2004.
12) Gygi SP, Rist B, et al : Nat Biotechnol 17, 994-999, 1999.
13) Addona TA, Abbatiello SE, et al : Nat Biotechnol 27, 633-641, 2009.
14) Kuno A, Ikehara Y, et al : Clin Chem 57, 48-56, 2011.
15) Du D, Zhu X, et al : Clin Chim Acta 413, 1796-1799, 2012.
16) Ito K, Kuno A, et al : Hepatology 56, 1448-1456, 2012.
17) Kuno A, Ikehara Y, et al : Sci Rep 3, 1065, 2013.
18) Matsuda A, Kuno A, et al : J Proteomics 85, 1-11, 2013.
19) Yamaguchi T, Ikehara S, et al : J Pathol 234, 228-238, 2014.

池原　譲

1994 年	滋賀医科大学医学部医学科卒業
1998 年	同医学部大学院医学研究科（発生・分化・増殖系）修了（医学博士）
	愛知県がんセンター研究所病理学第一部（現，腫瘍病理学部）研究員
2001 年	米国スクリプス研究所 Dept.of Mol. Exp. Med. 留学
2003 年	愛知県がんセンター研究所腫瘍病理学部研究員（復職）
2005 年	同主任研究員
2006 年	産業技術総合研究所糖鎖医工学研究センター主任研究員
2008 年	同研究チーム長
2012 年	産業技術総合研究所エネルギー技術研究部門・先進プラズマ研究グループ主任研究員（兼務）
2015 年	同創薬基盤研究部門・上級主任研究員，電子光技術研究部門・上級主任研究員（兼務）

第1章　オミックス解析技術

1．最近のオミックス解析技術の進歩
7）疾患診断のための化合物アレイの活用

河村達郎・近藤恭光・長田裕之

　われわれは，理研天然化合物バンクの約3万種類の化合物を光親和型反応により固定化した化合物アレイを開発してきた。さらに，この化合物アレイを活用することで，ヒト，真菌，細菌，ウイルスに由来する様々なタンパク質との相互作用（結合）を検出し，分子機能を理解するためのケミカルバイオロジー研究を展開してきた。もともとはタンパク質のリガンドを取得するための基盤技術として開発した化合物アレイだが，疾患診断のためのバイオマーカー探索ツールとしての可能性も秘めており，実用化に向けた今後の研究の進展が待たれる。

はじめに

　質量分析装置やシークエンサーなどの分析機器の性能向上により，バイオマーカーの探索研究は飛躍的に加速してきた。しかしながら，リスク評価，早期診断，治療効果や予後の予測など様々な観点から，新規バイオマーカーの同定が望まれている疾患はいまだに多い。本稿では，われわれが開発した化合物アレイの特徴と，これを活用してこれまでに行ってきた研究について概説し，最後にバイオマーカー探索のツールとしての化合物アレイの可能性と今後の研究の展望について述べたい。

I．光親和型反応を用いた化合物アレイの開発

　「数万規模の化合物ライブラリーの中から目的の生理活性を有する化合物を無駄なくハイスループットに探せないか？」という技術的課題に応えるべく開発したプラットフォームが化合物アレイ[用解1]である。われわれの開発した化合物アレイは1枚あたり3456種類の化合物をそれぞれ2ヵ所ずつ，リンカーを介して高密度に固定化したガラス基板であり，これに蛍光物質などで標識した解析対象タンパク質を処理することにより結合する化合物（リガンド）を簡便に見出すことができる[1]。

　化合物アレイを開発するうえで最も大きな技術的障壁の1つが，ガラス基板への化合物の固定化法であった。DNAマイクロアレイの作製の場合と異なり，化合物はそれぞれ基本骨格や官能基，すなわち物理化学的性質が多様であるため，汎用的な固定化方法を確立するのが困難であった。そのため，チオール基，水酸基，アミノ基などの特定の官能基を介した固定化方法が従来は広く用いられていた。そこでわれわれは，化合物のもつ官能基による制限を受けない固定化法，すなわちジアジリン基を有するリンカーを導入したガラス基

---

key words

化合物アレイ，ケミカルバイオロジー，バイオプローブ，理研天然化合物バンク（RIKEN NPDepo），化合物ライブラリー，ジアジリン，光親和型反応，医薬，農薬，スクリーニング

板上に化合物をスポットし，波長 365 nm の紫外線の照射により生じるカルベンの高反応性を利用して化合物を官能基非依存的に固定化する手法を開発した（図❶）[2)3)]。そして，この光親和型反応を用いることにより，理研天然化合物バンク（RIKEN NPDepo）が収蔵する約 3 万種類の化合物を固定化した化合物アレイを創製した。

II．生理活性物質探索のツールとしての化合物アレイの活用

　生体分子の機能を探るツール（バイオプローブ）の探索，医薬や農薬のシーズの探索など目的は様々であるが，開発した化合物アレイを用いれば解析対象タンパク質（あるいは DNA，脂質など）と結合するリガンドのハイスループットな探索が可能である。化合物アレイを用いたタンパク質のリガンド探索法は，精製タンパク質を用いる手法と細胞抽出液を用いる手法に大別される。前者の手法では，精製した解析対象タンパク質を化合物アレイに処理した後に蛍光標識した抗体を結合させるか（図❷A），あるいはあらかじめ Cy5 などの蛍光物質で標識して化合物アレイに処理することにより（図❷B），蛍光シグナルを指標にしてリガンドを探索する。解析対象タンパク質と直接結合する化合物のみを識別するシンプルな系である。一方，後者の手法では，DsRed などの蛍光タンパク質を融合させた解析対象タンパク質を細胞に過剰発現させ，その細胞抽出液を用いることによりリガンドを探索する（図❷C）。解析対象タンパク質が細胞内で他の分子との複合体を形成する場合には他の分子を介して間接的に結合する化合物もヒット化合物に含まれる可能性があるが，解析対象タンパク質が翻訳後修飾を受けて活性化する場合などには，より生理条件下に近い状態でタンパク質を調製できるという利点がある。

　ここでは化合物アレイを用いてこれまでに遂行した研究の一例を紹介したい。まずは，物理的相互作用を指標にしたスクリーニングという化合物アレイの特徴を利点として最大限に活かしたピリン阻害剤の取得と，これをバイオプローブとして活用してタンパク質の機能を解明したケミカルバイオロジー研究について取り上げる[4)]。一般的に，

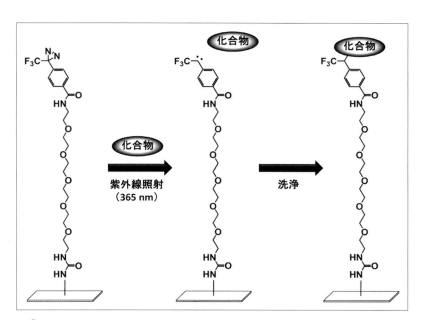

図❶　光親和型反応を用いた化合物アレイの作製法
リンカーのジアジリン基に 365 nm の紫外線を照射して生じるカルベンにより，化合物を官能基非依存的にガラス基板上に固定化する。

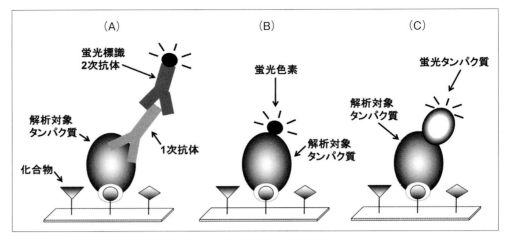

図❷ 化合物アレイ上での化合物とタンパク質の結合の模式図
(A) 蛍光標識抗体による標識，(B) Cy5 などの蛍光色素による標識，あるいは (C) DsRed などの蛍光タンパク質との融合タンパク質として調製することにより，化合物に結合したタンパク質を検出する。

酵素活性を有するタンパク質の阻害剤あるいは賦活剤を取得したい場合には酵素活性を指標とした in vitro のスクリーニング系を構築しやすいが，酵素活性をもたないタンパク質やそもそも機能未知のタンパク質の場合には阻害剤や賦活剤の取得はより困難である。ピリンも核内転写因子である NFI/CTF1 に結合するタンパク質として見出されたものの，生体内での機能についてはほとんど知られていないタンパク質であった。そこでわれわれの研究グループでは化合物アレイを用いてピリンと結合するリガンドのスクリーニングを行い，ヒット化合物として TPhA を見出した。化合物アレイを用いたスクリーニングはあくまでも解析対象タンパク質のリガンドを絞り込むための1次アッセイ系なので，結合の特異性や解析対象タンパク質の機能に与える効果の検証が不可欠である。まずは，化合物アレイ上とは異なり固定化されていない遊離の TPhA がピリンと結合することを等温滴定カロリメトリー（ITC）により確認し，その解離定数 K_d 値が 0.6 μM であることを明らかにした。また，TPhA とピリンの共結晶の X 線結晶構造解析により，TPhA はピリン N 末端側の鉄（Ⅱ）の存在するポケットに鉄原子とともにはまり込むという構造生物学的知見を得た。

さらに，ピリンの発現量の多いメラノーマ細胞株に TPhA を処理して誘導される表現型変化を調べ，siRNA によるノックダウンの効果と比較することにより，ピリンがメラノーマ細胞の遊走を制御することを解明した。

化合物アレイは酵素活性を有するタンパク質の阻害剤や賦活剤の探索にも用いることができ，この場合にはスクリーニング後の検証実験がより容易である。例えば，最近報告したマトリックスメタロプロテアーゼ（MMP）阻害剤などは化合物アレイを活用して取得した酵素阻害剤の良い例である[5]。まずは化合物アレイを用いた1次スクリーニングにより結合する化合物を見出し，その後で in vitro の酵素アッセイにより類似構造化合物も含めた活性評価を行うことで，活性の強さや選択性が優れた阻害剤・賦活剤が得られることもある。

その他にも国内外の多くの研究者との共同研究で，ヒト，真菌，細菌，さらにはウイルス由来の様々なタンパク質の阻害剤を化合物アレイにより取得し，分子機能の理解や創薬シーズの開発に役立ててきた（**表❶**）[4)-14)]。原理的には生物種を問わずすべてのタンパク質のリガンドを開発することが可能なはずであり，化合物アレイを足掛かりとしたタンパク質の機能の理解・制御が今後さら

表❶ 化合物アレイを用いて取得したタンパク質の阻害剤

解析対象タンパク質名 （遺伝子名）	タンパク質の由来	取得した阻害剤	文献番号
Pirin（*PIR*）	ヒト	TPhA	4
Matrix metalloproteinase-9（*MMP9*）	ヒト	isoxazole 化合物	5
Carbonic anhydrase 2（*CA2*）	ヒト	sulfonamide 化合物	6
Transforming acidic coiled-coil-containing protein 3（*TACC3*）	ヒト	spindlactones A, B	7
E3 ubiquitin-protein ligase Mdm2（*MDM2*），Protein Mdmx（*MDMX*）	ヒト	KPYA52218, KPYB00497, KPYB00556	8
Acyl-protein thioesterases 1 and 2（*LYPLA1*, *LYPLA2*）	ヒト	boron 含有化合物	9
Lysophospholipase-like protein 1（*LYPLAL1*）	ヒト	furocoumarin 化合物	10
Trichothecene 3-*O*-acetyltransferase（*TRI101*）	麦類赤カビ病菌	NPD6218 ほか	11
Chaperone protein HtpG（*htpG*）	シアノバクテリア	colistins A, B ほか	12
Nucleoprotein（*NP*）	インフルエンザウイルス	mycalamide A 類縁体	13
Protein Vpr（*vpr*）	HIV-1 ウイルス	SIP-1 ほか	14

2015 年 4 月末時点で誌上掲載決定済の阻害剤のみ記載

Ⅲ．診断における化合物アレイの活用に向けて

　化合物アレイがタンパク質のリガンドを探索するための強力なツールであることをこれまでに述べてきたが，近年はバイオマーカーの探索や細胞の状態のプロファイリングのツールとしても化合物アレイが着目されている．例えば，Kodadek のグループでは，約 15000 種類のペプチド様化合物を固定化した化合物アレイにアルツハイマー病患者の血清サンプルを処理し，結合した免疫グロブリン G（IgG）を蛍光標識 2 次抗体により検出して結合パターンの解析を行った[15]．そして，アルツハイマー病患者の血清中に高レベルに存在する抗体に結合する化合物 3 種類を発見し，これらの化合物に結合した抗体をバイオマーカー候補として同定した．微量しか存在しない抗原の同定を必要とせずに，バイオマーカーとなる抗体を同定できる点で画期的な手法である．また，システインプロテアーゼを標的としたペプチドアルデヒド[16]やリシン脱アセチル化酵素を標的としたヘキサペプチド[17]など，特定のタンパク質群を標的とする標的志向型ライブラリーを固定化した化合物アレイを作製し，これを用いることによる細胞の状態のプロファイリングも行われてきた．これらの先行研究では，いずれも主にペプチドやペプチド様化合物から構成される標的志向型ライブラリーを固定化した化合物アレイが用いられている．

　一方われわれは，多様性志向型ライブラリーを固定化した化合物アレイの診断ツールとしての利用をめざして研究を行っている．すなわち，疾患患者の血液や尿のサンプルを化合物アレイに処理した際の結合パターンを疾患の状態を反映した一種の「バイオマーカー」と考え，健常者由来サンプルとの違いを見分ける試みである．この研究は現在まだ試行錯誤を繰り返しながら可否を探っている最中ではあるが，実現すれば血液や尿中の個々の成分はわからなくても成分の違いすべてを反映した化合物アレイ上の結合パターンから患者と健常者を識別でき，リスク評価，早期診断，治

療効果や予後予測などを行うことが可能になるものと期待している。

おわりに

われわれが確立をめざしている化合物アレイを用いた診断法は，質量分析装置を用いたプロテオミクスやシークエンサーを用いたゲノミクスの手法と比べると感度の点で劣り，実用化に向けて超えなければならない障壁は数多くあるように思える．しかし，従来のプロテオミクスやゲノミクスの手法とは原理が異なるため，他の手法と組み合わせることによって，より早く正確な診断が可能になるかもしれない．化合物アレイを疾患診断のツールとして臨床の現場で活用できる日が1日も早く訪れるよう，今後も研究に励んでいきたい．

用語解説

1. **化合物アレイ（小分子化合物マイクロアレイ）**：化合物をスライドガラスなどの基板上に高密度にスポットして固定化したツール．これにタンパク質などの生体分子を処理すると，化合物との結合をハイスループットに検出することが可能となる．化合物により構造，物理化学的性質が大きく異なるため，作製の際には化合物の固定化方法を工夫する必要がある．

参考文献

1) Osada H：Biosci Biotechnol Biochem 74, 1135-1140, 2010.
2) Kanoh N, Kumashiro S, et al：Angew Chem Int Ed Engl 42, 5584-5587, 2003.
3) Kanoh N, Asami A, et al：Chem Asian J 1, 789-797, 2006.
4) Miyazaki I, Simizu S, et al：Nat Chem Biol 6, 667-673, 2010.
5) Kawatani M, Fukushima Y, et al：Biosci Biotechnol Biochem 79, 1597-1602, 2015.
6) Miyazaki I, Simizu S, et al：Biosci Biotechnol Biochem 72, 2739-2749, 2008.
7) Yao R, Kondoh Y, et al：Oncogene 33, 4242-4252, 2014.
8) Noguchi T, Oishi S, et al：Bioorg Med Chem Lett 23, 3802-3805, 2013.
9) Zimmermann TJ, Bürger M, et al：Chembiochem 14, 115-122, 2013.
10) Bürger M, Zimmermann TJ, et al：J Lipid Res 53, 43-50, 2012.
11) Nakajima Y, Kawamura T, et al：Biosci Biotechnol Biochem 77, 1958-1960, 2013.
12) Minagawa S, Kondoh Y, et al：Biochem J 435, 237-246, 2011.
13) Hagiwara K, Kondoh Y, et al：Biochem Biophys Res Commun 394, 721-727, 2010.
14) Hagiwara K, Murakami T, et al：Biochem Biophys Res Commun 403, 40-45, 2010.
15) Reddy MM, Wilson R, et al：Cell 144, 132-142, 2011.
16) Wu H, Ge J, et al：J Am Chem Soc 133, 1946-1954, 2011.
17) Gurard-Levin ZA, Kilian KA, et al：ACS Chem Biol 5, 863-873, 2010.

参考ホームページ

・理化学研究所環境資源科学研究センターケミカルバイオロジー研究グループ
　http://www.npd.riken.jp/csrs/ja/
・理化学研究所環境資源科学研究センターケミカルバイオロジー研究グループ化合物リソース開発研究ユニット
　http://npd.riken.go.jp/npd/ja/

河村達郎
2005年　慶應義塾大学理工学部生命情報学科卒業
2010年　同大学院理工学研究科博士課程修了
　　　　理化学研究所基礎科学特別研究員

細胞機能の理解と制御をめざしたケミカルバイオロジー研究に従事．

第1章 オミックス解析技術

2．オミックスデータの情報処理
1）オミックスデータのシステム数理情報解析

堀本勝久・福井一彦

　オミックスデータ解析に用いられる数理情報解析手法がほぼ出揃い，それらが実装されたソフトウェアが簡単に入手・実行できる現状において，オミックスデータ解析は数理科学でも情報科学でもなく，医学・薬学・生物学の一部である．解析対象のデータの性質を正確に見極め，設定されたゴールに辿り着くためにどのように解析を実行するかという思考が最も必要とされる．本稿では，オミックスデータを利用した数理情報解析によるバイオマーカー候補および薬剤候補の絞り込みを例に，その思考過程について概説する．

はじめに

　周知のように，遺伝子変異，DNA メチル化，遺伝子発現量（mRNA 量），タンパク質量，代謝産物量など，細胞内分子の網羅的な定量的な測定（多層オミックス）が可能になった．これまで研究対象の分子もしくは関連分子のみに限定された測定では不可能だった細胞内の多数の分子の階層的な情報が得られることで，生命現象に関与する新規な機序やそれに関わる分子の発見を大いに期待させる．

　しかしながら，オミックスデータの利用に関して，その限界と危険性も同時に認識されている．例えば，一般に情報量が多くなれば，一方，雑音も当然多くなる．最近話題のビッグデータと同様に大量な情報が存在する時，それらの中から重要な情報を見分けることは容易ではなく，特別な技術と経験を必要とする．また，これら計測は細胞を破砕して内部の分子を取り出しているので，「生きたまま」の状態の計測ではないので，生物は常に外界との反応や時間に沿った変化をしていることを考えると，計測結果は細胞状態のスナップショットになる．またさらに多層のオミックス計測に際して，計測が同一個体同一条件であることが望まれるが，そのような計測は一般に難しいのが現状である．

　オミックス計測の困難さに比べ，数理解析はデータを入力すれば必ず何らかの計算結果が出力される．現在，通常の数理解析法はオープンソースになっていて，自由に誰でも使える状況である．過去においては，解析法を研究者自ら実装していたが，今や様々なウェブツール，商用ソフトウェア，R 言語に実装されたライブラリー[1]など，計算の中心部分は既に実装されている．ただ，数物系や工学系のソフトウェアの利用と違い，厄介なことがある．数物系では，計測データの背景に

---

key words

バイオマーカー候補，薬剤候補，合理的なプラットフォーム型のマーカー探索，臨床情報，分子刻印，ネットワーク解析，物質ミミック，細胞状態ミミック，Connectivity Map，薬効リプログラミング，デジタル創薬

物理法則が厳然と存するし，工学系では人工的にすべて制御可能な計測データについて解析する場合がほとんどである．一方，生命現象の解析においても原子・分子レベルでは物理法則に従うが，分子レベルから少しでも階層が上がる，例えば細胞レベルなど，ましてや個体レベルでは，よって立つ法則はなく，むしろ法則の発見がテーマになる．このような状況下で数理データ解析の専門家の役割は2つしかない．ある研究課題が与えられた場合，既存手法の中から最適と考えられる解析手法の選択と，既存手法がない場合，特殊な状況に適した解析手法の開発である．

本稿では，オミックスデータからバイオマーカー候補および薬剤候補を絞り込む手法について概説する．既存手法の解説は極力省き，計測データが本来もつ曖昧さの中で，どのように数理解析を実行するかという点に重きを置いて解説する．

I．オミックスデータを利用したマーカー探索

1．前置き

オミックスデータを利用しないマーカー探索は，セレンディピティに依存している．個人の経験や偶然の発見からスタートして，臨床情報や生化学的実験に拠りながら，マーカーとして頑強性を検証するというアプローチである．オミックスデータ計測技術の発展は，合理的なプラットフォーム型のマーカー探索の可能性を示している．通常，オミックスデータを利用したマーカー探索では，まず分子刻印を推定し，その分子刻印から臨床アウトカムを予測するのに有効な分子をマーカーとして選択する[2]．ただし，オミックスデータと臨床アウトカムは，観察対象の階層が異なるそれぞれ分子レベルと個体レベルの情報であることは注意すべきである．また，臨床情報のみから有用なマーカーを発見した実績も多数知られる．これら状況を鑑みて，分子レベルと個体レベルの両方の情報を有効活用して，マーカーを探索する方法を試みてみることにする（図❶）．

2．ワークフロー

まず，病態に関与すると見なせる分子群を推定

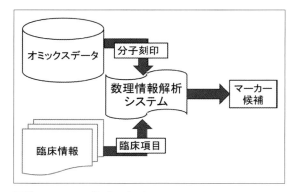

図❶　マーカー探索の概略

する．オミックスデータの場合，数万から数十万の分子データが計測され，これらの分子の中には臨床アウトカムを表すことができる分子が含まれているはずだが，分子の選択に際して注意すべきことがある．オミックスデータは網羅的だが，そのため病態のみの情報が反映されているとは限らない．データ中には，生命現象を維持すべき基本的な役割を担う分子もあれば，また外部環境との応答のため活発に変化している分子もある．例えば，がんにおいては異常な増殖のための分子群が活性化されているため，病態特異的な分子群との区別がつきにくくなっていることが容易に想像できる．

オミックスデータは，細胞内の分子データを網羅しているから，それらデータの情報だけでマーカー探索には十分と考えられるかもしれない．しかしわれわれは，従来から診断に利用されてきた臨床検査のデータも併せてマーカー分子探索に利用する．理由は2つある．1つは，臨床検査項目は診断に十分に有用であり利用されている．オミックスデータが新規な情報であるからといって，それだけの情報に限定するよりも，従来からある有用な情報も活用したほうが診断精度の向上が期待される．もう1つは，網羅的とはいえオミックスデータは分子情報であり，一方，診断の結果は個体レベルで行われる．従来の臨床検査項目は，分子と個体との階層のギャップを埋めるためには重要な情報であると考えられる．

臨床情報については，通常行われるように比較

2群（健常と疾患や薬剤投与前後など）などで統計的有意に異なる臨床レベルの項目（変数）を選択する．分子情報については，分子刻印に選択された分子すべてをマーカー候補とする．ただし，分子刻印についてパスウェイ解析などを行い，知識情報を利用して事前に特定パスウェイに属する分子群を選択する，もしくはパスウェイ解析の結果有意と見なされたパスウェイに属する分子群のみ，すなわち生物機能的に連動して変化していると見なすことができる分子群のみにマーカー候補を絞り込むことも可能である．

マーカー分子の選定においては，数理解析法は機械学習の諸法が一般的には利用されている．訓練データ（臨床情報や分子情報）から学んだ「既知」の特徴に基づき臨床アウトカムを予測する．機械学習のアルゴリズムは多数存在するが，いわゆる「教師あり学習」，入力とそれに対応すべき出力（ラベル）を写像する関数を生成する方法が一般的である．ここでは，これら技法については特別に考えず，最も単純な回帰分析を適用する．ただし，ここで入力部分において，臨床情報に分子刻印に含まれる分子情報を1つ1つ入力して，最適な出力（臨床アウトカム）を得られる分子を選択するという探索的な方法を実行する．

高精度に臨床アウトカムを予測できたからといっても，新しいデータについて予測がうまくいくとは限らない．そこで，マーカー候補分子の予測性を可能なかぎり保証するために，2つ解析を実行する．1つは，通常行われる手続きで，交差検証（cross-validation）を行う．交差検証とは，標本データを分割し，その一部をまず解析して，残る部分でその解析のテストを行い，解析自身の妥当性の検証・確認に当てる方法である．もう1つは，ネットワーク解析である．回帰分析は，目的変数に対し説明変数群が独立に関連しているという単純な1つのモデルに基づいているが，実際は説明変数群がすべて直接的な関連があるとは限らず，また説明変数群が互いに独立ではなく変数間の関連も想定される．そこで，回帰分析で利用したすべての変数群でネットワーク解析を実行し，選択された分子が臨床情報や臨床アウトカムとの関連が確認されるかどうか推定する．分子が臨床アウトカムとの直接的な関連が推定ネットワーク上で確認された場合，その分子はマーカー候補として有望であると考えられる．回帰分析や交差検証などが量差からの推定で，ネットワーク解析は関連性の推定を行っていることになる．

3. 実行例

ある治療に対し，その治療前の臨床検査情報から，治療による効果を予測する分子マーカーを探索した．16人の患者に関して，治療前後で統計的有意に臨床検査項目を4項目選択し，実際の効果と予測効果を比較した．従来予測困難であったように，臨床検査項目だけでは十分な予測は難しいことがわかった．そこで，まず健常者6名と臨床検査情報のある患者16名についてマイクロアレイを計測し，両者を比較して疾患特異的と考えられる26遺伝子を同定した．この26遺伝子の発現情報を利用して，予測効果の実測効果との一致度が向上する遺伝子を探索した．その結果，数個の遺伝子では明らかに予測効果の向上がみられた（図❷）．次に，交差検証により回帰式の妥当性を検討すると同時に，臨床検査情報およびそれぞれの遺伝子の発現情報（説明変数）と実測効果（目的変数）との間で因果性解析を実行し，臨床検査項目と効果との関連性（ネットワーク）に分子が関与しているかどうかを推定することで，マーカー候補を絞り込んだ．

4. 限界

オミックスデータの利用は，セレンディピティからの脱却をめざしており，多少なりとも合理的なマーカー探索に近づいている．ただし，数理解析は候補選定までで，最終的には実験検証を必要とする．また，むやみなオミックスデータの利用は，マーカー発見の遠回りを強いる場合もある．例えば，数理解析の素人がよく陥る危険性として，データ数が増えれば増えるほどマーカー探索に有利と考え，細胞が変化しているにもかかわらず実験条件の違うデータを混在させて解析する場合がある．ソフトウェアを利用すると何らかの答えが出てしまうので，その候補をそのまま実験検証段階に移行し，失敗に終わることがある．一般

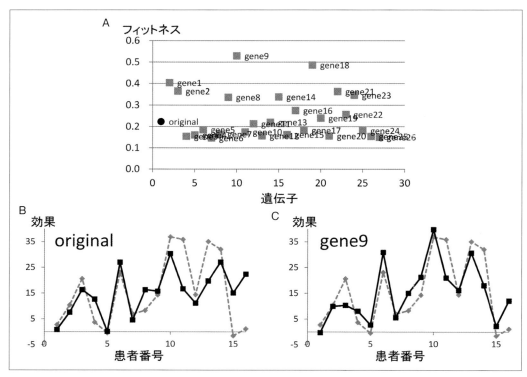

図❷ マーカー候補の選別
分子刻印に含まれる遺伝子をそれぞれ選び，実測値と予測値とのフィットネスを推定（**A**）。臨床情報のみ（**B**）と比べ，分子情報を加えたフィットネスが向上（**C**）。

に，生物から得られたデータの数理解析では，教科書どおりにはいかないことを常に留意すべきである。

II．オミックスデータを利用した薬剤探索

1．前置き

元来，薬剤開発は化学分析技術の発達により，生体物質を模倣すること（ミミック）による化合物合成から始まった。現在でも，天然物薬や抗体医薬は，物質ミミックにより薬剤を開発するという考えに基づいている。一方，近年の細胞内の分子の網羅的計測技術の発展により，薬剤開発の新しいアプローチが盛んになっている。実際，オミックスデータ計測の1つである細胞内分子のmRNA量網羅的計測を可能にしたマイクロアレイを利用して，2006年ファイザーと米国ブロードインスティテュートが，計算システム生物学の手法を活用して，化合物と細胞状態変化とを結ぶ解析システム（Connectivity Map）を開発し[3]，細胞状態変化のミミックによる薬剤開発の端緒を開いた。これ以降，オミックスデータに基づく細胞状態ミミックによる薬剤開発の研究が盛んになり，現在では，quantitative and systems pharmacologyとして学問分野として認知されるに至っている[4]。

2．Connectivity Map

2006年に発表されたConnectivity Mapに関する論文は，細胞状態ミミックによる薬剤探索のパイオニア的な論文である。ここで，Connectivity Mapの背景にある細胞状態ミミックの概念について概説する（**図❸**）。

ある薬剤を細胞株に添加した時，それに応答して変化する細胞内の遺伝子発現量は添加薬剤特有

1) オミックスデータのシステム数理情報解析

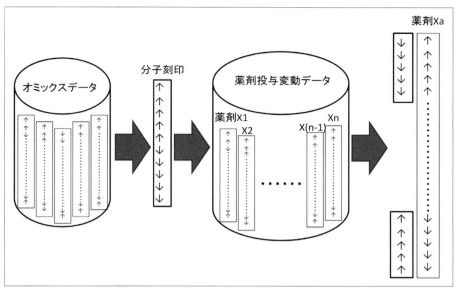

図❸ 細胞状態ミミックによる薬剤探索の概略
オミックスデータから，数理情報解析により分子刻印を選定し，薬剤投与変動データとの照応を行い，分子刻印と逆相関を示す薬剤を選定する。

の変動を示すと考えられる。そこで，多数の薬剤について薬剤特有の応答パターンをデータベースに収集・収納しておけば，もしある疾患特有の遺伝子発現量の変動パターンが，ある薬剤応答の変動パターンを打ち消すようなもしくは逆パターンを示す薬剤があれば，当該疾患に薬効を示す可能性が高いと考えられる。このように，薬剤応答に関する網羅的計測データのデータベース化により，薬剤（化合物）-遺伝子発現変動（mRNA量）-疾患の間をつなぐ（connect）ことのできるシステムが可能になったわけである。現在，Connectivity Map は最新版がリリースされているが，初期のバージョンでは約1300の既承認薬について，4種類の細胞株に複数濃度の投与による約6100の薬剤投与遺伝子発現変動パターンが収納されている。

3. 細胞状態ミミックの成功例 - リバビリンの発見

細胞状態ミミックによる創薬は米国および欧州では大学や大手製薬会社で盛んに研究および応用されているが，わが国ではその認知度は低く，医薬品の導出に至った実施例は極めて少ない。近年われわれは，計算システム生物学における十数年にわたる方法開発と適用経験を生かして[5]，細胞状態ミミックによる薬剤耐性がんに関するプラットフォーム型創薬（薬効リプログラミング）を提唱し，実際，抗がん剤耐性前立腺がん細胞を感受性細胞に変換する既存薬リバビリンを発見した[6]。

まず，前立腺がん細胞群から幹細胞性を示す細胞とそうでない細胞を分離するため，OCT4 を高発現する細胞群を分離する EOS システムを利用した[7]。分離された高発現する細胞群が，薬剤抵抗性を示す「悪性がん」であることを確認するために，前立腺がんの抗がん剤の1つであるドセタキセルに対して耐性であることを確認した。次に，高発現細胞群とそうでない細胞群間でマイクロアレイを計測し，遺伝子刻印を推定し，その遺伝子刻印から Connectivity Map を利用して，遺伝子刻印の発現パターンと逆相関する既承認薬剤を推定した。もし薬剤耐性がんと感受性がんとの間の分子刻印から薬剤を推定できれば，その薬剤は耐性細胞を感受性細胞に変化させる（リプログラミングする）薬剤であると考えることができ

る。そこでわれわれは，上記の手続きをプラットフォーム型創薬の一形態として，「薬効リプログラミング」と名づけた。その結果，9つの既承認薬が検出され，細胞株およびゼノグラフトによって薬剤耐性細胞に対するドセタキセルとの併用効果を調べたところ，C型肝炎ウイルスに対する抗ウイルス剤のリバビリンが顕著な薬効を示すことがわかった。このことは，リバビリンがOCT4を高発現する前立腺がん細胞において，ドセタキセルに対する耐性であった細胞を感受性に変化させた，すなわち薬効をリプログラミングさせたと考えられる。今年，リバビリンの適用拡大について慶應義塾大学で医師主導臨床治験が予定されている。

これらの成果に基づき，オミックスデータから細胞状態をミミックして既存薬候補を選別する数理情報解析システムの整備を行っている。オミックスデータから薬剤候補を選別する類似の数理情報解析ソフトウェアおよびサービスはあるが，薬剤投与変動データの拡充に加え，われわれのシステムの技術的優位性は，細胞状態の相異を特徴づける分子刻印と個体レベルの相異を重視した独自手法[8]を装備し，さらに既承認薬投与による細胞状態間の類似性（もしくは相異）を関連性の観点から検出するネットワーク解析手法[9]を装備しており，従来の解析手法に比べより重層的かつ頑強な解析が可能な点である。さらに本システムの運用は，数理解析手法の開発経験とその適用経験が豊富な研究者が行うことで，合理的かつ高精度な選定を可能にしている。

実際，ある希少疾病について本システムによって選定した既存薬候補が，既に非臨床試験において薬効を示すことが示され，またある種の抗がん剤抵抗性がんを感受性に変える既存薬候補も同じく非臨床試験において薬効を示すことを確認している（未発表）。このように，既存薬の適用拡大についての成果ではあるが，比較的短期間（2年間）に候補薬剤を安価にかつ高効率に選定することができている。

4. デジタル創薬

われわれの研究は，創薬研究が物質ミミックによるアプローチに偏重しているわが国において，細胞状態ミミックによる創薬アプローチを実施例の蓄積を経て本格的に導入するものである。希少疾病のみならず多様な疾病用の医薬品を開発する1つの新しいコアとしての役割を担い，わが国の製薬業界の競争力増強に寄与できることをめざしている。

また，オミックスデータから既存薬を探索する特許[9]には，発見された既存薬候補をベースにして，独自のネットワーク解析技術により，化合物ライブラリーから新薬候補化合物を探索する用途もある。さらに，本稿マーカー探索において一部解説した数理解析技術は，臨床試験後期において重要な患者層別化マーカーやコンパニオン診断薬候補の探索に関する特許として出願中である[10]。オミックスデータの重層的な解析，それに基づく既存薬および新規化合物探索，患者層別化マーカー探索など創薬プロセスのほぼすべての段階をカバーする数理情報解析システム群を用意している。これらシステムのライセンシングなどを通じて，医薬品導出まで実施する「デジタル創薬」という新しい産業の創出も視野に入れている。

おわりに

本稿は，オミックスデータを利用したマーカー探索と薬剤探索をゴールに設定した場合について，解析法の適用とその背景について一例を解説した。こうした解析法は，オミックスデータに含まれる大量の情報から有益な情報を抽出するために，すなわち研究課題の問題点を検討したり，結果を予測したりするために役立つことがわかっている。しかし，解析法は思考の代わりにはなりえない。最良の解析法を知っているとしても，それ以上に，問題点を明確にして優先順位を決めること，特定の問題設定に合うように解析法を修正すること，定量的な分析と定性的な考察との適切なバランスをとること，洞察力と創造性をもって問題の再設定を評価することが必要である。解析法に精通していることは効果的な問題解決に必須ではあるが，その第一歩に過ぎないのである。

参考文献

1) https://www.r-project.org/
2) Takebe N, et al : Nat Rev Clin Oncol 12, 132-134, 2015.
3) Lamb J, et al : Science 313, 1929-1935, 2006.
4) http://www.nigms.nih.gov/training/documents/systemspharmawpsorger2011.pdf
5) Horimoto K, Toh H : Bioinformatics 17, 1143-1151, 2001.
6) Kosaka T, et al : Cancer Sci 104, 1017-1026, 2013.
7) Hotta A, et al : Nat Protoc 4, 1828-1844, 2009.
8) 堀本勝久, 福井一彦：特願 2014-173382
9) 堀本勝久, 福井一彦：特願 2014-233925
10) 堀本勝久, 福井一彦：特願 2015-026059

堀本勝久
1986 年	東京理科大学理工学部応用生物科学科卒業
1991 年	同大学院理工学研究科修了，理学博士（生物物理） 同生命科学研究所助手
1997 年	佐賀医科大学医学部一般教育等数学助教授
2002 年	東京大学医科学研究所ヒトゲノム解析センター特任教授
2006 年	産業技術総合研究所生命情報科学研究センター研究チーム長
2013 年	同創薬分子プロファイリング研究センター副研究センター長

第1章　オミックス解析技術

2．オミックスデータの情報処理
2）多層オミックス解析と統合データベース構築

青木健一・錦織充広・田中啓太・五味雅裕・
斎藤嘉朗・吉田輝彦・南野直人

13疾患の組織試料を対象に多層オミックス解析（ゲノム，エピゲノム，トランスクリプトーム，プロテオーム，メタボローム）を行い，実験値と臨床情報，疾患群・対照群の比較解析結果を収録する多層的疾患オミックス統合データベースを構築し，そのデータの一部の公開を開始した。全オミックス解析情報を統合可能とするため，ゲノム情報と関連づけられないメタボローム解析データを表示するパスウェイビューアを作成し，代謝反応を担う酵素のタンパク質量，mRNA発現量を表示し，酵素名よりゲノム系の解析情報やビューアに移行できるシステムを作成した。代謝物から遺伝子までのトランスオミックス情報を短時間に入手し，相関性などの理解が可能となった。

はじめに

ビッグデータの時代といわれているが，生命科学のデータベース（DB）は早期から収集作業が開始されており，なかでも遺伝子配列，mRNA発現などのゲノム系領域では，解析手法が確立され情報が比較的均質なため，整備が一歩進んでいる[1)2)]。一方，メタボロームやプロテオームなどの生体物質を定量的・網羅的に測定する領域では，ファクトデータの集積が困難であるうえ，試料の品質，解析機器の精度・感度によるデータの相違などもあり，基本フォーマットの設定などのデータ共有化に向けた環境整備が遅れていた。

われわれは平成22～26年（2010～2014）度に医薬基盤研究所（現，医薬基盤・健康・栄養研究所）の支援により「多層的疾患オミックス解析による創薬標的の網羅的探索を目指した研究（以下，多層的疾患オミックス解析研究）」を実施し，その中で多層的疾患オミックス統合DB（オミックス統合DB）の構築と，創薬標的の発見を目標として研究を実施してきた[3)]。オミックス統合DBはゲノム，エピゲノム，トランスクリプトーム，プロテオーム，メタボローム解析データと疾患群・対照群の比較解析結果を公開するもので，各層のオミックス解析情報を統合可能とする基本案を作成した。特にメタボローム解析結果はゲノム情報と直接的な関連づけができないため，他層との連携を可能とする解析データの表示，ビューアの開発を視野に入れて準備を行ってきた。本稿では，トランスオミックスなどと呼ばれる多層のオミックス解析データを表示・利用可能とするDB構築の試みについて紹介したい。

> **key words**
> オミックス解析，統合データベース，BioMart，JBrowse，パスウェイビューア，ゲノムビューア，トランスオミックス解析，創薬標的，バイオマーカー

I. プロジェクト概要

多層的疾患オミックス解析研究は，6つの国立高度専門医療研究センター（NC），国立医薬品食品衛生研究所，慶應義塾大学先端生命科学研究所を中心とする研究体制により，①創薬標的や診断マーカーとなる新規性の高い分子や分子経路を発見すること，②DBを構築・公開し，大学・企業などで実施する創薬研究に役立てることを目標として，腎がん，肺がん，乳がん，胃がん，拡張型心筋症，大動脈瘤，肥満症，非アルコール性脂肪性肝炎，アルツハイマー病，脊柱管狭窄症，てんかん，アレルギー性疾患，小児白血病の13の疾患について実施した。6つのNCで診療情報とともに収集された組織試料は，最新のオミックス解析技術を有する研究者の所属するNCや研究機関へ送付され，5種類のオミックス解析を実施した。解析データは元のNCに報告され，創薬標的やバイオマーカー探索を行うとともに，臨床情報と解析情報をまとめてオミックス統合DBに収録した（図❶）。プロジェクト終了時点の2015年3月31日より，本DBの一部データについて公開を開始した。

II. 多層オミックス解析 [用解1]

本研究では，研究機関とオミックス解析拠点が決定したstandard operation procedure（SOP）に従い試料を収集し，検体情報として記録している。組織試料や調製したDNA・RNA試料を解析拠点に送付し解析を行ったが，疾患ごとに実施内容は異なる。例えば大動脈瘤では，プロテオーム解析は高速液体クロマト‐質量分析（LC-MS）と2DICALソフトウェアを用いた非標識定量比較解析により行い，トランスクリプトーム解析はmRNAをSurePrint G3 Human GEマイクロアレイ 8×60K，miRNAをSurePrint G3 Human miRNA

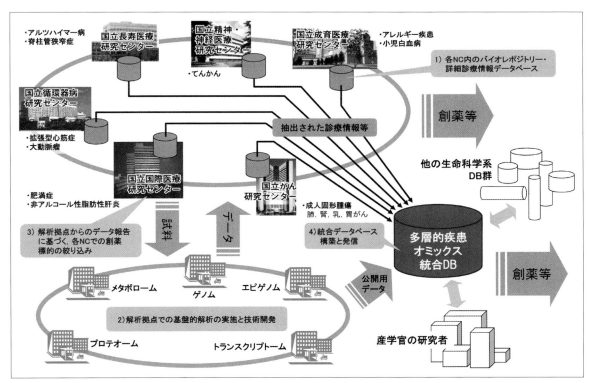

図❶ 医薬基盤研究所「多層的疾患オミックス解析による創薬標的の網羅的探索を目指した研究」プロジェクトの全体像

マイクロアレイ 8×60K（いずれもアジレント社），エピゲノム解析は HumanMethylation450 BeadChip（イルミナ社）を使用して行った。ミトコンドリアゲノム解析はサンガー法ならびに Ion Proton シーケンサーを用いて行い，メタボローム解析は親水性物質を LC-MS，疎水性物質をキャピラリー電気泳動（CE）-MS により実施した。

　創薬標的やバイオマーカーの探索においては，多層解析間における相関した変動，特定の分子経路の統一した変動を見出すことで，従来の単層のオミックス解析では発見できなかった疾患発症や病態形成に関わる分子経路とその制御点を発見できる確率が高まると考えられる。そのため，多層解析データ間の比較を容易にする表示法や，分子経路を示すデータビューアが重要と考え，これらを含むデータベースの開発をめざした（図❷）。創薬標的の探索には，多変量解析や数理情報解析などの技術を用いた探索も実施している。

Ⅲ. 統合データベース構築

1. 統合データベース構築の方針

　上記を踏まえて，Gene Symbol などのキーワードから検索ができること，実験値を比較しやすくするために，ゲノム系のデータを染色体上に，パスウェイ系のデータをパスウェイ上に表示するビューアがあることを主眼とした。また利用者が閲覧しやすくかつ運用を継続するために，バイオ系の研究分野において他でも用いられているインターフェースであることなども考慮した。これらから，検索閲覧のインターフェースとしては BioMart を，ゲノム系のビューアとしては JBrowse を採用して改修を行った[4)5)]。メタボローム解析データを中心とするパスウェイ系 DB には様々なものが公開されているが，マップと実験値を同時に表示し公開できるビューアとしては類例がみられないため，独自のビューアを構築することにした。

2. 対象データ

　対象となる 13 疾患について一部の臨床情報と各オミックス解析より得られた実験値を公開しており，今後，公開可能になったデータから順次追加していく予定である。また，個別データのダウンロード利用に関してはプロジェクト終了後 1 年後を目処として，科学技術振興機構バイオサイエンスデータベースセンター（NBDC）の NBDC ヒトデータベースから制限公開[用解2]によるデータ共有を予定している[6)]。

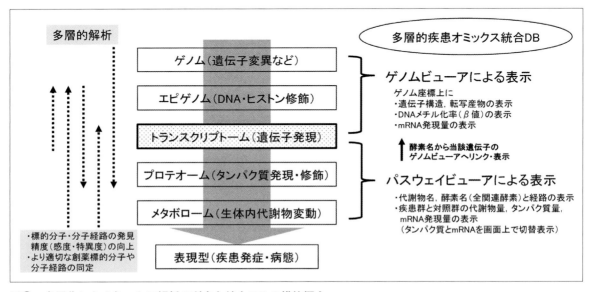

図❷　多層化したオミックス解析の利点と統合 DB の構築概念

臨床情報に関しては，疾患ごとに数十から数百項目のデータを収集しているが，ELSI（倫理的・法的・社会的問題）の観点から，公開する項目は年代，性別，診断名など限定した項目のみとしている。疾患により解析内容や実験値に若干の相違があるが，ゲノム（エクソームシークエンス，SNPアレイ，ミトコンドリアゲノムシークエンス），エピゲノム（DNAメチル化），トランスクリプトーム（mRNA，miRNA，RNAシークエンス），プロテオーム（LC-MS），メタボローム（LC-MS，CE-MS，NMR）の結果について，個別と群別のデータを搭載している。

3. 機能概要

(1) 対象疾患，解析手法の説明

対象疾患についての背景や選択理由，臨床情報，検体情報（組織などの試料採取法や保存条件，経過），また解析手法や機器，品質管理基準，データの算出方法，疾患・対照群間の有意差などについて，疾患ごとにまとめたページで解説している。

(2) 検索・閲覧

Gene SymbolやProbe IDなどのキーワードや発現値の大小などの絞込検索と結果の閲覧が可能である。検索結果から，ゲノムビューアやパスウェイビューアへのリンク，またNCBI Entrez/Gene，UniProtへのリンクが行える（図❸）。

(3) ゲノムビューア

染色体の全長から個別の遺伝子，また1塩基単位の表示まで拡大と縮小および表示位置の移動が容易であり，Gene Symbolによる検索も可能である（図❹）。現在の搭載データは，RefSeqとEnsemblのGeneとmRNA，SNPアレイのB allele frequencyとLog R ratio，メチル化β値，

Integrative Disease Omics Database

Home > Search

Summary_methyl-Beta » Cancer_kidney

Displaying rows **1-20** out of **1000**

Displaying 1000 rows of results. Use the download link to retrieve complete results.

Back

Gene symbol	Gene aliases	Gene ID	Methyl probe	Methyl-chr	Methyl-pos	Methyl-beta D	Methyl-beta D-N	Methyl-beta N
CCR3	no data	1232	cg13144783	3	46249795	0.326950	-0.133279	0.460229
CCR1	no data	1230	cg13144783	3	46249795	0.326950	-0.133279	0.460229
XCR1	no data	2829	cg01442426	3	46069366	0.820555	-0.018874	0.839429
XCR1	no data	2829	cg15888522	3	46068932	0.745483	-0.024589	0.770071
CCR9	no data	10803	cg22022041	3	45928137	0.780431	-0.064132	0.844563
CCR9	no data	10803	cg09033997	3	45927601	0.823431	-0.044234	0.867665
LZTFL1	no data	54585	cg08186124	3	45883676	0.036170	-0.001165	0.037335
LZTFL1	no data	54585	cg12857957	3	45883621	0.030242	-0.000627	0.030869
SLC6A20	no data	54716	cg04970117	3	45838037	0.054844	0.016540	0.038305
SLC6A20	no data	54716	cg12359315	3	45837458	0.115357	0.011731	0.103626
SACM1L	KIAA0851	22908	cg04837898	3	45731254	0.216700	0.023391	0.193309
SACM1L	KIAA0851	22908	cg15602950	3	45731220	0.035523	-0.003038	0.038562
SACM1L	KIAA0851	22908	cg15060177	3	45731018	0.024884	0.000820	0.024064
SACM1L	KIAA0851	22908	cg22986271	3	45730975	0.108637	-0.007715	0.116352
SACM1L	KIAA0851	22908	cg19591588	3	45730799	0.052071	-0.003692	0.055763
SACM1L	KIAA0851	22908	cg14415034	3	45730717	0.107671	0.019012	0.088659
SACM1L	KIAA0851	22908	cg03912013	3	45730489	0.052152	-0.003870	0.056022
LIMD1	no data	8994	cg04037228	3	45636386	0.423970	-0.087762	0.511732
LIMD1	no data	8994	cg12902719	3	45635223	0.025949	-0.000161	0.026109
LARS2	no data	23395	cg10920302	3	45430089	0.020126	0.001506	0.018620

図❸ オミックス統合DBの検索結果表示例

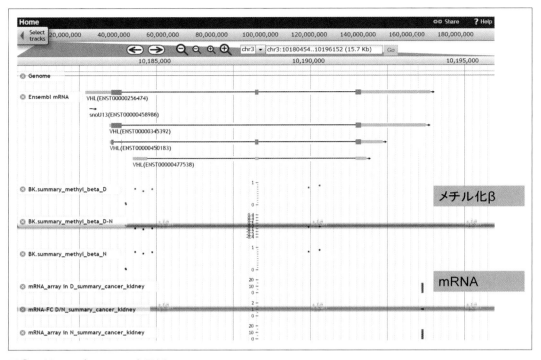

図❹ ゲノムビューアの表示例

mRNAの発現値であり，今後エクソームシークエンスとRNAシークエンスのread depth，Copy Number Alteration，FPKM（fragments per kilobase of exon per million mapped sequence reads）値などの追加を予定している。

(4) パスウェイビューア

研究プロジェクト内で利用していたパスウェイマップをWEBから閲覧できるように改良したものを構築した（図❺）。今回は，多層の解析結果である実験値が高い割合で得られている代謝系に限ってパスウェイを作成した。具体的には，解糖系，TCA回路，ペントース-リン酸回路，プリン代謝，ピリミジン代謝，アミノ基および尿素サイクル，リジン代謝，ヒスチジン代謝，4-アミノ酪酸の生合成と代謝，アラニン・アスパラギン酸・グルタミン酸代謝，グリシン・セリン・トレオニン代謝，メチオニン・システイン代謝，トリプトファン代謝，フェニルアラニン・チロシン代謝，バリン・ロイシン・イソロイシン代謝，トリアシルグリセロール・コレステロール代謝，糖脂質・スフィンゴミエリン代謝，リン脂質代謝，アルケニル等型リン脂質代謝，遊離脂肪酸代謝，アラキドン酸代謝（2画面），エイコサペンタエン酸代謝，ドコサヘキサエン酸代謝の23経路，24画面である。このマップに対し，mRNAの発現値，タンパク質量，代謝物量のデータを表示している。本ビューアの特徴としては，以下の点が挙げられる。

①代謝物データを基本に描画し，代謝酵素のタンパク質およびmRNAデータが切り替え表示可能。1つの代謝酵素に複数の酵素が関与する場合には，全酵素の情報を含め，スタッキング形状として複数の酵素が閲覧可能

②群全体の平均値データのみでなく，選択した症例に絞ったデータの表示が可能

③代謝酵素の遺伝子名からゲノムビューアに直接移行し，遺伝子変異やエピゲノムの情報なども閲覧が可能

④代謝物をクリックすると個別データの表示が可能。脂肪酸側鎖の種類が複数存在するリン脂質の代謝物は，各分子種を一覧表示することが可能

2) 多層オミックス解析と統合データベース構築

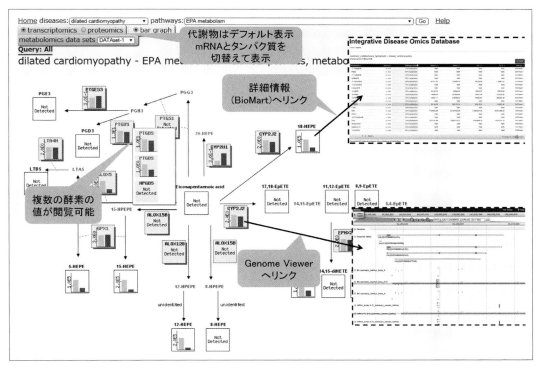

図❺　パスウェイビューアの表示例

⑤統計解析 p 値は，非表示，* で表示，値の表示，の選択が可能．棒グラフとドットプロットの表示切替も可能．凡例や詳細の説明は Help 画面で表示

(5) 多層解析間でのデータ比較

作成したパスウェイビューアにより，メタボロームとプロテオームまたはトランスクリプトームのデータが 1 画面で視覚的に比較可能となり，代謝の 1 過程に複数の酵素が関与する場合も閲覧可能である（図❺）．遺伝子名などにより，BioMart やゲノムビューアへのリンクも可能であり，一覧表示，染色体上，パスウェイマップ上の相互にデータの閲覧もできる．つまり，パスウェイビューアとゲノムビューアを用いて，代謝物から遺伝子までの情報をトランスオミックスとしてごく短時間に入手し，その相関性などを理解することが可能である（図❷）．

おわりに

本研究の終了時に公開を開始したオミックス統合 DB においては，解析の実験値に加えて，臨床情報，SOP，検体情報，使用機器，品質管理基準などの情報と，パスウェイビューア，ゲノムビューアを収録している．しかし，実験値の公開は各疾患でオミックス解析 1 種程度に止まり，パスウェイビューアも一部疾患の一部の代謝経路の情報を例示しているだけである．今後，特許出願や論文発表が終わった実験値より公開し，トランスオミックスの見地から解析データを検討可能とする予定である．また 1 年後を目途に，NBDC ヒト DB から制限公開によるデータの閲覧やダウンロードが可能となるが，ビューア類を設置できないため，研究班が NC バイオバンクネットワーク[7]と管理する DB サーバにおいて，ビューア使用できる環境を維持・発展させていく予定である．

オミックス解析では，集積された情報より研究

者自身が発見や洞察することが重要であるが、多層からなるビッグデータを俯瞰し、統合して解析を進めるためにも、将来的には統計解析機能なども含むビューアも必要と考えられる。また探索的な使用だけでなく、解析結果や推論の確認にも有用であれば、DB登録された遺伝子、タンパク質、代謝物などを含むパスウェイに対象を広げて、作成する意義があると考えられる。オミックス統合DBを閲覧いただき、改善・改良についての意見を頂ければ幸いである。

謝辞
多層的疾患オミックス解析統合データベースは、独立行政法人医薬基盤研究所の「先駆的医薬品・医療機器研究発掘支援事業」の支援により作成した。パスウェイビューアは、国立医薬品食品衛生研究所医薬安全科学部・前川京子先生、慶應義塾大学先端生命科学研究所・平山明由先生、国立がん研究センター研究所創薬臨床研究分野・尾野雅哉先生との共同制作によるもので、3名の先生方、ならびに研究班の皆様に感謝致します。

用語解説

1. **多層オミックス解析**：オミックスとは、生物学領域において、ゲノム、プロテオームなどの対象全体（-ome）を網羅的に解析する研究分野の名称であり、「対象＋omics」と称される。オミックス解析により、対象分子群全体の変化を俯瞰でき生命現象の理解が進むが、疾患の発症原因究明には至らないことも多い。同じ試料に階層の異なる複数のオミックス解析を行うことで、複合要因や分子経路の異常などによる発症原因が解明され、それらを標的とする創薬研究が進展すると期待される。

2. **制限公開**：当該DB情報の関連研究について実施経験がある研究者が、氏名、所属、使用目的などを明らかにし、許可を受けてデータを利用する公開方法。NBDCでは、ダウンロードした情報の保管場所にも一定のセキュリティ環境が求められる。本DBのように実験値を提供する際には、解析情報からの個人の特定、研究外目的の使用を避けるため、標準的な公開方法である。

参考文献

1) Barrett T, et al : Nucleic Acids Res 39, D1005-1010, 2011.
2) Rosenbloom KR, et al : Nucleic Acids Res 43, D764-770, 2015.
3) http://www.nibio.go.jp/part/promote/fundamental/doc/index.html
4) Smedley D, et al : Nucleic Acids Res 43, W589-598, 2015.
5) Skinner ME, et al : Genome Res 19, 1630-1638, 2009.
6) http://humandbs.biosciencedbc.jp/guidelines/data-sharing-guidelines
7) http://www.ncbiobank.org/

参考ホームページ

- 多層的疾患オミックス解析統合データベース
  http://gemdbj.ncc.go.jp/omics/
- BioMart
  http://www.biomart.org/
- JBrowse
  http://jbrowse.org/
- NBDCヒトデータベース
  http://humandbs.biosciencedbc.jp/

青木健一
1995年　電気通信大学電気通信学部電子物性工学科卒業
　　　　通商産業省通商産業検査所（現：独立行政法人製品評価技術基盤機構）
2002年　三井情報開発株式会社（現：三井情報株式会社）バイオサイエンス本部
2015年　同コンサルティング部

関心テーマ：データを用いた世の中の現象の解明

第2章

血液バイオマーカーの新展開

第2章　血液バイオマーカーの新展開

1. 新規がん診療バイオマーカーとしての血液中miRNAの可能性

横井　暁・吉岡祐亮・落谷孝広

　2008年に初めて血液中にmicroRNA（miRNA）が発見されてから7年余り、多くの研究者たちがその新しいバイオマーカーの可能性を信じ、数多くの報告が蓄積された。その大きな成果に導かれ、米国および日本では国家プロジェクトとして、miRNAに関する大規模研究が始まっている。これらの背景から、miRNAに着目した血液バイオマーカー研究がさらに活発になることは確実であり、新たな診断ツールとしての臨床応用も遠い未来の話ではない。しかし、臨床応用のためには解決しなければならない課題も残っている。本稿ではmiRNAを用いたがんバイオマーカー研究のこれまでと、今後の展望について検討したい。

はじめに

　microRNA（miRNA）は、1993年に線虫の発生過程における研究から発見された、タンパク質をコードしない約20塩基の一本鎖RNAである[1]。現在までに、ヒトでは約2500種類のmiRNAが報告されており、miRNAは多くの遺伝子発現を調節することにより、タンパク質をコードせずとも分化・細胞増殖・アポトーシスなどの生物にとって必須の生命現象に深く関わっていることが知られている。がん研究におけるmiRNAの注目度は、この10年で大きく変化し、現在ではがん研究に従事する者にとってmiRNAを知らない者はいないであろうほど一般化され、がん研究領域におけるmiRNAという分野は確固たる位置づけとなっている。

I. 血液中miRNAの発見と可能性

1. miRNAの秘める可能性の拡大

　miRNAの生合成機構は、miRNAをコードするゲノムから転写された数百塩基ほどのprimary-miRNA（pri-miRNA）がヘアピン型に折りたたまれ、核内でDroshaと呼ばれるRNA分解酵素に分解され、70塩基ほどのprecursor-miRNA（pre-miRNA）となる。その後pre-miRNAは核外へ輸送され、Dicerと呼ばれるRNA分解酵素で一本鎖miRNA、すなわち成熟型miRNAが切り出される。成熟型miRNAは、Argonaute2（Ago2）などのタンパク質と複合体を形成し、相補的な塩基配列をもったmRNAへ結合し、タンパク質への翻訳を阻害し、その効力を発揮する。このように、miRNAは細胞内でがん関連遺伝子の発現を調節し、がんの悪性化などに関わる重要な因子として認識されていた。しかし、2008年にLawrie

---

key words

microRNA, extracellular miRNA, circulating miRNAs, liquid biopsy, エクソソーム, exosomal miRNA

らは悪性リンパ腫の患者の血清中において，3種のmiRNA（miR-155，miR-210，miR-21）が多く存在することを報告した[2]）。この報告により，細胞外に分泌され体液中を循環するmiRNAがバイオマーカーとなりうることが示された。以降，急速に血液中に存在するmiRNAに関する研究が加速した。また，Valadiらはわずか100nmほどの微細な細胞外小胞であるエクソソームにmiRNAが内包されていることを報告しており[3]，核酸分解酵素が豊富に存在する体液中で，miRNAが安定して存在できる理由の1つを解明したことも，この研究分野にとってエポックメイキングな出来事であった。

2. circulating miRNAsの概説

　細胞外に存在するmiRNAは，extracellular miRNAやcell-free miRNAと呼ばれ，分泌型miRNAと同義である。本稿では，主に体液中に存在する細胞外miRNAを扱うため，その表現を体液中循環型miRNA（circulating miRNAs）に統一する。circulating miRNAsは世界的にも認知されている呼称であり，新しい血液中バイオマーカーとして昨今注目を集めている。これは究極の非侵襲的生体検査である「liquid biopsy」という，近年注目されている新たなコンセプトと照らし合わせて理解するとよい。liquid biopsyは直接組織を生検せずとも診断をめざすという理想概念である。昨今，臨床研究が進み注目されている母体血中胎児DNAを用いた非侵襲的出生前遺伝学的検査がよい具体例であろう。腫瘍領域では血中循環型腫瘍細胞（CTC：circulating tumor cell）や循環型腫瘍由来DNA（ctDNA：circulating tumor DNA）と並立してcirculating miRNAsがliquid biopsy実現の可能性の一端を握ると考えられている。詳細は後述するが，がんの種類により血液中に存在するcirculating miRNAsは様々であることが明らかにされており，その違いがバイオマーカーとしての可能性を秘めている[4)5)]。

　circulating miRNAsを理解するうえで注意したいのが「circulating miRNAs」は総称であり，その意味する内容の中には細胞外miRNAの存在様式として様々な種類があるということである。例えば，Argonaute2などのRNA結合タンパク質や，高比重リポタンパク質などと結合して体液中に存在するmiRNAや，細胞膜から直接放出される微小胞（microvesicles），または細胞が分解された際に生じるapoptotic bodyに内包されるmiRNAなど様々である（図❶）。それらの中でも近年，特に注目されているのが，細胞から分泌される脂質二重膜小胞であるエクソソームに内包されるmiRNAである。circulating miRNAsの報告を参照する際には，これらどのタイプのcirculating miRNAsに着目して解析を行っているかを理解することが重要である。

3. exosomal miRNAについて

　前述したエクソソームについて概説する。エクソソームの発見は今から約30年前に遡るが，長らくエクソソームは細胞が老廃物を入れる小さなゴミ箱のような役割として放出されると考えられてきた[6]）。ところが1996年のRaposoらの報告で，エクソソームが生物学的な機能を有する可能性があることが示され，徐々に注目されはじめた[7]）。さらにValadiらの報告で，エクソソームにmiRNAが内包されていることが報告されて以後，今日まで急激にその研究報告がなされ，現在もホットトピックとなっている[3]）。エクソソームはmiRNAのみならずmRNAやタンパク質なども内包し，さらにはその表層に多種のタンパク質や糖鎖を有するため，近年はそれらを標的にした，がん診断ツールの開発研究なども盛んである[8]）。エクソソームに内包されるmiRNAはexosomal miRNAと称され，がん新規バイオマーカーとしての意義が多くの報告によって証明されてきた。また，エクソソームが遠隔臓器に対して生物学的意義のある機能を有することが多数報告されてから，単に診断バイオマーカーにとどまらない価値が注目されてきている[9]）。

Ⅱ．がん診断およびがん種特異的miRNAの同定をめざした試み

1. がんバイオマーカーとしてのcirculating miRNAs

　circulating miRNAsのがんバイオマーカーとし

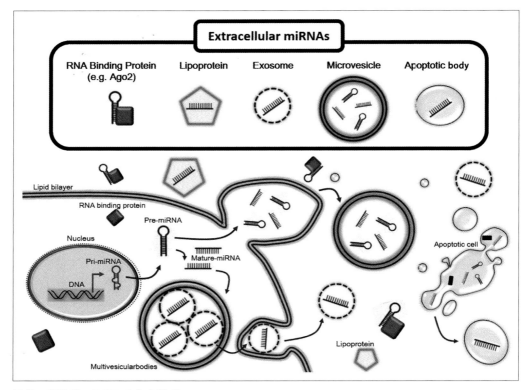

図❶　細胞外 miRNA の存在様式
　細胞外 miRNA の代表的な 5 種について列挙した。細胞から放出される過程もそれぞれ異なるため，体液中の生物学的存在意義は種類ごとで異なると考えられている。

ての可能性を示した報告[2]を皮切りに，世界中の研究者が数多くの報告をしてきた。それらの報告により，circulating miRNAs のバイオマーカーとしての期待は，近い将来臨床応用へつながるという確信へと変化してきた。以下，その根拠となりうる報告を挙げるが，これらの報告はすべて血清ないし血漿から直接 RNA を抽出しているため，circulating miRNAs と分類される。2008年，Mitchell らが前立腺がんの患者の血清中において，miR-141 の存在量が健常人と比較して高いことを報告した[10]。また翌 2009 年には，田中らが急性白血病患者の血漿中において，miR-92a が健常人と比較して低値であることを報告した[11]。2010 年，辻浦らが胃がん患者血清において，4種の miRNA が胃がん切除手術後に低下したと報告した[12]。2012 年には Madhavan らが転移性乳がん患者を対象に，血漿中の miR-200b の存在量を CTC の有無と関連づけることにより，より転移能の高い患者で miR-200b が高いことを示した[13]。また同年に Chen らは非小細胞肺がんを対象に，患者 400 例，健常人 220 例を用いた大規模解析を行い，血清中の miRNA を比較した結果，10 種の miRNA が高値であったと報告した[14]。2013 年に問山らは血清 miR-21 の発現を，健常人，大腸腺腫患者，大腸がん患者の間で比較し，健常人に対する大腸腺腫患者，大腸がん患者の miR-21 の存在量が有意に高いことを報告した[15]。その報告の中で問山らは，ROC 曲線下面積値が大腸腺腫患者，大腸がん患者でそれぞれ 0.803，0.927 と極めて高いことを示し，血清 miR-21 の大腸がん診断マーカーとしての有用性を報告している。ほぼ同時期に，他の複数の研究者らも circulating miR-21 が，大腸がん患者診断のための有用なバイオマーカーであると報告している。これらの結

果から，大腸がん患者において血中 miR-21 は，一定のコンセンサスを得たバイオマーカー候補となっている。このように血中 miRNA は，がん種によって，またその治療経過の時期によって，異なった値を示すことが証明され，がんバイオマーカーとしてのエビデンスを蓄積してきた（図❷）。

2. exosomal miRNA に関連した報告

上記に参照した報告は，すべて血清もしくは血漿から直接 miRNA を抽出し，解析を行っている。circulating miRNAs としては全く問題ないが，その miRNA の存在量は circulating miRNAs のどの存在様式に由来する miRNA の存在量を測定しているかは不明である。近年，研究が盛んな exosomal miRNA のみに着目する場合，miRNA の抽出前に必ずエクソソームを単離する手順を挟むため，操作としては煩雑になる。しかし，細胞間コミュニケーションツールであるエクソソームに内包される miRNA を同定することにより，腫瘍生物学的意義の高い miRNA を同定できる可能性が高い。2008 年，Taylor らは卵巣がん患者の血清中のエクソソームを単離し，卵巣がん組織由来と考えられる抗 EpCAM 抗体と結合するエクソソームのみを抽出し，このエクソソーム中の miRNA のプロファイルを検討することにより，卵巣がん組織中の miRNA 発現プロファイルとエクソソーム中のものが類似することを示した[16]。腫瘍組織由来の circulating miRNAs が，血液中でもその特性を保存しているという重要な報告であり，すなわち前述した liquid biopsy 実現の可能性を秘めていることを示している。また近年，緒方らは大腸がん患者由来の血清からエクソソームを超遠心法により単離し，そこから抽出した miRNA を解析した。その結果，7 種の exosomal miRNA の存在量が健常人と比して有意に高いことを報告した[17]。また，その 7 種の miRNA の中には前述した大腸がんの報告で一定のコンセンサスを得ていた miR-21 も含まれていた。

3. circulating miRNAs に関するホットトピック

今日においても，miRNA 研究は衰えることなく活発に報告がされている。2015 年の circulating miRNAs の報告としては，1 月に Hansen らが転移性大腸がん患者において，初回化学療法と血管

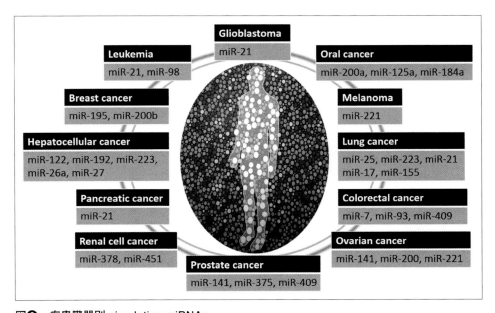

図❷ 疾患臓器別 circulating miRNAs
臓器別がん種のこれまで報告された circulating miRNAs の一例をそれぞれ図に示した。図のとおり臓器別に確認できる miRNA の種類は異なるが，miR-21 のように臓器横断的に報告のみられる miRNA もいくつか報告されている。

新生阻害を標的とした分子標的薬剤ベバシズマブとを併用し，治療を受けている期間中に血漿中 miR-126 の量的な変化を解析することによって，その治療抵抗性を予測できるという報告をした[18]。彼らは患者 68 人を対象に，治療前と治療開始後 3 週間の血中 miR-126 の量と腫瘍の進展度を比較することにより，治療抵抗性の患者群が有意に miR-126 の存在量が増加していることを確認した。腫瘍の進展をより定量化するという側面で興味深い報告である。また 2 月には小野らが，メラノーマ患者において血漿中 miR-210 が再発早期の診断マーカーとなりうることを報告し[19]，また 3 月には Shin らが，乳がん患者の血漿中 miRNA に着目し，miR-199a が乳がんの一分類である TNBC（triple-negative breast cancer）に特異的なマーカーとなりうることを示した[20]。このように，単にがんの有無の診断としてではなく，治療効果予測や再発予測，予後を規定する特定のサブタイプの予測など，circulating miRNAs が有するコンパニオン診断としての側面も，近年ますます注目が上がっている。

また，3 月に Tan らは circulating miRNAs の抽出・検出方法について，既存の RNA 抽出方法 5 種類と miRNA 検出方法 3 種を比較し，その正確性や再現性を比較検討した。その結果，最も推奨される検出方法の組み合わせを提唱している[21]。circulating miRNAs が，がん診断バイオマーカーとして臨床応用されるためには，より検出精度が高く再現性の高い診断機器の開発が不可欠である。このような課題克服に貢献する Tan らのような検討も，今後増えてゆくことが予想される。

Ⅲ．今後の課題・展望

積年の miRNA に関する報告により，米国および本国では国家プロジェクトとしての miRNA 研究がついに開始した。2013 年 8 月に米国立衛生研究所（NIH）は，miRNA を含む細胞外 RNA（extracellular RNA：exRNA）に関する 24 件の研究計画に対し，総額 1700 万ドルを投じた。そして，日本でも昨年 2014 年に，政府は早期がん診断のための体液中 miRNA 研究に対し，総額約 80 億円の予算を投じた。その目的として，疾患横断的な血液中 miRNA 発現プロファイルデータベースの構築を掲げ，本邦では他に類をみない大規模な産学官連携プロジェクトとしてスタートさせた。このような世界的な大きな動きから，今後数年で miRNA を取り巻く状況は大きく変遷することが予想される。その根拠として，miRNA のがん診断バイオマーカーとしての臨床応用へ残されたいくつかの課題が克服される可能性があるからだ。その課題の 1 つは，確立した疾患特異的 miRNA のコンセンサスの欠如である。これまでの研究報告は論文単位の報告であり，どれだけ大きくても 1000 例を超えるような報告はなされてこなかった。しかし，1 がん種あたり 5000 例以上の解析をめざす本邦のプロジェクトの結果が提供されれば，この問題は解決される可能性がある。また circulating miRNAs の存在量を解釈する際に，常に付随する問題としてインナーコントロール，つまり存在量を補正するためのコントロール miRNA がいまだ確定していないことが議論になる。この課題に対しても，大規模な解析結果によって一定の回答が得られる可能性がある。最後に，特定の miRNA が定まったとしても，実際の臨床現場で使用するには，研究室レベルで行う PCR 解析とは違った，より迅速で再現性の高い診断プラットフォーム，診断機器開発が不可欠である。そのためには，今後密接な産学協同が不可欠であり，その理念は本邦のプロジェクトには強く織り込まれている。もちろん，これらプロジェクトのみですべての課題が解決されるわけではないが，今後着実に克服され，miRNA の臨床応用が実現する日は遠くないはずである。

おわりに

現在，日本人の死因の第 1 位はがんによる死亡であり，がん患者の相対 5 年生存率は 60％を下回り（厚生労働省「平成 26 年我が国の人口動態」），がんの早期診断による早期治療開始が，がん根治への重要な要因であることに疑いの余地はない。その実現のために多くの研究者たちが成果を集積しており，miRNA 研究もその一端を担っ

ている。これまでは，がん特異的な miRNA の探索，その早期診断マーカーとしての可能性，従来の診断マーカーとの比較などが主に研究されてきたが，前述の大規模研究がスタートしたことにより，本分野の研究はより臨床へ近いものに主眼を置き再度加速していくだろう。それらの研究成果から各がん種の miRNA データベースが提供されれば，研究の本質は臨床応用への残りの課題克服へと大きくシフトしてゆく可能性が高い。一日も早く実臨床に circulating miRNAs ががん診断新規バイオマーカーとして登場し，がん診療を改善することを期待する。

参考文献

1) Lee RC, Feinbaum RL, et al : Cell 75, 843-854, 1993.
2) Lawrie CH, Gal S, et al : Br J Haematol 141, 672-675, 2008.
3) Valadi H, Ekstrom K, et al : Nat Cell Biol 9, 654-659, 2007.
4) Kosaka N, Iguchi H, et al : Cancer Sci 101, 2087-2092, 2010.
5) Schwarzenbach H, Nishida N, et al : Nat Rev Clin Oncol 11, 145-156, 2014.
6) Johnstone RM, Adam M, et al : J Biol Chem 262, 9412-9420, 1987.
7) Raposo G, Nijman HW, et al : J Exp Med 183, 1161-1172, 1996.
8) Yoshioka Y, Kosaka N, et al : Nat Commun 5, 3591, 2014.
9) Kosaka N, Yoshioka Y, et al : Circulating MicroRNAs, 1-10, Springer, 2013.
10) Mitchell PS, Parkin RK, et al : Proc Natl Acad Sci USA 105, 10513-10518, 2008.
11) Tanaka M, Oikawa K, et al : PLoS One 4, e5532, 2009.
12) Tsujiura M, Ichikawa D, et al : Br J Cancer 102, 1174-1179, 2010.
13) Madhavan D, Zucknick M, et al : Clin Cancer Res 18, 5972-5982, 2012.
14) Chen X, Hu Z, et al : Int J Cancer 130, 1620-1628, 2012.
15) Toiyama Y, Takahashi M, et al : J Natl Cancer Inst 105, 849-859, 2013.
16) Taylor DD, Gercel-Taylor C : Gynecol Oncol 110, 13-21, 2008.
17) Ogata-Kawata H, Izumiya M, et al : PLoS One 9, e92921, 2014.
18) Hansen TF, Carlsen AL, et al : Br J Cancer 112, 624-649, 2015.
19) Ono S, Oyama T, et al : Oncotarget 6, 7053-7064, 2015.
20) Shin VY, Siu JM, et al : Br J Cancer 112, 1751-1759, 2015.
21) Tan GW, Khoo AS, et al : Sci Rep 5, 9430, 2015.

横井　暁
2009 年　名古屋大学医学部医学科卒業
　　　　　名古屋第一赤十字病院
2014 年　国立がん研究センター研究所分子細胞治療研究分野特別研究員

第2章　血液バイオマーカーの新展開

2．血中循環腫瘍細胞

古田　耕

　腫瘍組織由来で血中へ遊離した細胞と表現される血中循環腫瘍細胞（CTC）自体には，ユニークな染色性や細胞が大きいという特徴がある。CTCを血液中から回収する方法には，標識抗体を用いる方法と用いない方法がある。CTCは，バイオマーカー探索だけでなく，その数と予後の比較検討により一部の治験や臨床研究の場においては有効性の指標ともなっている。注目を集めているのは次世代シーケンス（NGS）であり，ゲノム医療の基本となりうるゲノム薬理学（PGx）だけでなく，薬剤感受性，耐性に対応した薬理遺伝学（PGt）に基づく治療のデザインまでもがCTCの可能性として考えられている。

はじめに：血中循環腫瘍細胞とは

1．定義

　血中循環腫瘍細胞（circulating tumor cells：CTCs）はいまだに明確に定義された細胞ではなく，例えば"Circulating tumor cells（CTCs）is a collective term to describe cancer cells of solid tumor origin found in the blood of cancer patients"[1]とあるように原発または転移固形腫瘍組織由来で，血中へ遊離した細胞と表現されるだろう。現在，CTCを用いた研究が多数の研究者により行われており，その結果，従来の考え方にあてはまらない細胞もCTCの1つの存在として続々と報告されている[2]。したがって，CTCの定義はいまだに進化しつづけているといってもよい。CTCの歴史的背景については，ジェネティックラボ社のHPに詳細が以下のように記載されている。「CTCの存在は1869年にオーストリアの医師Thomas Ashworthによりはじめて記述されており，その20年後にはイギリス人外科医Stephan Pagetにより「種と土壌の仮説（"seed and soil" theory）」が提唱されました」[3)4)]。

2．種々の染色による区別

　とはいっても現状，CTC研究者間で広く受け入れられている定義ならぬ特徴としては，EpCAM+/CD45-/DAPI+, cell morphology and sizeがある[5)-8)]。すなわち，epithelial cell adhesion molecule（上皮細胞接着分子）や，CK（サイトケラチン）上皮性腫瘍のマーカーが陽性であること。CD45は血液細胞のマーカー（混入した白血球を識別する目的）であり，これが陰性であること。さらにDAPI陽性（DNA染色物質で細胞の核を認識する目的）。細胞形態がいびつであり，細胞の大きさが大きいこととなろう。しかしながら，CTCが上皮間葉転換（epithelial-mesenchymal transition：EMT）[9)-11)][用解1]という上皮性から間葉系へと移行しつつある場合，その細胞染色性も変化するという報告があり，実際にそのような事例の報告も複数の場からなされている。そのような場合，上記の染色性が担保されないことはいう

---

key words

血中循環腫瘍細胞（CTC），細胞フリーDNA（cellfree DNA），上皮間葉転換（EMT），次世代シーケンス（NGS），ゲノム薬理学（PGx），薬理遺伝学（PGt）

2. 血中循環腫瘍細胞

までもない。

I. 採取方法

CTCを文字どおりつかまえる，すなわち血液中から回収する方法は日進月歩であり，ありとあらゆると言ってもいいくらい色々な方法が開発されつつある[12)-13)]。その方法を大きく分類すると，CTCを標識するために抗体を用いる方法（生物学的特性を利用）[14)]と抗体を用いない方法（物理的特性を利用）がある。抗体を用いる方法として有名なのはCellSearch[15)]であり，これは唯一アメリカ食品医薬品局（FDA）の承認を得られた回収システムである。原理としては，anti-EpCAM ferro fluidsを用いて標識したCTCをimmunomagnetic detectionにより回収する方法である。後者の方法には，CTCとしての特性としての細胞の大きさを利用するもの，細胞の変形しやすさを利用するもの，細胞の密度を利用するもの，電気的チャージを利用するものなどがあり，これらの物理的特性を生かして，microfluidic deviceやfiltration deviceの開発がすすめられている。現在，より脚光をあびている分野といえる。この方法の優れている点は，細胞にラベリングをする必要がないということである。CTCを用

いた分子生物学的解析やCTC自体の培養も技術的に可能となりつつある現在，できるだけCTCに人工的な影響を与えない状態で解析に持ち込めるというのは必須条件になりつつある。ISO/TC212[16)]における臨床検査を前提とした国際標準化の議論においても，すでにCTCの回収方法に関する議論が行われつつあると聞いている。近いうちには標準化方法が提示されるかもしれない。

ちなみに私たちの施設では，microfluidic系によるCTC回収のシステム（ClearCell® FX System, Clearbridge Biomedics社）[17)]を利用し，実際の臨床例からCTCを回収し，さらに長期保存について検討を重ねてきた[18)19)]。なお，CTCの定義は，本検討では免疫染色によりサイトケラチン陽性のものとした。2013年6月より2014年9月末までに49例の進行した消化器がん（食道がん8例，胃がん8例，大腸がん32例，肛門管がん1例，男性35例：平均年齢60.7歳，女性14例：平均年齢64.1歳）を対象としてEDTA採血管由来の全血，平均8.9mLよりCTC回収を行った。その結果，3から19個/mLと少数ではあるがCTCを回収しえた。表❶は，CTC23からCTC27の検体から実際に抽出しえたDNA量

表❶ CTCおよび関連試料由来DNAの収量

CTC No.	Blood (mL)	Source	DNA conc (ng/µL)		Volume (µL)	Total (ng)
			OD	Qubit		
CTC23	7.1	WGA		172.000	50	8600
	2.7	Buffycoat	106.64		100	10664
	1.0	plasma		1.070	20	21
CTC24	9.1	WGA		178.000	50	8900
	2.5	Buffycoat	198.90		100	19890
	1.0	plasma		0.236	20	5
CTC25	9.4	WGA		160.000	50	8000
	2.5	Buffycoat	215.31		100	21531
	1.0	plasma		3.840	20	77
CTC26	4.5	WGA		165.000	50	8250
	2.4	Buffycoat	86.13		100	8613
	1.0	plasma		1.500	20	30
CTC27	9.0	WGA		131.000	50	6550
	2.8	Buffycoat	151.23		100	15123
	1.0	plasma		0.930	20	19

Blood：処理に用いた血液量（mL），Source：DNAの由来（WGA処理，バフィーコート，もしくは血漿），Volume：溶出量（µL），Total：DNA収量（ng）

を示したものである[20)21)]。Blood は抽出に用いた全血量を示し，Source はそれぞれ WGA（whole genome amplification）操作由来，バフィーコート由来，plasma（血漿）由来であることを示す。抽出 DNA は OD（BioSpec-nano, Shimadzu 社）および Qubit 蛍光定量計（Life Technologies 社）にて濃度測定を行った。Volume は最終のバッファ量を示し，Total にて総収量を示している。供覧したすべての検体で WGA 操作により 6550 ng から 8900 ng の範囲で DNA を回収しえた。すなわち，当面の目標である次世代シーケンス（NGS）には，1 検体あたり 10 ng の DNA 量があればよいので，この方法で CTC を用いた NGS が可能であることを示している。詳細は，現在論文執筆中であるためそちらに譲るが，抽出した CTC 由来の DNA（WGA 後），同時採血の全血より抽出した細胞フリー DNA（cellfree DNA）（QIAamp Circulating Nucleic Acid Kit, QIAGEN 社），バフィーコート由来 DNA（QIAamp DNA Mini Kit, QIAGEN 社），さらに検討可能な場合は，原発巣の FFPE 由来 DNA を用い，上記 49 例中 14 例について検討を行い，全例で NGS が可能であった。現在，NGS により検出された遺伝子変異について詳細な検討を行っている。NGS については，ION PGM Cancer Panel（Life Technologies 社）を用いた。

II．技術的進歩：培養，保存（バイオバンク）

1．培養

CTC 自体を用いた drug screening や drug resistance の検討のためには，ある程度の数の CTC が必要になるので培養が必要になる。これまでのところ，Haber らや Alix-Panabieres らにより培養成功の報告がなされた[22)23)]。特に Alix-Panabieres らは CTC 由来の細胞株を樹立したと報告している。現在の問題点は，培養を試みたすべての CTC が培養できるわけではないこと，ましてや細胞株の樹立となるとほとんど例外的に成功したというような実情があるようである。さらに深刻かもしれない問題点は，第一世代の CTC とある程度の期間培養に持ち込んだ CTC もしくはその後継細胞が，第一世代のゲノミック，プロテオミック，メタボロミック，トランスクリプトミック，およびエピジェネティックな背景と同一なのかという疑問がある点である。今後培養手技の進歩とともにその点の解明は避けて通れない課題である。

2．保存

培養により得られた CTC の解析とは別に，第一世代の CTC の解析も引き続き必要である。私たちの研究グループは積極的に第一世代 CTC の保存について検討を行っている。具体的には，上記の操作で抽出した CTC を含むバッファから，処理した採血総量（7.5〜10 mL）中の 1 mL 相当の CTC を含むバッファを遠心し，ペレットを得たのち，そのペレットを最終的に 100 μL の PBS にて溶解し，サイトスピン（auto smear CF-12D, Sakura Seiki 社）にて silane coated slide に吹き付け，－80℃で保存する方法を種々の条件検討ののち確立した。ただしサイトスピンによる条件検討には，CTC 数が非常に少数であることを考慮し，培養細胞（H1975, ATCC）を用いた。形態学的評価には微分干渉顕微鏡（BX63 motorized upright microscope, Olympus 社）を用いた。その結果，具体的には，サイトスピン時の条件としては，800 rpm，1 分間の遠心条件でスライドに吹き付け，95％ ETOH による固定処理ののち，－80℃で保存するやり方が CTC が最も形態学的に温存される方法であることがわかった[24)]。無固定の場合は，細胞の形態が破壊されていた。作製したスライドは当面，FISH（fluorescent in situ hybridization）や免疫染色への利用が考えられる。FISH および免疫染色については，実際に染色可能であることを確認した（図❶）。

III．有用性

1．治験，臨床研究における利用

CTC の有用性ということを考えると，すぐ思い浮かぶのはバイオマーカー探索の解析対象としての CTC であろう。実際，CTC は多くの研究者によりその目的で利用されている。しかしなが

2. 血中循環腫瘍細胞

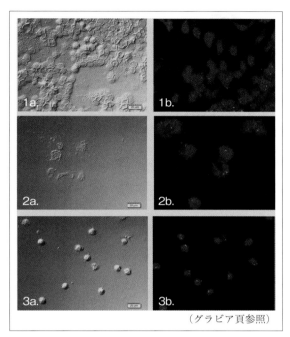

（グラビア頁参照）

図❶　サイトスピン後の細胞固定に関する検討

サイトスピン後，微分干渉顕微鏡下に H1975 細胞を用い種々の細胞固定条件について検討を行った。
1. サイトスピン後，スライドを直接 -80℃で保存
2. サイトスピン後，スライドを乾燥させ，95% ETOH による浸漬後 -80℃で保存
3. サイトスピン後，スライドを乾燥させずに，95% ETOH による浸漬後 -80℃で保存

各々の操作後，スライドを微分干渉顕微鏡下（1a, 2a, 3a）に観察評価した。さらに同スライドを用いた FISH (HER2) 染色（1b, 2b, 3b）による評価を行った。

ら，やや異なるやり方として，CTC 自体をバイオマーカーとして取り扱うということも行われはじめている。CTC の数と予後を比較検討する試みが検討され，すでに ASCO（American Society of Clinical Oncology）のような権威ある臨床腫瘍の学会でも発表が行われている[25]。CTC の単純な数だけでなく，CTC の染色性[26]やその大きさに注目し，予後との関連を比較した検討は論文としても発表されている。AJCC（American Joing Committee on Cancer）の Cancer Staging Manual では，CTC が循環血液中に存在するかどうかということが定性的な因子としてがんのステージ決定に用いられている[27]。

このような背景をもとに CTC の数自体が一部の治験や臨床研究の場においては，有効性の指標として用いられることも始まったようである。

2. NGS への利用（WGA もしくは PCR 増幅回数を増やす）

患者血液から CTC を回収できる方法が確立できた今，当然その CTC を用いた解析に焦点が当たりつつある。種々の解析方法の中でも最も注目を集めているのが NGS であろう。しかしながら，現状では回収できる CTC の数に限界があり，そのまま DNA を回収して NGS に持ち込むことは無理がある。ちなみに NGS には 1 試料あたり最少量として 10 ng の DNA が必要であり，そのため上述のように培養により CTC の数を増やそうという努力がなされている。一方，解析技術の工夫による問題解決方法としては，WGA や PCR 回数を増やすことで産物たる DNA 量を増やすという方法（Ion AmpliSeq, Thermo Fisher Scientific 社）があり，これらの方法を用いることにより NGS による解析がいろんな施設で行われてはじめている。その際注意すべきことは，CTC 自体のシグナルではなく増幅後のものを見ているという点であり，増幅しても CTC 自体の本来のシグナルと増幅後のシグナルに矛盾がないかどうかについても検証が必要である。学会などで報告されているかぎりでは，かなり忠実に増幅後も本来のシグナルが反映されているようである。私たちの施設では，CTC 回収解析のための血液採取と同時に得られたバフィーコートを用いた NGS を行い，増幅後のシグナルからバフィーコート由来のシグナルを引き算することで CTC のみのシグナルを浮かび上がらせる方法を開発し，解析を行っている[18]。

3. PGx や PGt への応用

厚生労働省による「ゲノム薬理学を適用する臨床研究と検査に関するガイドライン」に関する説明によると，ファーマコゲノミクス（ゲノム薬理学，PGx）は薬物応答と関連する DNA および RNA の特性の変異に関する研究，ファーマコジェネティクス（薬理遺伝学，PGt）はゲノム薬理学（PGx）の一部であり，DNA 配列の変異が薬物応答に及ぼす影響に関する研究となっている[28]。

血液由来のCTCを対象としてのNGSを考えた場合，その最も大きな特徴の1つは時系列による繰り返しの試料の採取が可能となることであろう。re-biopsyとかliquid biopsy，blood biopsyなどの言葉が使われているが，これらの言葉にはこのような背景がある。述べてきたような技術的進歩によりPGtだけでなくPGxまでも一挙に日常医療への導入が現実のものとなってきた。患者もしくは患者になる前の状態から繰り返し試料を採取し，時系列にしたがった遺伝子情報が得られることにより遺伝子変異出現以前の背景をゼロとし，いかに変異が生じてくるか，さらに種々の治療による耐性がいかに生じ変遷していくのかが把握できることになる。ゲノム医療の基本となりうるPGxだけでなく，個々の患者への薬剤感受性，耐性に対応したPGtに基づく治療のデザインが可能になってくるであろう。より洗練された分子標的薬の投与が可能となり，さらにはその開発もより細やかに行われることになると思う。

4. CTCとCellfree DNAについて

CTCは，WGAもしくはPCRの回数を増やすことでなんとかNGSには持ち込めるところまではきたが，もう少しCTCの数というか量が回収できないとより精密なPGtやPGxへの応用などをめざした方向へはなかなか進みにくいという現実がある。培養が現実のものとなりつつあるので，これで問題の解決がつくかも知れないが，まだかなり時間がかかるかも知れない。このような状況を考えると回収が比較的たやすいcellfree DNAの解析対象としての意義も重要である。CTCかcellfree DNAの二者択一ではなく，それぞれの持ち味を生かしながら両者を利用し患者の診療に役立てていくことが大切だと考える[29]。

謝辞
本研究は国立がん研究センターがん研究開発費（25-A-3）および（26-A-1）の支援を受けている。

共同研究者
①国立がん研究センター研究所創薬臨床研究分野：蠣崎文彦，本田一文，山田哲司，②国立がん研究センター中央病院臨床検査部：若井進，柿島裕樹，阿部紀子，③国立がん研究センター中央病院消化器内科：庄司広和，加藤健，④（株）エスアールエル遺伝子・染色体解析センター・特殊遺伝子課：柿本篤志，⑤三井情報：佐久間朋寛，⑥Clearbridge BioMedics Pte., Ltd：Ali Asgar Bhagat，⑦Department of Bioengineering and Mechanical Engineering, Mechanobiology Institute, National University of Singapore：Chwee Teck Lim

---

用語解説

1. **上皮間葉転換（EMT：epithelial-mesenchymal transition）**：上皮細胞がその細胞極性や周囲細胞との細胞接着機能を失い，遊走，浸潤能を得ることで間葉系様の細胞へと変化するプロセス。

参考文献

1) Khoo BL, Warkiani ME, et al：PLoS One 9, e99409, 2014.
2) Satelli A, Mitra A, et al：Cancer Res 74, 1645-1650, 2014.
3) Paget S：Lancet 1, 571-573, 1889.
4) http://www.ctc-lab.info/ctc1/about_ctc.html
5) Cristofanilli M, Budd GT, et al：N Engl J Med 351, 781-791, 2004.
6) Riethdorf S, Fritsche H, et al：Clin Cancer Res 13, 920-928, 2007.
7) Riethdorf S, Müller V, et al：Clin Cancer Res 16, 2634-2645, 2010.
8) Hou J-M, Krebs MG, et al：J Clin Oncol 30, 525-532, 2012.
9) Kalluri R：J Clin Invest 119, 1417-1419, 2009.
10) Bednarz-Knoll N, Alix-Panabières C, et al：Cancer Metastasis Rev 31, 673-687, 2012.
11) Bednarz-Knoll N, Alix-Panabieres C, et al：Breast Cancer Res 13, 228, 2011.
12) Alix-Panabières C, Schwarzenbach H, et al：Annu Rev Med 63, 199-215, 2012.
13) Pantel K, Alix-Panabières C：Trends Mol Med 16, 398-406, 2010.
14) Pantel K, Denève E, et al：Clin Chem 58, 936-940, 2012.
15) https://www.cellsearchctc.com/
16) http://www.iso.org/iso/iso_technical_committee?commid=54916
17) Hou HW, Warkiani ME, et al：Sci Rep 3, Articl No.1259, 2013.
18) Furuta K：21 Molecular Med TRI-CON 2014, San Francisco, 2014.
19) Kakizaki T, Honda K, et al：Biopreserv Biobank 12, A35, 2014.
20) Magbanua MJM, Sosa EV, et al：Cancer Res 73, 30-40, 2013.

21) Heitzer E, Auer M, et al : Cancer Res 73, 2965-2975, 2013.
22) Yu M, Bardia A, et al : Science 345, 216-220, 2014.
23) Cayrefourcq L, Mazard T, et al : Cancer Res 75, 892-901, 2015.
24) 柿島裕樹：臨床病理 62, 194, 2014.
25) Cohen SJ, Punt CJA, et al : J Clin Oncol 26, 3213-3221, 2008.
26) Baccelli I, Schneeweiss A, et al : Nat Biotechnol 31, 539-544, 2013.
27) Edge DRBS, Compton CC, et al : AJCC Cancer Staging Manual, American Joing Committee on Cancer, 2015.
28) www.pmda.go.jp/files/000156600.pdf（2015.3.30）
29) Pantel K, Alix-Panabières C : Cancer Res 73, 6384-6388, 2013.

古田　耕
1982 年　九州大学医学部卒業
　　　　　同医学部第一外科
1987 年　新潟大学医学部第一病理
1992 年　Johns Hopkins 大学外科病理・分子薬理研究員
1997 年　九州大学医学部臨床検査医学および同薬学部生理化学研究員
1998 年　産業医科大学産業保健学科第一生体情報学助教授
2001 年　国立がん（研究）センター中央病院臨床検査部医長
2010 年　Minnesota 大学機械工学部研究員
2015 年　神奈川県立がんセンター医療技術部部長（現在に至る）

第2章　血液バイオマーカーの新展開

3．血中腫瘍 DNA

久木田洋児・加藤菊也

　血中腫瘍 DNA（circulating tumor DNA：ctDNA）は，がん細胞死に伴って血中に放出される遊離 DNA である。その存在は 1990 年代から知られていたが，最近のゲノム関連技術の進展により漸く臨床応用可能な状況になってきた。用途としては，進行がんの病態モニタリング，分子標的薬効果および耐性モニタリング，残存病変の検出，早期発見など多岐にわたる。現在検出技術開発が盛んに行われているが，一般にはデジタル PCR およびその関連技術である次世代シーケンサーが標準的な技術になりつつある。

はじめに

　血液中には細胞死によって細胞から放出された遊離 DNA（cell-free DNA：cfDNA）が存在するが，血中腫瘍 DNA（circulating tumor DNA：ctDNA）はその中でがん細胞由来の DNA である。ctDNA は 1990 年代に発見されており，一部の研究者の間で臨床応用の可能性が追求されていたが，脚光を浴びだしたのは最近のことである。他のがんのバイオマーカーと異なり，がん関連遺伝子の変異を指標にして検出するため特異度ははるかに高い。生検材料を使った遺伝子検査を血液で代替するという liquid biopsy[1] が提唱されているが，最近の総説では ctDNA を指すことが多い。また，妊婦の cfDNA を用いた新型トリソミー診断法が次世代シーケンサーの代表的な医学応用成功例であることから，ゲノム科学の分野でも注目を集めている。

Ⅰ．血中腫瘍 DNA の特徴

　cfDNA は細胞死の結果細胞外に放出されているため通常のゲノム DNA と異なり約 170 塩基対に分解されている。半減期は極めて短い。分娩後の胎児由来 cfDNA の消失動態から 16.5 分[2]，術後の ctDNA の消失動態から 144 分[3] と推定されている。私たちのデータでは，健常人，がん患者を問わず，血液 1 mL 中には平均 3000 ゲノムに相当する cfDNA が含まれている。したがって血液 1 mL あたりの ctDNA は 0 〜 3000 ゲノム相当になるが，進行がん患者の中には ctDNA 量が著しく増加する症例もある。ctDNA の生成メカニズムはわかっていないが，核内 DNA は細胞死以外で細胞外に放出されることは考えられないので，細胞死の結果であるとはいえる。また，体内半減期が他のバイオマーカーより極端に短いことから積極的に除去するメカニズムがあると思われるが，よくわかっていない。進行がんの患者では高頻度（> 70％）でみられるが，初期がんでは出現頻度は低い[4]。

　ctDNA からは次の 2 種類の情報が得られる。
① ctDNA 量：腫瘍の量を反映する。また腫瘍破壊でも上昇する。
②塩基配列情報：同一患者内でも腫瘍によって変異が異なることがある（遺伝的多様性）。生検

---

key words

血中腫瘍 DNA，デジタル PCR，超並列シーケンサー

部位以外の変異検出が期待できる。例えば抗がん剤耐性で出現する変異など。

　ctDNAは血液検体から検出するため，他のバイオマーカーと対比されることが多いが，実際には腫瘍実体を捕捉することになるので，画像診断と比較するほうが適切である。画像診断と比較すると空間分解能はないが，半減期が極めて短いことから時間分解能は高い。ctDNAの基本的事項に関しては図❶にまとめた。

II．ctDNA応用の用途

　臨床応用としては以下の点が現在検討されている。

① 進行がん患者の病勢進行のモニタリング[3)5)]。画像診断や血清バイオマーカーが主に用いられるが，それに加えてctDNA血中レベルの有効性が検討されている。

② 分子標的薬治療効果および耐性のモニタリング[6)-8)]。ゲフィチニブ（イレッサ®），エルロチニブ（タルセバ®）などのEGFR-TKIについてはEGFR耐性変異，また抗EGFR抗体についてはKRAS変異が耐性の原因となる。これらの変異出現を追跡することにより耐性獲得を予測する。

③ 術後残余病変の検出[9)]。術後ctDNA量は通常激減するが，残余病変がある場合はctDNAが残る。このことを利用して術後残余病変の有無を予測する。

④ 分子標的薬の治療方針選択のための変異検出。EGFR-TKIはEGFR活性化変異陽性肺がんにのみ投与するが，この変異検査を血液検査で行う。

⑤ 最近登場したニボルマブ（オプジーボ®）などの免疫療法剤ではリンパ球浸潤による腫瘍塊の増大が起こる（pseudo-progression）ため，画像による治療効果判定が難しい。腹膜播種も同様である。このような事例への応用が期待できる。

　基礎研究としては，腫瘍間遺伝的多様性が考えられる。同一患者における遺伝的多様性の研究には転移巣が必須であるが，原発巣に比べて採取が困難なことが多い。ctDNAは原発巣だけでなく転移巣・再発巣のDNAを含んでおり，がん組織より採取が容易なため遺伝的多様性の解析対象として提案されている。

III．ctDNA解析技術

　通常のバイオマーカー研究は目的にあった生体

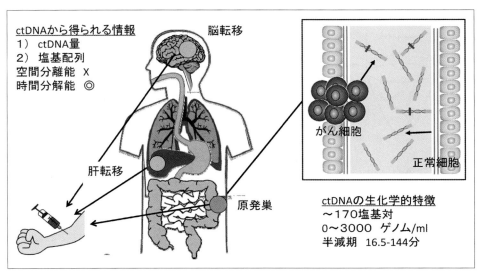

図❶　ctDNAの特徴

物質の探索であるが，ctDNAの場合は，存在は明らかだが十分な検出技術がないことが主要な問題点である．したがって現在のctDNAに対する研究は技術的な側面が重要である．特にデジタルPCRや次世代シーケンサーなどのゲノム関連技術が大きな役割を担っている．これらの技術は既存の変異検出PCR技術よりも測定感度が高く，また定量解析ができる．

ただ実際には外部DNAの混入防止が最も重要な課題になる．通常の実験研究室の環境下では少数分子のPCR産物の他検体への混入は避けられない．凍結組織やFFPE固定標本では問題にならないが，ctDNAの場合1分子の変異DNAの検出が求められるため，測定結果が大きく影響を受ける．同じ腫瘍由来コンポーネントである血中腫瘍細胞（circulating tumor cell：CTC）と比較して研究が立ち後れている最大の原因は外部DNA混入と推察される．

デジタルPCR[10]では，DNA溶液を限外希釈して1反応系に1分子以下含まれている状態をつくりPCR反応を行う．変異配列と正常配列を別個の蛍光色素で標識したプローブで検出することにより変異および正常DNAの分子数を測定する．元来はVogelsteinらが考案した技術コンセプトであるが，彼らはctDNA解析用にBEAMing（beads, emulsion, amplification, magnetics）[11]を開発した（図❷）．BEAMingでは対象遺伝子をPCR増幅した鋳型DNAをwater-oil emulsionの水滴中に1分子1ビーズ入るように調製する．PCR反応を行うと1分子由来のPCR産物に覆われたビーズができる．蛍光色素標識プローブを使ってフローサイトメトリーで分離，ビーズの数をカウントすることにより変異DNAの相対量を測定する．BEAMing以外に，現在数社からデジタルPCR専用機器が市販されている．また次世代シーケンサーにはいくつかの種類があるが，最も一般的な超並列シーケンサー（イルミナ社およびサーモフィッシャー社のもの）は鋳型調製過程にデジタルPCRを用いるためBEAMingと同じことができる．

これらの機器を用いてctDNAの検出系を構築するわけだが，現在決まった方法はない．ここでは私たちが肺がん患者血漿中EGFR変異検出に用いている方法を紹介する[12]．この検出方法では対象EGFRエクソン領域を10万回（10万分子に相当）超並列シーケンサーにより塩基配列を決定し（deep sequencingと呼ばれている），変異を探す．他の分析化学技術と同様，検出限界（limit

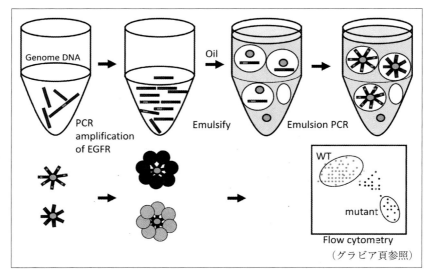

図❷　BEAMing

of detection：LOD）と定量限界（limit of quantitation：LOQ）をまず決定した．LODについては，48人の健常人の白血球あるいは血漿DNAのデータに基づきバックグラウンドエラーを測定，バックグラウンドエラーの統計学的モデルを作成，バックグラウンドエラーである確率が $p=2\times10^{-5}$ となるように設定した（図❸ A）．LOQについては，肺がん患者血漿DNAを用いて活性化変異および耐性変異アレルの定量を2回行い，定量の再現性をみた（図❸ B）．この結果をもとにLOQを設定した．この2つのパラメータを用いてデータを評価するわけである．LODを閾値とした場合，進行肺がんの70％以上の血液検体でEGFR変異を検出した．生検材料の遺伝子検査との多施設比較試験（288例）を既に終了し（論文投稿中），研究用検査サービスを開始している．

EGFRに関しては変異部位のエラーが少なく高感度検出が可能だったが，一般的には超並列シーケンサーは塩基配列読み取りエラーが多く，それが稀少変異検出の主要な障害になっている．個々のDNA分子に12塩基のバーコードタグを付加し，PCR増幅，超並列シーケンサーで配列決定後，バーコードタグ配列により同一分子由来の配列をグループ化してコンセンサス配列をつくることにより，読み取りエラーを除去する方法が提案されている[13)-15)]．特に私たちの方法は，他の方法の欠点（低回収率，分子標識の重複）を克服し，高効率のctDNA回収，分子数の絶対定量を可能にした[15)]．通常の採血量（5mL）で約10kbまで解析可能である．

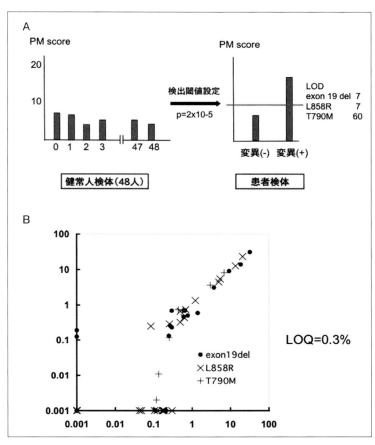

図❸ Deep sequencingにおける検出限界（LOD）（A）と定量限界（LOQ）（B）の決定

PM score（plasma mutation score）は10万リードあたりの塩基置換あるいは欠失数．

おわりに

ctDNAは米国だけでなく欧州でも盛んに研究が行われており，現在研究の中心がアカデミアからベンチャー企業へ移行しつつある．バーコード技術が最も有望と筆者らは考えているが，欧米では変異濃縮技術，デジタルPCR専用機器，バーコード技術など様々な技術開発が行われている．探索研究中心の他のバイオマーカーと異なり，優れた検出技術があれば必ず成功する分野であるため，研究開発はますます盛んになると予想される．

〈Added in proof〉

本文中で言及した生検材料の遺伝子検査との多施設比較試験の結果を発表した(Uchida J, Kato K, Kukita K, et al : Clin Chem 61, 1191-1196, 2015)。この論文で実地臨床に使用できる性能があることを示した。liquid biopsy は既に実用的な診断技術である。

参考文献

1) Diaz LA Jr, Bardelli A : J Clin Oncol 32, 579-586, 2014.
2) Lo YM, Zhang J, et al : Am J Hum Genet 64, 218-224, 1999.
3) Diehl F, Schmidt K, et al : Nat Med 14, 985-990, 2008.
4) Bettegowda C, Sausen M, et al : Sci Transl Med 6, 224ra24, 2014.
5) Dawson SJ, Tsui DW, et al : N Engl J Med 368, 1199-1209, 2013.
6) Diaz LA Jr, Williams RT, et al : Nature 486, 537-540, 2012.
7) Misale S, Yaeger R, et al : Nature 486, 532-536, 2012.
8) Taniguchi K, Uchida J, et al : Clin Cancer Res 17, 7808-7815, 2011.
9) Tie J, Kinde I, et al : J Clin Oncol 32, 5s, 2014（suppl; abstr 11015）.
10) Vogelstein B, Kinzler KW : Proc Natl Acad Sci USA 96, 9236-9241, 1999.
11) Dressman D, Yan H, et al : Proc Natl Acad Sci USA 100, 8817-8822, 2003.
12) Kukita Y, Uchida J, et al : PLoS One 8, e81468, 2013.
13) Kinde I, Wu J, et al : Proc Natl Acad Sci USA 108, 9530-9535, 2011.
14) Schmitt MW, Kennedy SR, et al : Proc Natl Acad Sci USA 109, 14508-14513, 2012.
15) Kukita Y, Matoba R, et al : DNA Res 22 269-277, 2015.

久木田洋児
1995 年　九州大学理学部生物学科卒業
2000 年　同大学院医学系研究科分子生命科学系専攻博士課程修了，博士（理学）
2004 年　九州大学生体防御医学研究所遺伝情報実験センター助手（助教）
2009 年　大阪府立成人病センター研究所研究員
2013 年　同疾患分子遺伝学部門主任研究員

加藤菊也
1980 年　大阪大学医学部卒業
1984 年　同大学院医学研究科修了
1987 年　英国ケンブリッジ大学医学部（Sydney Brenner 研究室）
2004 年　大阪府立成人病センター研究所研究所長
2014 年　同疾患分子遺伝学部門部門長

研究テーマ：ゲノム関連技術の開発とその応用

4. 血漿中アミノ酸プロファイルは, なぜ「がんリスク」を知っているのか

安東敏彦

　血漿中のアミノ酸濃度（アミノグラム）は常に一定になるようにコントロールされている。しかし, 多くの疾病において代謝に影響がみられ, アミノグラムにも変化が現れることが報告されている。それなら逆に, アミノグラムの変化から疾病の有無を知ることができるのではないかと考え, 複数のアミノ酸の組み合わせを統計的に解析する技術を開発した。この「アミノインデックス」という技術を用いて, がんに罹患しているリスクを評価する新しい検査法が, アミノインデックス®がんリスクスクリーニング法（AICS）である。

　AICSの特長は, ①一度の採血で, 複数のがんを同時に検査できる, ②早期のがんにも対応した検査である, ③採血による簡便な検査であり, 健康診断で同時に受診できる, という点であり, がんのリスクをスクリーニングする検査として活用が広がっている。

I. なぜ血漿遊離アミノ酸は臨床検査対象として優れているのか

1. 血漿中アミノ酸プロファイルは恒常性が高い

　人の身体の約20％, つまり体重が50kgの人なら約10kgがアミノ酸でできており, そのほとんどがタンパク質として存在している。このタンパク質のうち約40％は筋肉で, 約30％がコラーゲン, 他は酵素や抗体などである。人は1日におよそ70gのタンパク質を食物として摂取する。そのタンパク質は消化吸収されて遊離アミノ酸となる。身体の中の遊離アミノ酸は「アミノ酸プール」と呼ばれ, 細胞内に45g, 細胞間に5g, 血漿中に1gあり, それを材料にしてタンパク質が1日に約180g合成される。そして, その同量がアミノ酸に分解されて「アミノ酸プール」に戻り, 最終的に窒素は尿素として尿に排泄される。

　20世紀初頭, 体内成分の代謝（内因性）と食物成分の代謝（外因性）は互いに独立であるとする学説が信じられ, 体重も体組成も変化が少ない大人の体内成分はほとんど代謝されない静止状態にあると考えられていた。シェーンハイマーたちは1930年代後半に重水素や重窒素といった安定同位体を標識に用いて, 大人の動物の体内成分は速やかに分解しており, 食物からの代謝物とともに代謝物プールを作って, 体内成分はそのプールを原料にして再合成されていることを示した[1]。ちなみに, 重水素がユーリーよって発見されたのは1932年であるから, その3年後には安定同位体で標識された化合物を使った代謝研究がなされたことになる。

　上記のように人の身体には約10kgのタンパク質が存在するが, 血漿中の遊離アミノ酸はわずか1g程度である。このように少量であるため, 血

---

key words
アミノ酸プロファイル, アミノ酸分析, アミノインデックス技術, AICS, TDO, HMGB1

漿中の遊離アミノ酸濃度は変化しやすいと考えられがちだが，実際にはタンパク質の合成や分解などの代謝制御を受けて血漿遊離アミノ酸濃度は恒常性を保っている。

生体内成分を疾患などの診断に用いる場合，測定のたびに結果が変わっていては判断に困ることが容易に想像できる。上述のとおり，血漿遊離アミノ酸濃度は各種の代謝の制御を受けて恒常性が保たれており，測定結果が安定している物質といえる。実際に 12 名の被験者について 1 ヵ月の期間をあけてアミノ酸を測定したところ，有意差がつくアミノ酸はないことがわかった（図❶）。

2．アミノ酸は高い精度で測定できる代謝物

血液中の代謝物を測定する方法は多数あるが，いずれにせよ対象とする物質の濃度が低くなるにつれて装置の限界や夾雑物の影響で分析の定量精度は低下する。この点，アミノ酸は血漿中に 50～500 μmol/L 程度含まれているため，ごく微量なタンパク質に比べて分析が容易であり，定量精度も高いといえる。実際，自動アミノ酸分析計での測定では変動係数（CV）2～5％程度と，高い精度で分析が可能である。

現在，多く使用されているアミノ酸分析計は，アミノ酸をイオン交換樹脂カラムで分離し，溶出されたアミノ酸をニンヒドリンで発色させて光度計で定量するという方法が使われている。このアミノ酸分析法は，定量精度は高いが，1 検体 2 時間程度の時間がかかるという弱点があり，分析コストも高い。

近年，カラム分離の前にアミノ酸を蛍光標識するプレカラム法など多彩な方法が開発されている。その一例として，新保らによって開発されたプレカラム誘導体化 LC/MS[2] 法によるアミノ酸分析では，誘導体化されたアミノ酸を逆相高速液体クロマトグラフィーで分離し，四重極質量分析計で検出する。この方法は化学的性質と質量数で分離されるため，分析時間が約 7 分とニンヒドリン法の 1/10 以下に短縮でき，定量精度も高い。最近，この方法を使って測定した約 2000 人のデータから，日本人の血漿中アミノ酸濃度の基準範囲が設定され公開されている[3]。

3．アミノ酸は代謝マップの「ハブ」

代謝マップにはこれまでの多くの研究成果が集積されており，代謝を考えるうえで大変有用なものだが，残念ながらそれは「地図」であるために，その地図の上を流れている代謝物の量，つまり「交通量」については何も語ってくれない。最近，代謝物を網羅的に測定して疾患の状態を解析

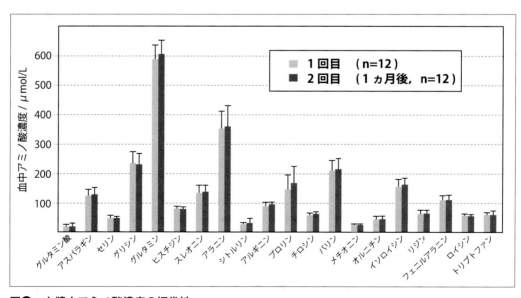

図❶　血漿中アミノ酸濃度の恒常性

する「メタボロミクス」という技術が大きく進展し，その「交通量」についての情報が加速度的に増加している．しかしながら，メタボロミクスは数千もある代謝物を網羅的に測定するために大きなコストがかかるうえ，考慮すべき変数が多過ぎて多変量解析法にもまだ限界がある．一方で，タンパク質を網羅的に解析する「プロテオミクス」という技術では測定するタンパク質の生体内濃度が極めて低いために，上述のとおり定量精度にも問題があることが検査法としての実用面での課題として指摘されている．

「アミノインデックス技術」はアミノ酸という代謝物のごく一部だけを使って疾患などの状態を知ろうというアプローチだが，それが可能であるのはアミノ酸が代謝マップ上で「ハブ」という位置にあるからである[4]．「ハブ」というのは多くのネットワークが集中している場所のことで，東京駅や羽田空港のような場所をイメージすればわかりやすいかと思う．「ハブ」での交通量を計測すると，全体のネットワークでの交通量の概略が把握できる．それと同じように，アミノ酸を測ることによって，その他の代謝物を含む代謝マップ全体の交通量を予測することができると考えられている．

実際，がん，肝不全，腎不全，糖尿病，精神疾患などの様々な疾患におけるアミノ酸プロファイルの変化が，多くの論文で報告されてきている（表❶）．例えば，がん患者ではトリプトファン分解酵素が誘導されて血漿中のトリプトファン濃度が減少することが知られている[5]．また，腎不全患者では，腎臓でのシトルリン代謝が損なわれることによって血漿中のシトルリン濃度が上昇する[6]．

Ⅱ．「アミノインデックス技術」を用いたがんリスクスクリーニング法（AICS®）

1．「アミノインデックス技術」とは

アミノ酸は代表的なものだけでも20種類以上あるため，その濃度パターンと健康状態を結びつけて理解するには経験と知識が必要になる．そこで，アミノ酸濃度パターンの理解を簡単にするために，アミノ酸を変数とした多変量解析を用いて健康状態をスコア化する「アミノインデックス技術」を開発した[7)8)]．

複数のアミノ酸濃度を変数とした多変量解析によって，より明確に健康状態や疾患を判別できることが臨床データでも明らかになってきている．具体的には，疾患によって変化するアミノ酸の中から判別に有用なものを選択し，それらのアミノ酸濃度を変数とした統計モデルを作成した．

「アミノインデックス技術」の特長として，従

表❶　疾患と血液中アミノ酸濃度関連の論文

診断や病態評価		主な論文
がん	肝細胞がん	Watanabe A, et al : Cancer 54, 1875-1882, 1984.
	大腸がん	Bener A, et al : Biomed Res 67, 361-365, 2006.
	乳がん	Okamoto N, et al : Int J Med Med Sci 1, 1-8, 2009.
循環器病	動脈硬化症	Sanchez A, et al : Med Hypotheses 36, 27-32, 1991.
	高血圧	O'Connor DT, et al : Hypertension 37, 898-906, 2001.
肝臓病	肝不全	Morgan MY, et al : Gut 23, 362-370, 1982.
	肝硬変	Cynober FB, et al : Clin Nutr 18, 5-13, 1999.
腎臓病	慢性腎不全	Laidlaw SA, et al : Am J Kidney Dis 23, 504-513, 1994.
	ネフローゼ症候群	El-Gayar A, et al : Int Urol Nephrol 26, 707-712, 1994.
消化器病	急性膵炎	Sandstrom P, et al : Amino Acids 35, 225-231, 2008.
	潰瘍性大腸炎	Hong SKS, et al : Inflamm Bowel Dis 16, 105-111, 2010.
呼吸器病	慢性閉塞性肺疾患	Pouw EM, et al : Am J Respir Crit Care Med 158, 797-801, 1998.
代謝疾患	糖尿病	Menge BA, et al : Regul Pept 160, 75-80, 2010.
精神疾患	アルツハイマー病	Mochizuki Y, et al : Ann Clin Lab Sci 26, 275-278, 1996.
	統合失調症	Tomiya M, et al : Clin Chim Acta 380, 186-190, 2007.

来の血液生化学検査と同様に採血をするだけで測定が可能という簡便さが挙げられる．また，1回の測定で得られたアミノ酸濃度値を種々の疾患ごとの統計モデルにあてはめることで，様々な疾患の検査が可能であるという点もこれまでの検査法にはなかった大きなメリットである．

2. がん患者でのアミノ酸プロファイル変化とAICS®の開発

胃がん各ステージの血漿中アミノ酸プロファイル変化を図❷示した[9]．アミノ酸ごとに胃がん患者と健常者を判別するROC（receiver operating characteristic）曲線[用解1]を求め，その曲線下面積（ROC-AUC）で表示している．健常者の場合，ROC-AUC値は0.5となるので，レーダーチャートでは中央にくる真円となる．それに対して，胃がん患者ではステージⅠという早期の段階からアミノ酸プロファイルが大きく変化していることがわかる．

がんによるアミノ酸プロファイルの変化の中で，トリプトファン（Trp）やヒスチジン（His）のようにがん種を問わず共通して変化するアミノ酸がある一方で，スレオニン（Thr），イソロイシン（Ile），メチオニン（Met）のようにがん種ごとに変化が異なるアミノ酸があることが知られている[9]．

胃がんの例で見たように，がん患者の血漿中のアミノ酸濃度バランスは健常者と比較して大きく変動している．そこで，アミノ酸代謝研究とバイオインフォマティクス技術を組み合わせた「アミノインデックス技術」をがん領域に応用するために，大規模な臨床研究が行われた[9)-11)]．この研究の結果，胃がん[9]，肺がん[12)13)]，大腸がん[14]，前立腺がん[15)16)]，乳がん[14]，子宮頸がん，子宮体がん，卵巣がん[11)17)]のがん患者の血漿検体と健常者としての人間ドック受診者の血漿検体を比較し，がんリスクスクリーニングを目的としたアミノインデックス®がんリスクスクリーニング法（aminoIndex® cancer screening：AICS）が開発された．またごく最近，膵がんにも適用が拡大されている．

ところで，早期がんにもかかわらず血漿中のアミノ酸濃度という全身的な変化が起きているのはなぜか．がん患者で血漿中のトリプトファン濃度が低下しているメカニズムとして，トリプトファンを分解するTDO（tryptophan 2,3-dioxygenase）の関与が示唆されている．TDOは通常肝臓で発現する酵素であるが，グリオーマではリプログラミングにより高発現している．この酵素反応で生成するキヌレニンはAh受容体のリガンドとして働き，免疫細胞を抑制する．キヌレニンには，がん細胞の生存・増殖・運動性を高める作用もあり，がん細胞の生存に寄与することが報告されている[6]．

また最近，がん細胞から分泌されるHMGB1（high mobility group box 1）が宿主およびがん細胞のエネルギー代謝に影響を与えることが明らかになった[18]．HMGB1は，宿主骨格筋のPKM1発現に影響し，正常のエネルギー産生を抑制する．同時に，オートファジーを誘導し，筋組織の分解

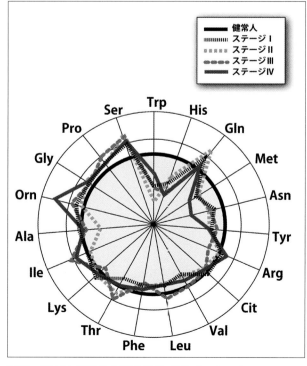

図❷　胃がん患者の血漿中アミノ酸プロファイル

と遊離アミノ酸の生成を惹起し，筋組織においては生成したグルタミンはTCAサイクルに取り込まれてエネルギーを産生している．HMGB1は発がんの早期から発現・分泌誘導されるため，血漿中アミノ酸プロファイルが早期のがんでも変化する．

3. AICS® 検査結果の表示方法とランク別リスク

AICS検査は，血液中のアミノ酸を測定し，アミノ酸濃度のバランスの違いを統計的に解析することで，がんであるリスクを評価する検査である．リスクとは，確率，可能性，危険性などと呼ばれているもので，がんであるか否かをはっきりと判断するものではない．AICS検査は，それぞれのがんについて，がんである確率を0.0〜10.0の数値（AICS値）で報告する．この数値が高いほど，がんである確率が高くなる．

AICS検査の解析対象となるがん種は，胃がん，肺がん，大腸がん，前立腺がん，乳がん，子宮がん・卵巣がんである．ただし，子宮頸がん，子宮体がん，卵巣がんはアミノ酸プロファイルの変化が酷似しているため，AICSはこれら3種のがんのいずれかのがんであるリスクについて評価することができるが，それぞれのがんのリスクについては区別できない．

AICS検査では，特異度80％のときのカットオフ値「5.0」と，特異度95％のときのカットオフ値「8.0」を使い，がんであるリスクを3つのランクに分けて表示する．AICS値が0.0〜4.9の範囲をランクA，5.0〜7.9の範囲をランクB，8.0〜10.0の範囲をランクCとし，この順でがんであるリスクが高くなる．

4. AICS® の各種がんに対する感度と特徴

AICSの各種がんに対する感度を図❸に示した．特異度95％のカットオフ値を用いた場合（ランクCの場合），胃がん，肺がん，大腸がんでは40〜50％，前立腺がんでは30％，乳がんで20％，子宮・卵巣がんでは60％弱という成績であった[10]．また，図に示したように，ステージⅡ（またはステージB）までの比較的早期のがん患者に対する感度が全症例のがん患者と同様に高い感度であることがわかっている．そのことから，AICSはステージⅡ（またはステージB）までの早期のがんでも対応が可能ながんリスクスクリーニング法であることが示された．このことは，図

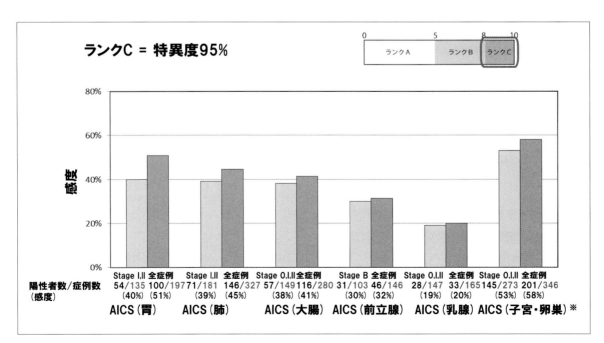

図❸　各がん種における特異度95％（ランクC）での感度

❷に示したとおり，早期のがんであってもアミノ酸プロファイルの変化が現れていることから理解できる．

おわりに

現在，がんを見つける主要なアプローチは画像診断である．例えば，肺がんには胸部X線検査，胃がんや大腸がんには内視鏡と，がん種ごとにそれぞれの検査を受けるため検査時間が長時間にわたり，できるだけ簡便な検査で済ませたいという要望には応えられていない状況である．また，X線による放射線被曝や内視鏡検査の苦痛など身体にも負担となるうえ，婦人科がん検診は恥ずかしいという精神的な負担も大きいであろう．このような負担の大きさが，がん検診受診率の上がらない理由と考えられている．これに対してAICSは，1回5mLの採血で複数のがん（男性4種，女性5種）のリスクスクリーニング検査ができ，苦痛や精神的負担が少ないため，がん検診の受診率向上が期待できる．

一方，がんが産生する物質の存在とその量を測定する「腫瘍マーカー検査」が広く行われているが，腫瘍マーカーはがんがある程度進行しないとはっきりとした変化がみられず，やはり早期がんに対する感度は低い[19]．この点，血液中のアミノ酸濃度はがん発症の早期でも変化することが知られている[9]．このため，AICSはごくごく早期のがんも発見できる可能性があり，治療も軽度で済むといったメリットにつながると考えられている．

このように，AICSは採血だけでできる簡便な検査であり，早期のがんも検査対象にしている．また，これまでのがん検診法とは異なり，複数のがんそれぞれに対するがんリスクを一度に判定することが可能であるので，がんのリスクを広く簡単に，しかも早期に知ることができるスクリーニング検査法として有用性が高いと考えられる．

用語解説

1. **ROC曲線（receiver operatorating characteristic curve）**：受信者動作特性曲線．検査の性能を評価する方法．縦軸に感度，横軸に（1-特異度）を尺度としてプロットする．この曲線が対角線から離れるほど検査として性能が良いことになる．

参考文献

1) Clarke HT : Science 12, 553-554, 1941.
2) Shimbo K, et al : Rapid Commun Mass Spectrom 23, 1483-1492, 2009.
3) Yamamoto H, et al : Ann Clin Biochem, 2015. doi : 10.1177/0004563215583360
4) Wagner A, et al : Proc Roy Soc London Series B 268, 1803-1810, 2001.
5) Opitz CA, et al : Nature 478, 197-203, 2011.
6) Laidlaw SA, et al : Am J Kidney Dis 23, 504-513, 1994.
7) Kimura T, et al : Curr Opin Clin Nutr Metab Care 12, 49-53, 2009.
8) Noguchi Y, et al : Am J Clin Nutr 83, 513S-519S, 2006.
9) Miyagi Y, et al : PLoS One 6, e24143, 2011.
10) 岡本直幸，他：人間ドック 26, 454-466, 2011.
11) 宮城悦子，他：人間ドック 26, 749-755, 2012.
12) Maeda J, et al : BMC Cancer 10, 690, 2010.
13) Shingyoji M, et al : BMC Cancer 13, 77, 2013.
14) Okamoto N, et al : Int J Med Med Sci 1, 1-8, 2009.
15) 三浦 猛，他：人間ドック 26, 51-55, 2011.
16) 三浦 猛，他：泌尿器外科 26, 1259-1261, 2013.
17) Ihata Y, et al : Int J Clin Oncol 19, 364-372, 2014.
18) Luo Y, et al : Cancer Res 74, 330-340, 2014.
19) 宮城洋平，他：人間ドック 29, 585-591, 2014.

参考ホームページ

・臨床アミノ酸研究会
　http://www.aa-pri.jp/

安東敏彦

1981年	大阪大学大学院理学研究科修士課程修了 味の素株式会社入社，分析研究所勤務
1990年	米国サンディエゴ留学
2006年	味の素株式会社ライフサイエンス研究所所属
2008年	同社HI班（ヘルスインフォマティクス班）兼務
2010年	同社アミノインデックス部所属

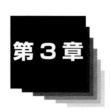

第3章

がん化リスクの評価

第3章　がん化リスクの評価

1．肺発がんリスクに関わるゲノム要因

本多隆行・白石航也・坂下博之・河野隆志

　肺発がんへのリスク因子については，喫煙を代表とする環境因子が明らかにされてきた。一方，肺がんの家族歴がリスク因子となることから遺伝要因の関わりも示唆されてきた。そして，それを裏づけるものとして，肺発がんリスクと関連する遺伝子多型群（common variants, rare variants）が同定されてきている。一方まれではあるが，肺がん家系として家族集積性の発症をもたらす EGFR, HER2/ERBB2 がん遺伝子の胚細胞系列変異が発見されている。また，間質性肺炎などの慢性呼吸器疾患が肺発がんリスク因子となることが示されているが，その分子機序については不明な点が多い。今後，遺伝子多型や胚細胞系列変異，炎症などのリスク因子がいかに個々の発がんに影響を与え，がん細胞の特性に反映されていくかを明らかにすることが，肺がんの個別化予防・治療に役立つと考える。

はじめに

　肺がんは本邦ならびに欧米の主要死因の1つであり，がんの部位別死亡数が最も多い悪性腫瘍である。その5年生存率は30％未満と極めて予後不良である。その原因としては腫瘍本体がもつ悪性度の高さに加えて，早期発見が難しいことが挙げられる。5年生存率ではⅠA期肺がんにおいても70％程度であり[1]，より早期発見や早期治療介入できれば肺がん死を減らすことができる可能性がある。

　高危険度群の把握に必要なリスク因子については，喫煙やアスベストに代表される環境要因（外的要因）が大きな要素である[2]。また，家族歴が肺がんの危険要因となることから，遺伝要因の関与も示唆される[3]（図❶）。実際，ゲノム網羅的関連解析（GWAS）により肺発がんリスクと関連する遺伝子多型が同

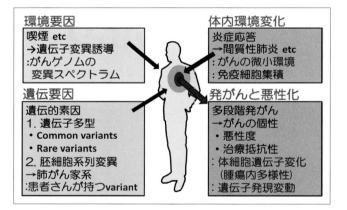

図❶　肺発がんのリスク要因
遺伝的要因に加えて，環境要因と体内環境変化が相互に影響して発がんに至る。各リスク要因がどのように影響し（ゲノム異常を引き起こして），発がんに至るのかについては未解明なことが多い。

定され，一方まれではあるが，胚細胞系列変異による家族性発症（肺がん家系）も知られている。加えて，体内のCOPDや間質性肺炎などの慢性

key words
肺発がんリスク，遺伝子多型，胚細胞系列変異，炎症，間質性肺炎

呼吸器疾患[4)5)]が肺発がんリスクを高める要因となる。昨今のゲノム解析でドライバーがん遺伝子など，肺がん全体としての遺伝子の特性は明らかにされてきたものの，リスク因子と肺発がんの分子機序との関わりについては不明な部分が多い。本稿では，これまでに同定されてきた肺発がんリスク因子についてゲノム解析の視点を中心に概説し，今後の展望について考えてみたい。

I．遺伝要因からみる肺がんリスク

われわれのゲノムの個人差からなる遺伝要因は，肺がんや様々な疾患への罹患の固定リスクとなる。それらは，アレル頻度10%以上の高頻度な遺伝子多型（common variant）と低頻度な遺伝子多型（rare variant），そして遺伝的な発症の原因となる胚細胞系列変異である。

1. Common variant

欧米のグループやわれわれを含めた本邦やアジアのグループによって，数千例規模の肺がん患者や非がん対象群を対象とする全ゲノムにわたる遺伝子多型の関連解析（GWAS）が行われ，common variantと肺発がんリスクとの関連が明らかにされている（表❶）[6)-14)]。欧米人では，ニコチン性アセチルコリン受容体サブユニット（*CHRNA*）遺伝子群の多型が組織型や喫煙によらず強く肺がんリスクと関連する[6)15)16)]。しかし，その危険アレルの頻度は欧米人の30%に対して，アジア人では1～2%と極めて低いため，アジア人の肺発がんのリスク因子としては関与が小さい[17)]。一方，アジア人や欧米人ではテロメアーゼ触媒サブユニットをコードする*TERT*遺伝子の多型が肺腺がんリスクを規定する[14)]。その他にも，免疫反応の中核をなす*HLA*遺伝子群[10)]や，

表❶ 肺発がんリスクに関わる遺伝子多型

Variant	遺伝子	ゲノム領域	SNP-リスクアレル	リスクアレル頻度* CEU**/JPT***	関連のみられた地域	関連	オッズ比	参考文献
Common variants（アレル頻度が主に10%以上）								
	TP63	3q28	rs4488809-C rs10937405-C	0.51/0.59 0.64/0.69	アジア	腺がん特異的	1.2-1.3	7-10
	TERT	5p15.33	rs2736100-G rs2853677-C	0.53/0.38 0.42/0.26	アジア，欧米	腺がん特異的	1.1-1.4	7-11
	CLPTM1L	5p15.33	rs31489-C rs401681-G	0.61/0.87 0.57/0.68	欧米		1.1-1.2	11-13
	ROS1, DCBLD1	6q22.2	rs9387478-A	0.50/0.42	アジア	非喫煙女性	1.2	10
	HLA class II	6p21.32	rs2395185-T	0.43/0.37	アジア	非喫煙女性	1.2	10
	BTNL2	6p21.32	rs3817963-G	0.35/0.32	アジア	腺がん	1.2	8
	BAT3-MSH5-APOM	6p21.33	rs3117582-C	0.080/0	欧米		1.2	11-13
	VTI1A	10q25.2	rs7086803-A	0.025/0.28	アジア	非喫煙女性	1.3	10
	CHRNA3, CHRNA5, CHRNB4, PSMA4, LOC123688	15q25.1	rs8034191-C rs1051730-T	0.42/0.012 0.39/0.012	欧米	組織型，喫煙を問わず	1.3-1.4	6, 11-14
	BPTF	17q24.2	rs7216064-A	0.22/0.73	アジア	腺がん	1.2	8, 10
Rare variants（アレル頻度が数%未満）								
	BRCA2	13q13.1	rs11571833-T	0.008	欧米	扁平上皮がん	2.5	18
	BPIFB1	20q11.21	rs6141383-A	0.025	アジア	腺がん	2.0	19

　*Rare variantについては報告論文の頻度で表示。
　**CEU：Utah residents with Northern and Western European ancestry from the CEPH collection
　***JPT：Japanese in Tokyo

肺がんなどで失活変異にみられるクロマチン制御遺伝子群の1つである BPTF 遺伝子の多型の関与[8)10)] も見出されている。これらの多型は，個々のオッズ比は 1.1〜1.5 と低いものの，その組み合わせによっては個々人間の差異が数倍になることから，一般的な肺がん発症における固定リスクとなっていると考えられる。これらの遺伝子多型の大半は遺伝子のイントロン領域に存在し，その機能的意義の解明が待たれる。

2. Rare variant

近年，低頻度ではあるが，common variant よりも高い（あるいは低い）オッズ比での関連を示す rare variant の同定が進められている。2014 年，欧米における 2 万人の肺がん患者のゲノム網羅的解析から，BRCA2 遺伝子（オッズ比 2.47）と CHEK2 遺伝子（オッズ比 0.38）の rare variant が肺扁平上皮がんのリスク因子として同定された（**表❶**）[18)]。なお，これらの variant は日本人には存在しないようである。関連を示した BRCA2 遺伝子の多型はタンパク質短縮型変異であり，同様な胚細胞系列変異が遺伝性乳がん・卵巣がんの原因となることから，肺と婦人科の腫瘍発生には類似の機序があるのかもしれない。また中国における解析から，肺がんのリスクを規定する rare variant も報告されている[19)]。これらについて，本邦の肺扁平上皮がんへの関与は明らかでない。

3. 胚細胞系列変異

われわれが以前行った調査では，肺がんは少なくとも本邦においては，大腸がんなどと比べると家族集積性の発症はまれである[20)]。しかしながら，これまでの研究で欧米や本邦で若年発症しないながらも肺がんの集積する家系が見出され[21)]，その原因と考えられる胚細胞系列変異が同定されている[22)-31)]（**表❷**）。2005 年の欧米での発見を皮切りに EGFR 遺伝子の変異による家族集積性発症が推察される報告がいくつかある。また全エクソーム解析を起点にして，本邦の肺がん家系で HER2 遺伝子の膜貫通領域の胚細胞系列変異が同定された[29)]。これらの遺伝子変異は，EGFR や HER2 キナーゼタンパク質の活性化をもたらすと推察される。また米国では，家族性発症肺がんのリンケージマッピングが行われ，若年発症パーキンソン病の原因遺伝子である PARK2 の胚細胞系列変異が同定された[30)]。PARK2 遺伝子は E3 ユビキチンリガーゼをコードして細胞増殖や細胞周期を制御するが，変異型では PARK2 タンパク質の増殖抑制効果が消失することが確認され，がん抑制的に機能する当該遺伝子の失活が肺発がんをドライブするのかもしれない[32)]。最近，台湾から YAP1 遺伝子の R331W ミスセンス変異と肺腺がんリスクについての報告があった[31)]。今後もさらに新しい胚細胞系列変異が発見される可能性がある。

II．体細胞変異からみる肺がんリスク

肺がんの発生は，喫煙などの環境要因，間質性肺炎のような体内環境の影響を受ける。肺がん細胞のゲノムや遺伝子発現変動には，その発生に

表❷　肺がん家系でみられる胚細胞系列変異

遺伝子	変異		発端者の診断時年齢/組織型	地域	参考文献
EGFR	exon 20	T790M	50/腺がん	米国	22
		T790M	72/腺がん	欧州	23
		T790M	74/非小細胞がん	欧州	23
		R776G	47/腺がん	欧州	24
		R776H	57/扁平上皮がん	欧州	25
	exon 21	V843I	48/腺がん	日本	26
		V843I	60/腺がん	欧州	27
		V843I	70/腺がん	日本	28
HER2	exon 17	G660D	53/腺がん	日本	29
PARK2	exon 7	R275W	詳細不明	欧米	30
YAP1	exon6	R331W	75/腺がん（validation 5 つの家系）	台湾	31

関わった因子の影響が痕跡として残されている。よって，がん細胞そのものの解析もまた肺発がんリスク因子の理解をもたらす。

1. 変異スペクトラム

多くの発がん性物質はDNA上に付加体を形成し，変異を誘発する。よって，がんゲノムの体細胞変異のパターン，すなわち変異スペクトラムは発がんの過程を推察することができる[33]。このような解析は，昨今の次世代シークエンサーによるゲノム網羅的解析で新たな展開を見せている。喫煙をリスク因子とする肺がん，紫外線をリスク因子とするメラノーマでは，小児腫瘍や造血器腫瘍に比べて遺伝子変異の数が非常に多く，それぞれ特徴的な変異スペクトラムを示す[34]。例えば，タバコ煙に含まれる代表的な発がん性物質ベンゾピレンにより形成されるDNA付加体はC:G → A:T変異を誘発する[35]。実際，肺がんのがんゲノムでは，①喫煙者は変異頻度が高い，②喫煙者（C:G → A:T優位）と非喫煙者（C:G → T:A優位）で塩基置換パターンが異なる，③変異遺伝子が異なる，ことが報告されている[36]。非喫煙者に好発するC:G → T:A変異は，非喫煙者における発がん性物質などのリスク要因の特定に有用な痕跡と考えられる。また，遺伝子変異が集中的に発生するゲノム領域が存在すること（kataegis）[34) 37]，非喫煙者に好発する*RET*がん遺伝子融合にもDNA切断が集中するゲノム領域があることも[38]，発がん機構やリスク因子の理解の端緒として期待される。

2. 炎症

炎症やそれに伴う組織内の線維化が発がんと密接に関与している例としては肝臓がんが挙げられる。本邦からウイルス性肝炎を発生母地とする肝臓がんの全ゲノム解析結果が報告されており，T:A → C:Gが優位な変異スペクトラムを示すこと，*CTNNB1*（βカテニン），*WNT*などのWNTシグナル分子の遺伝子変異や*ARID1A/1B*，*ARID2*のようなクロマチン制御因子の高頻度変異が見つかっている[39]。一方，肺がんにおいては，間質性肺炎と肺発がんの関係が挙げられる。間質性肺炎は何らかの原因による持続性炎症によって，肺胞上皮の損傷と修復が繰り返されることにより線維化が起こる病態である。特発性肺線維症（IPF）に代表される間質性肺炎では肺がん発症頻度が高く，喫煙歴で補正しても間質性肺炎は独立した肺がん発症のリスク因子となる[5]。

間質性肺炎を併発した肺がんは，上記の肝臓がんと同様に，炎症にドライブされた発がん形態であると考えられる[40]。TGF-β1や下流のWnt/βカテニン伝達経路の発がんへの寄与が推察される[41]。しかしながら，間質性肺炎合併肺がんの分子レベルでの特性の報告はほとんどなされていない（表❸）[40)-44]。例えば，肺腺がんにおいては，*KRAS*がん遺伝子の変異が*EGFR*のそれよりも優位であることが報告されているが[43]，その他の遺伝子異常についてはよくわかっていない。また，特徴的な変異スペクトラム，変異遺伝子，発現変動遺伝子の解明が，間質性肺炎合併肺がんの発症機構の解明や治療成績の向上に役立つと考える。

表❸ 間質性肺炎合併肺がんの特徴

		参考文献
間質性肺炎合併肺がんで検出されている遺伝子異常		
がん抑制遺伝子	*FHIT*遺伝子座のLOH	42
ドライバー変異	*KRAS* > *EGFR*	43
間質性肺炎と肺がんの病態類似性から関与が推定されること		
がん抑制遺伝子	p53遺伝子変異	40
メチル化	メチレーションパターンの類似性	44
マイクロRNA	miR-21発現亢進など	41
上皮-間葉転換		40
筋線維芽細胞の出現	TGF-βによる増殖刺激	40
WNT/β-カテニン系		40

おわりに－今後の展望

　肺発がんのリスク因子について，ゲノム解析からの知見を中心に概説した。ゲノム解析に基づいたハイリスク群の同定，関与したリスク因子による肺がんの特性の違いの把握は，今後の肺がんの予防や治療の個別化に有益であると考えられる。しかし，未解決な点も多く存在する。例えば，遺伝子多型に関しては common variant については，その主なものはすでに同定されているが，ドライバー遺伝子変異や悪性度などがんの特性との関わりは明らかではない。また，rare variant や家族性発症の原因となる胚細胞系列変異に関しては解析が開始されたところであり，その全貌は不明である。また，間質性肺炎合併肺がんに代表される炎症を発生母地とした肺発がんについても，解明すべき点は多い。今後の研究の進展に期待するとともに，自分たちも尽力したい。

参考文献

1) Asamura H, Goya T, et al : J Thorac Oncol 3, 46-52, 2008.
2) Katanoda K, Marugame T, et al : J Epidemiol 18, 251-264, 2008.
3) Nitadori J, Inoue M, et al : Chest 160, 968-975, 2006.
4) Young RP, Hopkins RJ, et al : Eur Respir J 34, 380-386, 2009.
5) Hubbard R, Venn A, et al : Am J Respir Crit Care Med 161, 5-8, 2000.
6) Hung RJ, McKay JD, et al : Nature 452, 633-637, 2008.
7) Miki D, Kubo M, et al : Nat Genet 42, 893-896, 2010.
8) Shiraishi K, Kunitoh H : Nat Genet 44, 900-903, 2012.
9) Hu Z, Wu C, et al : Nat Genet 43, 792-796, 2011.
10) Lan Q, Hsiung CA, et al : Nat Genet 44, 1330-1335, 2012.
11) Landi MT, Chatterjee N, et al : Am J Hum Genet 85, 679-691, 2009.
12) Wang Y, Broderick P, et al : Nat Genet 40, 1407-1409, 2008.
13) Broderick P, Wang Y, et al : Cancer Res 69, 6633-6641, 2009.
14) McKay JD, Hung RJ, et al : Nat Genet 40, 1404-1406, 2008.
15) Thorgeirsson TE, Geller F, et al : Nature 452, 638-642, 2008.
16) Liu P, Vikis HG, et al : J Natl Cancer Inst 100, 1326-1330, 2008.
17) Shiraishi K, Kohno T, et al : Carcinogenesis 30, 65-70, 2009.
18) Wang Y, Mckay JD, et al : Nat Genet 46, 736-741, 2014.
19) Jin G, Zhu M, et al : Am J Hum Genet 96, 832-840, 2015.
20) Tomizawa Y, Adachi J, et al : Jpn J Clin Oncol 28, 192-195, 1998.
21) Clamon GH, Bossler AD, et al : Fam Cancer [epub ahead of print], March 2015.
22) Bell DW, Gore I, et al : Nat Genet 37, 1315-1316, 2005.
23) Tibaldi C, Giovannetti E, et al : J Thorac Oncol 6, 395-396, 2011.
24) Centeno I, Blay P, et al : BMC Cancer 11, 172-179, 2011.
25) van Noesel J, van der Ven WH, et al : J Clin Oncol 31, 161-164, 2013.
26) Ohtsuka K, Ohnishi H, et al : J Clin Oncol 29, 191-192, 2011.
27) Demierre N, Zoete V, et al : Lung Cancer 80, 81-84, 2008.
28) Ikeda K, Nomori H, et al : Ann Thorac Surg 85, 1430-1432, 2008.
29) Yamamoto H, Higasa K, et al : J Natl Cancer Inst 106, djt338, 2014.
30) Xiong D, Wang Y, et al : Am J Hum Genet 96, 301-308, 2015.
31) Chen H, Yu A, et al : J Clin Oncol [epub ahead of print], June 2015.
32) Veeriah S, Taylor BS, et al : Nat Genet 42, 77-82, 2010.
33) Greenman C, Stephens P, et al : Nature 446, 153-158, 2007.
34) Alexandrov LB, Nik-Zainal S, et al : Nature 502, 415-421, 2013.
35) Denissenko MF, Pao A, et al : Science 274, 430-432, 1996.
36) Govindan R, Ding L, et al : Cell 150, 1121-1134, 2012.
37) Nik-Zainal S, Alexandrov LB, et al : Cell 149, 979-993, 2012.
38) Mizukami T, Shiraishi K, et al : J Thorac Oncol 9, 622-630, 2014.
39) Nakagawa H, Shibata T : Cancer Lett 340, 234-240, 2013.
40) Vancheri C : Proc Am Thorac Soc 9, 153-157, 2012.
41) Pandit KV, MilosevicJ, et al : Trans Res 157, 191-199, 2011.
42) Uematsu K, Yoshimura A, et al : Cancer Res 61, 8527-8533, 2001.
43) Fujimoto D, Tomii K, et al : Lung Cancer 80, 159-164, 2013.
44) Rabinovich EI, Kapetanaki MG, et al : PLoS One 7, e33770, 2012.

参考ホームページ

・国立がん研究センター研究所ゲノム生物学分野
http://www.ncc.go.jp/jp/nccri/divisions/genome_biology/index.html

本多隆行
2008 年　東京医科歯科大学医学部卒業
2010 年　山梨県立中央病院呼吸器内科
2014 年　東京医科歯科大学医学部附属病院呼吸器内科
2015 年　国立がん研究センター研究所特任研究員

第3章 がん化リスクの評価

2．DNA メチル化指標を用いた肝発がんリスク評価

新井恵吏

　肝炎ウイルス感染を伴う慢性肝炎・肝硬変症は，DNA メチル化異常を伴う前がん状態である。マイクロアレイによるゲノム網羅的解析やパイロシークエンス法で，慢性障害肝において発がんリスクを診断できる DNA メチル化指標の候補を絞り込んだ。肝針生検検体で発がんリスク評価が行えれば，リスクに応じた経過観察計画の策定による個別化医療が実現できる。

はじめに

　肝細胞がんの罹患率は本邦を含む東アジアで欧米諸国に比して高く，かつ B 型ないし C 型肝炎ウイルスの持続感染を伴う慢性肝炎ないし肝硬変症を背景とする症例が，全体の 80 〜 90％を占める[1]。ウイルス性肝障害からは，長期間を経て高率に肝細胞がんが発生するため，その経過中に時々刻々と変化する患者個別の発がんリスクの評価が求められている。本稿では，慢性障害肝の発がんリスク評価における DNA メチル化異常の意義と，DNA メチル化診断の実用化に向けた試みを紹介する。

I．慢性障害肝における DNA メチル化異常

1．前がん状態より生じる DNA メチル化異常の発見

　肝炎ウイルスの感染を伴う慢性障害肝は高率に，しかも反復して肝細胞がんが発生するという疫学的見地から，肝細胞がんの前がん状態[用解1]と考えられてきた。病理形態学的に慢性肝炎・肝硬変症[用解2]は，炎症による組織の破壊と細胞再生・創傷治癒（線維化），組織改変を繰り返した病態であり（図❶），この過程で発がんにつながる何らかの分子異常が蓄積されるのは妥当と考えられる。ただし，遺伝子の欠失・挿入やヘテロ接合性喪失（LOH）などのジェネティックな異常のみでは，自律性増殖能を獲得したオリゴクローナルな病変に至る以前の，遷延する炎症状態に生じる分子異常を説明しがたいと思われた。

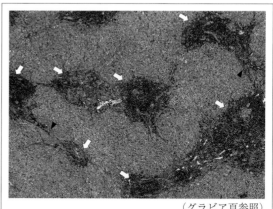

（グラビア頁参照）

図❶　C 型肝炎ウイルス感染を伴う慢性肝炎の組織像（HE 染色）
Glisson 鞘にリンパ球浸潤と線維化による拡大がみられ（白矢印），膠原線維による架橋を形成しかけている（黒矢頭）。

key words
肝細胞がん，肝炎ウイルス，慢性肝炎，肝硬変症，発がんリスク，DNA メチル化，前がん状態

著者の所属する研究室では1990年代に，ヒト肝細胞がん組織から抽出したDNAの解析を行い，肝細胞がんの背景にある慢性肝炎ないし肝硬変症の組織に，悪性度の高い肝細胞がんにおけるヘテロ接合性喪失の好発部位である第16染色体のDNAメチル化亢進が既に高頻度に起きていることを報告した[2]。すなわち，肝細胞がんの背景にある慢性肝炎ないし肝硬変症の組織は，ゲノム異常に先行して蓄積されたDNAメチル化異常を伴う前がん状態と考えられた。これは，諸臓器の前がん状態におけるDNAメチル化異常に関する報告に先駆けるものであった。現在では種々の臓器の発がん過程で当たり前のように語られる，持続するウイルス感染と遷延性炎症を伴う前がん状態に生じて発がんに寄与するDNAメチル化異常の研究は，肝細胞がんから始まったと言える。

2. 慢性障害肝における発がんリスク評価の必要性

ウイルス性肝障害からがん発生までは，ウイルス感染後十～数十年という長い年月を要し，その間，患者は慢性肝障害の治療を行いながら，定期的にがんの画像診断を受けることとなる。ウイルス性肝障害を背景とした肝細胞がんでは，診断された時点で背景の肝予備能が低下しているため，がんそのものの広がりが外科切除あるいは経皮的・経脈管的に治療可能な程度であったとしても，肝を広範囲に傷害する治療が不可能になることも多い。すなわち，治療成績の向上にはがんを小さいうちに発見する早期診断が肝要であるが，長期にわたって頻回に通院しがんの検索を行う生活は，患者の心身の負担が大きい。個々の患者のその時点での発がんリスクを診断して層別化し，高危険群の患者に特に密な経過観察を行うような個別化医療の実現は，患者に対する受診への強い動機づけと，適切な頻度・内容での経過観察につながると期待される。

II．慢性障害肝における発がんリスク評価の実用化

1. BACアレイを基盤としたゲノム網羅的DNAメチル化解析

前がん状態（慢性ウイルス性肝炎・肝硬変症）にDNAメチル化異常の存在を初めて報告した時代に用いられた核酸解析手法は，メチル化感受性制限酵素を用いたサザンブロット法であった。それから年余を経，ヒト組織検体からの核酸抽出技術とアレイ技術の発達によって，標的分子を絞らずにゲノム全体のDNAメチル化プロファイルを俯瞰できるハイスループットな解析が行えるようになった。筆者らは，肝多段階発がん過程におけるヒト組織から抽出したDNAを用いて，BACアレイを基盤とするメチル化CpGアイランド増幅法（bacterial artificial chromosome array-based methylated CpG island amplification：BAMCA）[用解3]によるゲノム網羅的DNAメチル化解析を行った[3]。当時DNAメチル化解析用を謳って発売されたアレイの多くは，遺伝子のプロモータ領域のCpGアイランドを中心としてデザインされていたが，発がんの超早期に生じてサロゲートマーカーとなりうるDNAメチル化の変化は，遺伝子の不活化に直接関与しない，非CpGアイランド領域の可能性がある。BACアレイは遺伝子のプロモータ領域やCpGアイランド以外のCpG部位も含んでおり，特に発がん早期に起きるDNAメチル化の変化を観察するには適していると考えられた。

BAMCA法によるゲノム網羅的DNAメチル化解析では，肝細胞がん症例より得られた慢性肝炎ないし肝硬変症を呈する肝組織において，正常肝組織（大腸がんなどの転移性肝がんに対する肝部分切除検体由来）に比して，多数のBACクローンにおいてDNAメチル化の減弱あるいは亢進が認められた。DNAメチル化の減弱あるいは亢進を示すBACクローンの数とその程度は，肝細胞がん組織でさらに亢進していた。カットオフ値を設定し，その基準を組み合わせることで，肝細胞がん症例の非がん肝組織を高い感度・特異度で発

がん高リスクと診断できる 25 BAC クローンを選んだ（図❷）。

2. パイロシークエンス法による実用的な肝発がんリスク指標探索

BAMCA 法では BAC クローンに含まれる複数の CpG 部位を同時に評価しているが，臨床検査への実用化を視野に入れ他の解析技術への互換性を考えた場合，指標を CpG レベルで絞り込む必要がある。そこで，BAMCA 法で有意な DNA メチル化指標とされた 25 BAC クローン領域に含まれる CpG 部位から，より有用な指標を求めて絞り込みを施行した。

前がん状態において発がんリスク指標となりうるとして同定した，25 個の BAC クローンに含まれる 203 ヵ所の CpG 部位の DNA メチル化状態を，パイロシークエンス法[用解4]で定量的に解析した[4]。前がん状態とみなせる肝細胞がん症例の非がん肝組織において，正常肝組織に比して統計学的に有意な DNA メチル化の変化を示し，感度・特異度とも 70％以上で閾値を設定できるゲノム領域を 30 ヵ所（近接する複数の CpG を含むため 45 CpG 部位）同定した。30 ヵ所中 15 ヵ所以上の DNA メチル化状態が，設定した基準を満たした場合に発がん高リスク状態とすると，肝細胞

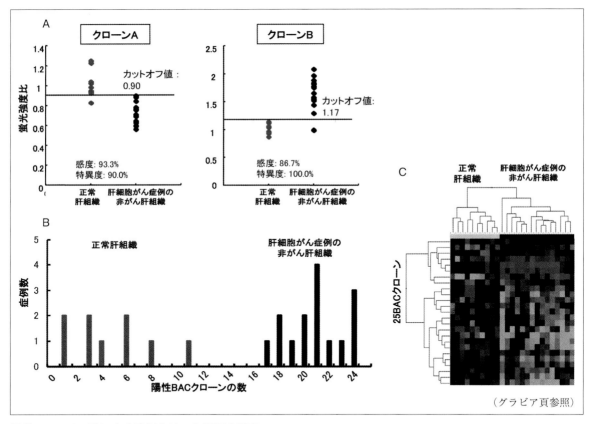

図❷　BAMCA 法による発がんリスク指標の探索

A. 正常肝組織と，発がん高リスク状態にある肝細胞がん症例の非がん肝組織とを，高い感度・特異度で区別できるようにカットオフ値を定めた BAC クローンの例。発がん高リスク状態（肝細胞がん症例の非がん肝組織）においてクローン A ではメチル化亢進を示し，クローン B ではメチル化減弱を示す。

B. A のようにして定めた基準を満たすクローン数を横軸，検体数を縦軸に表した。正常肝組織（グレー）は陽性クローン数が 11 個以下であるのに対し，肝細胞がん症例の非がん肝組織（黒）は 17 個以上のクローンで陽性であった。

C. 25 BAC クローンの DNA メチル化状態を用いて階層的クラスタリングを行ったところ，正常肝組織と肝細胞がん症例の非がん肝組織を分けることができた。

がん症例の非がん肝組織を高精度で発がん高リスク状態と認識できた（図❸）ことから，この30ヵ所を肝発がんリスク評価指標候補とした．

30領域の内訳を見ると，遺伝子のプロモータは1領域のみで，また19領域は非CpGアイランドであった．遺伝子発現調節に直結するプロモータ領域以外の，遺伝子間領域やイントロンなどに生じるDNAメチル化異常が，発がんリスク評価におけるサロゲートマーカーになる可能性がある．したがって，発がんリスク指標の策定には非プロモータ領域・非CpGアイランドにも着目すべきである．

3. 擬似針生検検体を用いたDNAメチル化評価の試み

実臨床における肝発がんリスク評価では，慢性肝障害の進行度評価のために行われた針生検検体を用いる．また，少量しか得られない組織検体から病理診断とDNAメチル化評価の双方を行うためには，病理診断に供された残余のホルマリン固定パラフィン包埋標本（formalin-fixed, parafin embedded tissue：FFPE）から抽出した核酸で，解析を実施する場面も想定される．

著者らは肝切除術検体に擬似的に針を刺して通常の病理診断と同様のFFPE標本を作製し，抽出した核酸でのDNAメチル化解析を試みた（図❹）．同一症例の肝から採取した新鮮凍結組織とFFPE標本の，パイロシークエンスによるDNAメチル化解析結果はよく一致していた（図❺A）．FFPE標本から抽出したDNAでも，新鮮凍結組織と同様

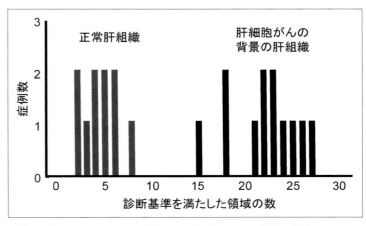

図❸　パイロシークエンス法による発がんリスク指標の探索
25 BACクローンに含まれるCpG配列から30領域を選び診断基準を定めると，正常肝組織（グレー）と肝細胞がん症例の非がん肝組織（黒）を区別することができた．

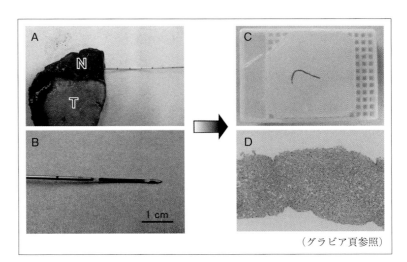

図❹　肝擬似針生検
A．肝部分切除検体（Tはがん，Nは非がん肝）に，針を刺す．
B．採取された検体（中央の赤い部分）．
C．通常の診断時と同様にFFPE標本を作製．
D．薄切してHE染色した標本．ここからDNAを抽出してメチル化状態を評価する．

の解析が行えると考えられた．

慢性障害肝の針生検を施行する場合，穿刺部位は体表から安全に生検針を刺入できる一定の部位に限られる．DNAメチル化状態は肝の部位によって不均一ではないか，あるいはがんが分泌する何らかの液性因子が背景肝のDNAメチル化異

常を誘発するのではないかという懸念に対し，擬似針生検を複数ヵ所から施行して，DNAメチル化状態を比較した．少なくとも発がんリスク指標候補としているCpG部位では，DNAメチル化状態はがんからの距離に依存しなかった（図❺B）．以上より，肝針生検で採取したFFPE標本によるDNAメチル化評価は十分可能であると考えられた．

他方で，新鮮凍結組織を用いたパイロシークエンスで発がんリスク指標候補として同定した30 CpG部位の一部は，擬似針生検のFFPE標本での解析に適していなかった．主としてPCRで増幅されないことが原因であり，FFPE標本作製過程における特定部位の剪断化などが原因と推察される．FFPE標本を用いたDNAメチル化診断をしようと試みる場合，こういった部位を除外する過程が必要であると考える．

4. 発がんリスク評価におけるDNAメチル化指標の優位性

前がん状態を対象とした発がんリスク評価では，発がん早期から変化する軽微な異常を，鋭敏な定量性をもって評価する場面が想定される．DNAメチル化は発がん早期からゲノム異常に先行して起こるため，前がん状態の評価に適した分子異常である．また，いったん起こったDNAメチル化の変化は共有結合で安定に保持され，DNMT1による維持メチル化機構で複製時に娘鎖に継承されることから，検体採取直前の食餌などによって変化を受けず，発がん因子の曝露歴を異常の蓄積度として評価できる．

加えて，DNAメチル化の臨床検査としての優位性の1つに，メチル化の有無は塩基配列の差違として検出できる点が挙げられる．バイサルファイト変換反応とPCR反応で，メチル化されたシトシンはシトシンのまま，メチル化されていないシトシンはチミンに置換される．目的のCpG部位におけるチミンとシトシンの比を用いることで，DNAメチル化状態の定量ができる．塩基配列の差違を検出する方法は複数存在し，本稿で提示したパイロシークエンス法もその1つである．また本誌の5章-2の「DNAメチル化を指標とした腎細胞がんの予後診断」で紹介した高速液体クロマトグラフィを用いた解析も，塩基配列の差違を利用している．リアルタイムPCRシステムやこれらの機器の一部は，既に臨床検査現場で使用されており，将来的な臨床検査の実現可能性は高いと考えられる．

Ⅲ．肝発がんリスク評価における展望

近年，メタボリックシンドロームに関連する非アル

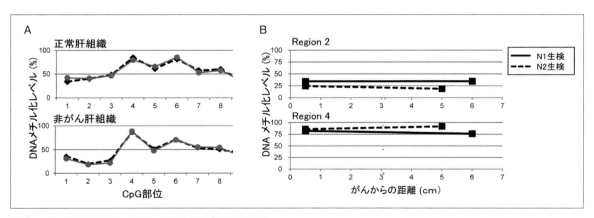

図❺ 同一症例の肝のDNAメチル化解析結果比較
A．8ヵ所のCpG部位における，新鮮凍結検体（黒点線）とFFPE検体（グレー実線）のDNAメチル化解析結果はよく一致していた．
B．症例N1（実線）ならびにN2（点線）の肝より，がんからの距離を変えてそれぞれ2サンプル採取した．2サンプルのDNAメチル化レベルは一定であり，がんからの距離に依存しなかった．

コール性脂肪性肝炎 (non-alcoholic steatohepatitis：NASH) が増加傾向にある。NASH 肝は高率にがんを発症するため正確な診断が必要であるが，炎症による破壊と改変による修飾が加わった状態での組織診断基準も含め，前がん状態としての NASH の診断法の確立は今後の重要な課題である。NASH 肝にも DNA メチル化異常が生じているという報告があることから[5]，NASH を背景とした肝発がん過程におけるエピゲノム異常の理解と，発がんリスク評価への発展が期待される。

用語解説

1. **前がん状態**：がんとは言えないが，がんを発生する危険度が有意に高い状態。
2. **慢性肝炎・肝硬変症**：慢性肝炎は，肝の炎症が慢性に (通常 6 ヵ月以上) 続く疾患である。ウイルス性，自己免疫性，薬剤性などがあるが，肝炎ウイルス，特に B 型・C 型肝炎ウイルスによるものが最も多い。持続する炎症によって肝細胞が壊死し，線維化と肝細胞の再生を繰り返すことで，肝全体にわたって線維化と再生結節形成を示す肝硬変症となる。
3. **BAC アレイを基盤とするメチル化 CpG アイランド増幅法 (bacterial artificial chromosome array-based methylated CpG island amplification：BAMCA)**：制限酵素のメチル化感受性の差違を利用して，両端の CpG 配列がメチル化されたゲノム断片を増幅して蛍光標識し，BAC プローブを搭載したアレイにハイブリダイズして，対照サンプルとの DNA メチル化状態の比を検出する解析方法。
4. **パイロシークエンス法**：DNA 配列を解析する手法の 1 つ。1 塩基伸長反応の際に生じるルシフェラーゼ発光反応を検出することで塩基配列を解読する。発光量が伸長反応の量に比例する。DNA メチル化解析の場合，バイサルファイト変換を行ったサンプルの，DNA メチル化を解析したい部位のシトシンとチミンの反応量から，DNA メチル化率を高精度に算出することができる。

参考文献

1) El-Serag HB：Gastroenterology 142, 1264-1273, 2012.
2) Kanai Y, Ushijima S, et al：Jpn J Cancer Res 87, 1210-1217, 1996.
3) Arai E, Ushijima S, et al：Int J Cancer 125, 2854-2862, 2009.
4) Nagashio R, Arai E, et al：Int J Cancer 129, 1170-1179, 2011.
5) Takaki Y, Saito Y, et al：Cancer Sci 105, 1254-1260, 2014.

参考ホームページ

・国立がん研究センター研究所分子病理分野　研究プロジェクト紹介
http://www.ncc.go.jp/jp/nccri/divisions/01path/01path01.html

新井恵吏

2002 年	東京医科大学卒業
2004 年	国立がんセンター研究所病理部リサーチレジデント
2006 年	東京医科大学大学院医学研究科博士課程病理診断学修了，博士 (医学) 国立がんセンター研究所病理部研究員 (国立がん研究センター研究所分子病理分野に名称変更)
2014 年	国立がん研究センター研究所分子病理分野主任研究員
2015 年	慶應義塾大学医学部病理学教室講師 国立がん研究センター研究所分子病理分野客員主任研究員

第3章　がん化リスクの評価

3．生活習慣情報を用いた発がんリスク予測

岩崎　基

　個人の発がんリスクに応じて予防法を選択するといった個別化予防を実現するには，絶対リスクを高精度に予測することが重要である．疫学研究のエビデンスに基づく因果関係評価を経て，がん予防として日本人が実践に値する5つの生活習慣要因の保有状況に基づき，10年間にがんに罹患する確率を予測するツールを開発した．外的妥当性の検証が課題であるが，絶対リスクを認識することで生活習慣改善のきっかけとなることを期待している．また，乳がんの化学予防が適応となるハイリスク群を同定するツールとして利用されているGailモデルを例に，今後の研究の展望として，ゲノム情報などのバイオマーカーを組み込んだモデル構築の現状を整理した．

はじめに

　全体のがんのうち約95％を占めるといわれている孤発性のがんは典型的な多因子疾患である．その原因としては，環境要因の寄与が大きく，遺伝素因は小さいことが示されている．これまでの疫学研究のエビデンスにより，喫煙，飲酒，体格，身体活動，食事・栄養素，感染などの環境要因が，リスク要因として重要であることが示されてきた．ある要因とがん罹患リスクとの関連を検討する疫学研究では，要因への曝露がない群に比べて曝露群では何倍がんに罹りやすいかという相対リスクを指標として関連性が評価される．しかし，がん予防を見据えた場合，例えば10年間にがんに罹患する確率は5％といった絶対リスクを知ることが重要となる．つまり，10年間にがんに罹患する確率が非曝露群で1％，曝露群で2％であっても，また非曝露群が20％，曝露群が40％であっても，相対リスクは同じく2倍であるが，要因除去によるリスク低減の意味合いは異なる．また

10年間にがんに罹患する確率が2％の人と40％の人では，当然，選択される予防手段が異なるように，個人の絶対リスクに応じたがんの予防法を提示する個別化予防の重要性が指摘されている．このような背景を踏まえ，本稿ではまず疫学研究のエビデンスに基づく因果関係評価の方法論とがんのリスク要因について整理し，日本人を対象に生活習慣改善によるがん予防を実践するための絶対リスクの予測ツール開発について紹介する．さらに乳がんのリスク予測モデルを例に，今後の研究の展望として，ゲノム情報などのバイオマーカーを組み込んだモデル構築の現状についても取り上げる．

I．リスク要因に関する因果関係評価

　因果関係とは，リスク要因であればそれを取り除くことにより，がんになる確率が確実に低下するという関係を示す．がん予防を実践する際には，因果関係がより確かな要因を取り入れることが前提となるが，疫学研究から得られた結果は偶

key words
　生活習慣，因果関係評価，リスク要因，予防要因，がん予防，絶対リスク，予測モデル

然性とバイアスの影響による見かけ上の関係を否定することができない。偶然性とバイアスを制御した研究デザインとしてランダム化比較試験があり，これから得られる結果の信頼性は高いとされているが，現実にはランダム化比較試験からのエビデンスは多くない。ケースコントロール研究やコホート研究といった観察型の研究デザインによるエビデンスが主流であるが，これらの知見に基づいた因果関係の評価方法については様々な試みがなされている。

例として，国際がん研究機関（International Agency for Cancer Research：IARC）の「ヒトに対する発がんリスク評価に関する IARC モノグラフ」（IARC Monographs on the Evaluation of Carcinogenic Risks to Humans）における発がん性評価の方法論を紹介する。ここでは，①ヒトを対象とした疫学研究と動物実験の発がん性に関する知見の程度の評価，および②発がん性とそのメカニズムの評価に関連する他のデータの評価に基づき，③総合評価がなされる。重要なポイントとして，①の疫学研究の評価では，偶然・バイアス・交絡を排除しうる程度により研究の質を評価している点，③の総合評価では，疫学研究と動物実験の知見の双方を利用するが，最終的な判定では疫学研究の知見をより重視する点，また判定では因果関係が「ある」「ない」という二分法ではなく，「発がん性あり」（グループ1），「おそらく発がん性あり」（グループ2A），「発がん性の可能性あり」（グループ2B）など，5段階のグループ分類を採用している点がある。これは観察研究の知見に基づいて，できるだけ誤りの少ない形で因果関係を評価し，具体的な対策に結びつけるために考案された方法論といえる。これまでに1000近くの要因について評価を行い，116 がグループ 1，73 がグループ 2A，287 がグループ 2B と判定されている（volume1-112）[1]。

別の例に，世界がん研究基金（World Cancer Research Fund：WCRF）／米国がん研究協会（American Institute for Cancer Research：AICR）が，食物・栄養・身体活動に特化して膨大な科学論文のレビューを行い，そのがん予防効果について評価した「食物・栄養・身体活動とがん予防：国際的な視点から」と題した報告書がある[2]。2007 年に出版された第 2 版では，エビデンスの信頼性を「確実」，「ほぼ確実」，「限定的-示唆的」，「限定的-判定不能」，「リスクへの明らかな影響の可能性はない」の 5 段階で評価している。また 2007 年以降も部位別に更新作業が行われており，webページに報告書が公開されている。このような更新作業により，新たなエビデンスの蓄積に伴い判定が変わることがあるので注意が必要である。現時点で，発がん性（がん予防効果）あり，あるいは，おそらく発がん性ありと評価された要因のうち，生活習慣関連の主な要因を表❶と表❷にまとめた[2,3]。

Ⅱ．日本人のためのがん予防法

表❶と表❷にまとめた要因については，国際的な因果関係評価によってリスク要因あるいは予防要因として確立しているものである。したがって疾病構造と生活習慣の異なる日本人集団に対して，これらのエビデンスがどの程度，外挿できるかの検討が必要である。つまり，日本人が日常的に曝露するレベルにおいてリスクとなっているかという点については，日本人を対象とした疫学研究からのエビデンスに基づく評価が必要となる。そこで国立がん研究センター研究開発費による研究班「科学的根拠に基づく発がん性・がん予防効果の評価とがん予防ガイドライン提言に関する研究」（研究代表者：笹月　静）では，WCRFや他の国際機関での評価方法を参考に規準を定め，日本人を対象とした疫学研究のエビデンスをレビューし，コホート研究のプール解析などの定量的評価を加えながら，主に生活習慣関連要因の因果関係評価を行っている。さらに，これらの評価に加え，循環器疾患や死亡への影響も考慮に入れながら，日本人が実践に値するがん予防ガイドラインとして「日本人のためのがん予防法」を策定している（表❸）[4]。

表❶ 確立した主な生活習慣関連のリスク要因（文献2, 3より）

要因	がんの部位（イタリックはほぼ確実）
喫煙	口腔，鼻咽頭，中咽頭，下咽頭，鼻腔・副鼻腔，喉頭，食道，胃，大腸，膵臓，肝臓，肺，腎細胞，腎盂，尿管，膀胱，子宮頸部，卵巣（粘液性），骨髄性白血病，*乳腺*
受動喫煙	肺，*咽頭*，*喉頭*
アルコール	口腔・咽頭・喉頭，食道，大腸（男性），乳房，*大腸（女性）*，*肝臓*
肥満	食道（腺がん），大腸，乳房〈閉経後〉，子宮体部，腎臓，膵臓，*胆嚢*，*卵巣*，*前立腺（進行）*
内臓脂肪	大腸，膵臓，*乳房〈閉経後〉*，*子宮体部*
成人期の体重増加	*乳房〈閉経後〉*
赤肉・加工肉	大腸
塩蔵食品・塩分	胃
マテ茶	食道
Glycemic load	子宮体部
【その他】高身長：大腸，乳房〈閉経後〉，*膵臓*，*前立腺*，*卵巣*；アフラトキシン：肝臓；飲料水中のヒ素：肺；β-カロテンのサプリメント：肺	

喫煙は文献3より，その他は文献2より．
乳房，大腸，膵臓，子宮体部，卵巣，前立腺がんに関する更新プロジェクト報告書

表❷ 確立した主な生活習慣関連の予防要因（文献2より）

要因	がんの部位（イタリックはほぼ確実）
身体活動	結腸，*乳房〈閉経後〉*，*子宮体部*
肥満	*乳房〈閉経前〉*
非でんぷん野菜	口腔・咽頭・喉頭，食道，胃
果物	口腔・咽頭・喉頭，食道，胃，肺
食物に含まれるカロテノイド	口腔・咽頭・喉頭，肺
食物に含まれるβカロテン，ビタミンC	食道
アリウム野菜	胃
食物繊維	大腸
にんにく，牛乳，カルシウムのサプリメント	大腸
コーヒー	子宮体部

乳房，大腸，膵臓，子宮体部，卵巣，前立腺がんに関する更新プロジェクト報告書

Ⅲ．5つの生活習慣要因を用いたリスク予測ツールの開発

　表❸に挙げた日本人のがん予防法を実践している人とそうでない人のがん罹患リスクはどれくらい違うか，という点を明らかにすることを目的に，多目的コホート研究の45歳から74歳の対象者約8万人の追跡データを用いて検討を行った[5]．非喫煙，節酒，塩蔵品を控える，活発な身体活動，適正な肥満指数（body mass index）といった5つの健康習慣を実践している個数をカウントし，その後の全がん罹患リスクとの関連を解析した．その結果，実践しているのが0または1個のグループを基準とした場合，2個，3個，4個，5個実践しているグループの相対リスクは男性で0.86，0.72，0.61，0.57，女性で0.86，0.73，0.68，0.63と，直線的に低下する傾向が観察された（**図❶**）．平均すると，健康習慣を1個実践するごとに，全がんリスクは男性で14％，女性で9％低下するという結果であった．

　さらにこの5つの生活習慣（喫煙，飲酒，食事，身体活動，肥満度）の組み合わせに基づき，10年間に全がんに罹患する確率を算出した結果を**表❹**に示す[6]．50歳までは男女における10年間のがん罹患確率に大きな差がみられないが，高齢になると同じ生活習慣でも男性のほうが女性よりも罹患確率が高く（特に60歳以上ではいずれの健康習慣を実践していない人の罹患確率は男性が女性

表❸ 日本人のためのがん予防法（文献4より）

喫　煙	たばこは吸わない。他人のたばこの煙をできるだけ避ける。	
	目標	たばこを吸っている人は禁煙をしましょう。吸わない人も他人のたばこの煙をできるだけ避けましょう。
飲　酒	飲むなら、節度のある飲酒をする。	
	目標	飲む場合はアルコール換算で1日あたり約23g程度まで（日本酒なら1合、ビールなら大瓶1本、焼酎や泡盛なら1合の2/3、ウィスキーやブランデーならダブル1杯、ワインならボトル1/3程度です。飲まない人、飲めない人は無理に飲まないようにしましょう）。
食　事	偏らずバランスよくとる。 ＊ 塩蔵食品、食塩の摂取は最小限にする。 ＊ 野菜や果物不足にならない。 ＊ 飲食物を熱い状態でとらない。	
	目標	食塩は1日あたり男性9g、女性7.5g未満、特に、高塩分食品（たとえば塩辛、練りうになど）は週に1回未満に控えましょう。
身体活動	日常生活を活動的に	
	目標	たとえば、歩行またはそれと同等以上の強度の身体活動を1日60分行いましょう。また、息がはずみ汗をかく程度の運動は1週間に60分程度行いましょう。
体　形	適正な範囲内に	
	目標	中高年期男性の適正なBMI値（Body Mass Index 肥満度）は21〜27、中高年期女性では21〜25です。この範囲内になるように体重を管理しましょう。
感　染	肝炎ウイルス感染検査と適切な措置を 機会があればピロリ菌感染検査を	
	目標	地域の保健所や医療機関で、一度は肝炎ウイルスの検査を受けましょう。感染している場合は専門医に相談しましょう。 機会があればピロリ菌の検査を受けましょう。感染している場合は禁煙する、塩や高塩分食品のとりすぎに注意する、野菜・果物が不足しないようにするなどの胃がんに関係の深い生活習慣に注意し、定期的に胃の検診を受けるとともに、症状や胃の詳しい検査をもとに主治医に相談しましょう。

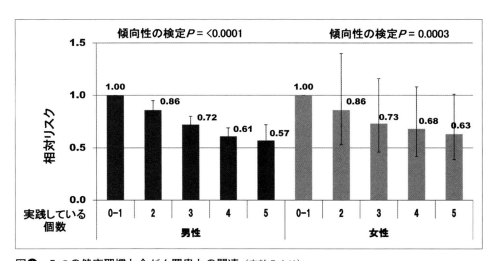

図❶　5つの健康習慣と全がん罹患との関連（文献5より）

表❹ 5つの健康習慣（効果の高い順1-5）とその組み合わせと10年間でがんを発生する確率（%）（文献6より）

-男性-

健康習慣の種類	年齢					
	45-	50-	55-	60-	65-	70-
いずれもなし	3.87	5.82	9.62	16.45	23.73	28.68
単独の影響						
非喫煙（1）	2.64	3.98	6.62	11.46	16.75	20.45
節酒（2）	3.37	5.07	8.40	14.44	20.94	25.41
塩蔵品を控える（3）	3.47	5.22	8.65	14.84	21.50	26.07
活発な身体活動（4）	3.50	5.27	8.73	14.99	21.70	26.31
適正BMI（5）	3.74	5.63	9.31	15.94	23.02	27.85
(1)+(2)	2.29	3.46	5.77	10.02	14.71	18.00
(1)+(2)+(3)	2.05	3.10	5.17	9.00	13.25	16.25
(1)+(2)+(3)+(4)	1.85	2.80	4.68	8.17	12.05	14.80
(1)+(2)+(3)+(4)+(5)	1.79	2.71	4.53	7.90	11.66	14.33

-女性-

健康習慣の種類	年齢					
	45-	50-	55-	60-	65-	70-
いずれもなし	4.45	5.47	6.74	8.31	10.23	12.58
単独の影響						
非喫煙（1）	3.67	4.52	5.57	6.88	8.48	10.46
活発な身体活動（2）	3.93	4.84	5.96	7.35	9.07	11.17
適正BMI（3）	4.12	5.07	6.25	7.71	9.50	11.70
節酒（4）	4.21	5.18	6.38	7.87	9.69	11.93
塩蔵品を控える（5）	4.21	5.19	6.40	7.88	9.71	11.96
(1)+(2)	3.24	3.99	4.93	6.08	7.51	9.28
(1)+(2)+(3)	3.00	3.70	4.57	5.64	6.97	8.61
(1)+(2)+(3)+(4)	2.84	3.50	4.32	5.34	6.60	8.16
(1)+(2)+(3)+(4)+(5)	2.69	3.32	4.10	5.06	6.26	7.74

の2倍），また50歳以降の罹患確率の増加が顕著である．例えば45歳男性の場合，5つの健康習慣をすべて実践している人の10年間のがん罹患確率は1.79%であるが，いずれも実践していない人は3.87%であり，その差は2.08%である．しかし70歳男性では，すべて実践している人の確率が14.33%であるのに対して，いずれも実践していない人は28.68%であり，その差が14.35%と，45歳の時に比べて差が大きく広がっていることがわかる．

この結果をもとに，年齢と性別に加え，各自の5つの生活習慣について回答することにより，10年間に全がんに罹患する確率を表示し，さらに生活習慣を改善することによる確率をシミュレーションすることができるwebツールを開発し公開している．これにより本人の生活習慣のプロファイルごとの絶対リスクを認識し，さらにどの要因を改善するとどの程度リスクが低下する可能性があるのかを知ることにより，生活習慣改善のきっかけとなることを期待している．また，このような簡便なツールをがん予防の実践にどのように取り入れ，活用していくかといった方法論の検討が今後の課題の1つである．

ここで紹介した絶対リスクは，年齢，性別，5つの生活習慣の情報を用いて構築された統計モデルによる予測値である．モデルの識別能の評価（discrimination）としてc統計量を算出したが，男性が0.6922，女性が0.5942であった．またモデルの適合度の評価（calibration）についてはHosmer-Lemeshow検定の改訂版であるD'AgostinoとNamの$\chi 2$検定を行ったところ，男女とも有意差はみられず，予測値と観測値がよ

く一致することを示唆する結果であった。これらのモデルの評価は，今回の研究対象者に対する結果であり，別の45歳から74歳の日本人集団を対象にした場合に同じような結果が得られるかという，外的妥当性の問題については検討できておらず，この点は今後の課題である。また，このリスク予測モデルには含まれていない要因の中にもがんのリスク要因として重要なものがあることを念頭に結果を解釈する必要がある。さらに，生活習慣を改善した時にどの程度リスクが低下するかが示されているが，これはあくまでも生活習慣の良い人と悪い人の差であって，リスク減少効果の大きさを示したものではないという点に注意する必要がある。

Ⅳ. Gail モデルについて

このような全がんを対象としたリスク予測モデル構築に関する研究は少なく，これまでの多くのモデルは部位別に構築されてきた。比較的多くのモデルの報告があるのは乳がんであり，なかでもGail モデルは有名である。Gail モデルは，1989年に米国国立がん研究所のMitchell Gail 博士らが報告したモデルである[7]。これは，1973年から80年にかけて実施されたBreast Cancer Detection Demonstration Project（BCDDP）に参加した約28万人のデータから構築された白人女性を対象とするケースコントロール研究（症例2852と対照3146）をもとに，モデルに投入する変数の選択とその相対リスクの算出が行われ，BCDDPの参加者の年齢階級別のベースラインリスクを用いて，毎年乳がん検診を受診する女性が，一定期間に浸潤性また非浸潤性の乳がんを罹患する確率を推計するものである。モデルでは，年齢，初経年齢，乳房の生検回数，初産年齢，第1度近親者の乳がん家族歴が含まれているが，年齢と生検回数，初産年齢と第1度近親者の乳がん家族歴は，それぞれ組み合わせによる相対リスクが予測に用いられている。その後，乳房の生検回数に加えて，生検で異型過形成と診断されたことがあるかという情報が追加された。

前述のモデルは，Gail モデル1として知られているが，National Surgical Adjuvant Breast and Bowel Project（NSABP）の研究者らにより改変されたモデルがGail モデル2である[8]。これは，ベースラインリスクとして米国国立がん研究所のSurveillance, Epidemiology, and End Results（SEER）Program の年齢階級別乳がん罹患率を用いて，浸潤性乳がんの罹患確率を予測するモデルである。タモキシフェンの予防投与による有効性を評価するランダム化比較試験であるBreast Cancer Prevention Trail（BCPT）では，このGail モデル2で推計した5年間の乳がん罹患確率が少なくとも1.66％以上の35歳から59歳の女性を適格者と定義している[9]。このBCPTを含むランダム化比較試験4件をメタアナリシスしたところ，タモキシフェンの予防投与によるリスク減少効果は約38％であった[10]。特にBCPTの結果を踏まえ，米国食品医薬品局ではタモキシフェンを乳がん予防薬として承認している。そして，その予防投与の適応基準の1つとして，Gail モデル2で推計した5年間の乳がん罹患確率が少なくとも1.67％以上の35歳以上の女性という条件があり，Gail モデルはタモキシフェンが適応となるハイリスク群を同定するツールとしても利用されている。

現在，Gail モデル2を基にしたリスク予測ツールが，米国国立がん研究所のホームページにてBreast Cancer Risk Assessment Tool（BCRAT）として一般公開されており，いくつかの質問に回答することで5年間に浸潤性乳がんに罹患する確率を知ることができる。開発の経緯から，Gail モデル2は白人女性を対象としたモデルであるが，白人女性以外の集団への適用として，アフリカ系アメリカ人やアジア系または太平洋諸島系アメリカ人を対象にした調査結果を用いたモデルの構築も行われており，これらの結果がBCRATには反映されている[11)12)]。しかし，日本人を対象としたデータは考慮されていないことから，BCRATを日本人のリスク予測に適用することは勧められない。

Ⅴ. Gail モデル改良の取り組み

Gail モデルは広く利用される一方で，他の白

人女性集団を用いた外的妥当性の検討も複数行われており，期待値と観察値の比を指標にモデルの妥当性が示されている[8)13)]。一例として，米国看護師を対象としたコホート研究（Nurses' Health Study：NHS）の対象者にGailモデル2を当てはめた研究を紹介する[13)]。1992年時点で45歳から71歳の白人女性看護師約8万2千人を対象に，Gailモデル2から推計される5年間の乳がん罹患数の期待値（E）と実際の観察値（O）を用いてE/O比（95％信頼区間）を算出したところ，0.94（0.89～0.99）であった。5年間の乳がん罹患確率が1.67％未満の場合は0.86（0.80～0.92），1.67％以上の場合が1.04（0.96～1.12）であり，罹患確率が低い群では過小評価されるものの，高い群では予測が良好であることを示唆する結果であった。この研究では，モデルの識別能の評価としてc統計量（95％信頼区間）を算出しているが，その結果は0.58（0.56～0.60）であった。これは乳がんを罹患した女性の罹患確率が，そうでない女性よりも高い確率が58％であるということを示しており，モデルの識別能として必ずしも満足のいくものではなかった。

モデルの識別能を向上させるためには，予測能の高い変数をモデルに導入する必要がある。マンモグラフィの密度所見や血中の性ホルモン濃度は，乳がんリスクとの関連が強く，その候補である。Chenらは，従来のモデルにおけるc統計量が0.596であるのに対して，マンモグラフィの密度所見を加えたモデルでは0.643と改善がみられたことを報告している[14)]。またTworogerらは，閉経後女性を対象に血中性ホルモン濃度を加えたモデルについて報告をしている[15)]。エストロン，エストラジオール，硫酸エストロン，テストステロン，デヒドロエピアンドロステロンサルフェート，性ホルモン結合グロブリン，プロラクチンについて検討し，硫酸エストロン，テストステロン，プロラクチンの3つのホルモンを加えた時のc統計量の変化が最も大きく，0.549から0.608と改善がみられた。

また近年では，single nucleotide polymorphisms（SNPs）をマーカーとした全ゲノム関連解析（Genome-Wide Association Study：GWAS）により，乳がんリスクに関連することが明らかとなった遺伝子多型情報をリスク予測モデルに組み込む取り組みがなされている。Gailは，Gailモデル2にGWASで同定された7 SNPsを加えることにより，c統計量が0.607から0.632に改善したことを2008年に報告している[16)]。しかし，これは前述のマンモグラフィの密度所見を加えた時の改善度より小さいものであった。その後，Wacholderらは，米国の4つのコホート研究およびポーランドのケースコントロール研究における50歳から79歳の対象者（症例5590，対照5998）のデータを用いて，Gailモデルに含まれる要因を用いたモデルにGWASで同定された10 SNPsを加えた場合にどの程度c統計量が変化するかを検討した。その結果，遺伝子多型情報を加えることにより0.58から0.618に改善したが，これは前述のGailの報告と同程度の変化であった[17)]。

このようにマンモグラフィの密度所見，血中の性ホルモン濃度，遺伝子多型情報を加えることにより，c統計量は0.03から0.06程度の向上はみられるものの，その意義については慎重に議論すべきである。特に，従来のモデルは問診や自記式アンケートなどで簡便に評価した情報に基づきリスクの算出が可能であるが，マンモグラフィ，血中性ホルモン，遺伝子多型情報を用いる場合は，それぞれ検査に費用と負担がかかるため，これに見合う情報が得られるかは重要な点である。

おわりに

このように生活習慣関連の要因のうち，がんのリスク要因として確実なものを用いて，絶対リスクを予測するツールの開発が行われている。乳がんについては，必ずしも生活習慣関連の要因ではないが，問診などで簡便に調査できる情報に基づいたGailモデルが，化学予防の適応決定のツールとして実用化されている。予測モデルを実用化するためには，外的妥当性などの検証が必要となるが，そのためには日本人を対象としたコホート研究の集団が複数必要となる。また今後，ゲノム情報などバイオマーカーを組み込んだ予測モデル

の構築が進展することを見据えると，詳細な生活習慣関連情報に加え，生体試料を収集・保管しているコホート研究が重要となってくる。日本人を対象に絶対リスクに応じて予防法を選択するといった個別化予防を実現するためには，このような研究基盤の強化が必須である。

参考文献

1) http://monographs.iarc.fr/
2) World Cancer Research Fund (WCRF) and the American Institute for Cancer Research (AICR) : Food, Nutrition, Physical Activity and the Prevention of Cancer : a Global Perspective, 2007.
3) IARC Monographs on the Evaluation of Carcinogenic Risks to Humans. Volume 100E : Personal habits and indoor combustions. IARC Lyon, 2012.
4) http://epi.ncc.go.jp/can_prev/93/3457.html
5) Sasazuki S, Inoue M, et al : Prev Med 54, 112-116, 2012.
6) Charvat H, Sasazuki S, et al : Prev Med 57, 685-689, 2013.
7) Gail MH, Brinton LA, et al : J Natl Cancer Inst 81, 1879-1886, 1989.
8) Costantino JP, Gail MH, et al : J Natl Cancer Inst 91, 1541-1548, 1999.
9) Fisher B, Costantino JP, et al : J Natl Cancer Inst 90, 1371-1388, 1998.
10) Cuzick J, Powles T, et al : Lancet 361, 296-300, 2003.
11) Gail MH, Costantino JP, et al : J Natl Cancer Inst 99, 1782-1792, 2007.
12) Matsuno RK, Costantino JP, et al : J Natl Cancer Inst 103, 951-961, 2011.
13) Rockhill B, Spiegelman D, et al : J Natl Cancer Inst 93, 358-366, 2001.
14) Chen J, Pee D, et al : J Natl Cancer Inst 98, 1215-1226, 2006.
15) Tworoger SS, Zhang X, et al : J Clin Oncol 32, 3111-3117, 2014.
16) Gail MH : J Natl Cancer Inst 100, 1037-1041, 2008.
17) Wacholder S, Hartge P, et al : N Engl J Med 362, 986-993, 2010.

参考ホームページ

- IARC Monographs on the Evaluation of Carcinogenic Risks to Humans
  http://monographs.iarc.fr/
- 世界がん研究基金（WCRF）／米国がん研究協会（AICR）
  http://www.wcrf.org/int/research-we-fund/continuous-update-project-findings-reports
- 「科学的根拠に基づく発がん性・がん予防効果の評価とがん予防ガイドライン提言に関する研究」
  http://epi.ncc.go.jp/cgi-bin/cms/public/index.cgi/nccepi/can_prev/outcome/index
- 「日本人のためのがん予防法」
  http://epi.ncc.go.jp/can_prev/93/3457.html
- がんリスクチェック
  http://epi.ncc.go.jp/riskcheck/5hlhc/
- Breast Cancer Risk Assessment Tool (BCRAT)
  http://www.cancer.gov/bcrisktool/Default.aspx

岩崎 基	
1998 年	群馬大学医学部卒業
2002 年	同大学院修了（医学博士） 国立がんセンター研究所支所臨床疫学研究部リサーチレジデント
2004 年	同センターがん予防・検診研究センター予防研究部研究員
2006 年	同センターがん予防・検診研究センター予防研究部室長
2013 年	同センターがん予防・検診研究センター疫学研究部部長

遺伝子医学 MOOK 別冊

次世代ペプチド医薬創製

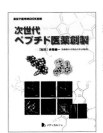

編 集：赤路健一
　　　（京都薬科大学薬品化学分野教授）
定 価：本体 3,000円＋税
型・頁：B5判、140頁

いまさら聞けない『遺伝医学』

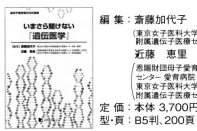

編 集：斎藤加代子
　　　（東京女子医科大学
　　　附属遺伝子医療センター所長・教授）
　　　近藤　恵里
　　　（恩賜財団母子愛育会 総合母子保健
　　　センター 愛育病院 小児科
　　　東京女子医科大学
　　　附属遺伝子医療センター非常勤講師）
定 価：本体 3,700円＋税
型・頁：B5判、200頁

細胞の3次元組織化
－その最先端技術と材料技術
再生医療とその支援分野（細胞研究,創薬研究）への応用と発展のために

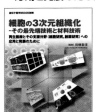

編 集：田畑泰彦
　　　（京都大学再生医科学研究所教授）
定 価：本体 5,800円＋税
型・頁：A4変型判、372頁

細胞死研究の今
－疾患との関わり,創薬に向けてのアプローチ

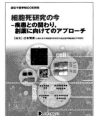

編 集：辻本賀英
　　　（大阪大学大学院医学系研究科教授）
定 価：本体 2,500円＋税
型・頁：B5判、108頁

ここまで広がる
ドラッグ徐放技術の最前線
古くて新しいドラッグデリバリーシステム（DDS）

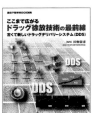

編 集：田畑泰彦
　　　（京都大学再生医科学研究所教授）
定 価：本体 5,714円＋税
型・頁：A4変型判、376頁

単行本

放射線被ばくへの不安を軽減するために
医療従事者のためのカウンセリングハンドブック
－3.11.南相馬における医療支援活動の記録－

著　者：千代豪昭
執筆協力：古川洋一・室月　淳・及川友好
定 価：本体 2,900円＋税、A5判、194頁

これ一冊で再生医療のすべてがわかる
**自然治癒力を介して病気を治す。
体にやさしい医療「再生医療」**
－細胞を元気づけて病気を治す－

著　者：田畑泰彦
定 価：本体 1,714円＋税、A5判、124頁

お求めは医学書販売店、大学生協もしくは弊社購読係まで

発行／直接のご注文は

 株式会社 メディカルドゥ

〒550-0004
大阪市西区靱本町 1-6-6　大阪華東ビル 5F
TEL.06-6441-2231　FAX.06-6441-3227
E-mail　home@medicaldo.co.jp
URL　http://www.medicaldo.co.jp

第 4 章

バイオマーカーによる
がんの早期診断

第4章　バイオマーカーによるがんの早期診断

1．がん自己抗体による早期診断の可能性

島田英昭

　がん抗原に対する自己抗体を用いた比較的早期のがん診断の可能性について概説する。すでに実用化されている p53 抗体検査は，主として食道がんや大腸がんの診療に貢献している。比較的早期の段階から陽性となることから早期診断あるいは微小残存腫瘍同定に有用である。同様に SEREX 抗体として NY-ESO-1 抗体や他の自己抗体も一定の陽性率ではあるが，ステージ1での陽性率は p53 抗体に比較して低い。

はじめに

　血液腫瘍マーカーは簡便な検査であり，がんの存在診断，再発リスクの予測，治療効果の予測，術後再発のモニタリングなどに有用である。本稿では，早期がん診断の観点から，自己抗体を利用した診断方法の可能性について述べる。がん自己抗体は，がん特異抗原に対して血清中に誘導される IgG 抗体を検出する検査系（図❶）が一般的であり，抗原抗体反応を利用しているためがん細胞量が少なくても比較的早期から検出できる特徴がある。したがって，早期がんの診断あるいはスクリーニングに有用である可能性が高い[1)-3)]。従来の分泌型腫瘍マーカーと異なり，IgG 抗体は半減期が長いため，治療後のモニタリングではダブリングタイムあるいは半減期を十分に考慮する必要がある。以下，代表的な抗体型腫瘍マーカーである p53 抗体ならびに NY-ESO-1 について，それぞれの腫瘍マーカーの臨床病理学的特徴について概説する。

I．p53 抗体

　固形がんでは過半数の症例でなんらかの p53 遺伝子機能異常が認められており，変異型 p53 タンパクを認識してがん患者血清中に抗 p53 抗体が誘導される。このため CEA と同様にあらゆる固形がんにおいて一定の陽性率を示す（図❷）[4)5)]。p53 遺伝子異常は発がんの初期段階から認められるため，早期がんの診断マーカーとしても有用である[6)]。食道がんにおける陽性率を検討すると，すべてのステージ

図❶　ELISA 法による血清自己抗体測定法

key words
　　p53 抗体，NY-ESO-1，SEREX，がんワクチン，食道がん，
　　大腸がん，TNM 因子，モニタリング

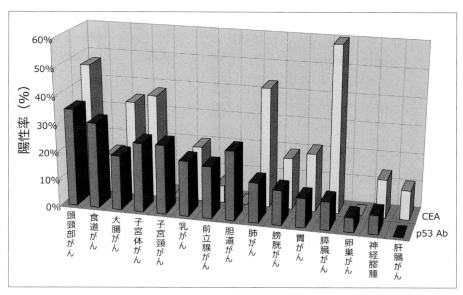

図❷ 血清 p53 抗体ならびに CEA の臓器別陽性率の比較

の合計での陽性率は SCC 抗原が最も高いが，ステージ 1 での陽性率は p53 抗体が 20％と他の腫瘍マーカーよりも高い傾向があった（図❸）[7]。

大腸がんにおいても比較的早期の段階から陽性となることが特徴的であり，全ステージを合計した陽性率では，p53 抗体と CEA はほぼ同等のレベルであるが，ステージ 1 までの症例のみで比較すると CEA や CA19-9 に比較して明らかに陽性率が高かった（図❹）。この傾向は，ステージ 2 までの腫瘍でもあるいはステージ 3 までの腫瘍でも同様であった。したがって，比較的早期の症例における第 1 選択の腫瘍マーカーとして p53 抗体が優れているといえる。

血清 p53 抗体による p53 分子異常の診断は，腫瘍細胞の生検を必要とせず，繰り返し検索することが可能であるため，治療経過のモニタリングにも有用である（図❺）[8]。この症例は，術前 FP 治療を 3 回施行した食道腺がんの症例であるが，化学療法の治療効果を反映している。さらに，手術直前には当初陽性であった CA19-9 は陰性化して

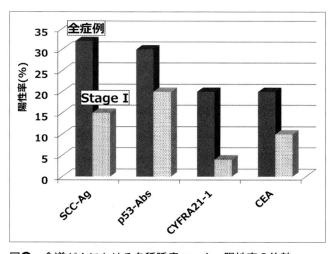

図❸ 食道がんにおける各種腫瘍マーカー陽性率の比較

いるにもかかわらず p53 抗体は高い抗体価を持続しており，正確に残存腫瘍細胞を反映していたものと思われる。結果的には，切除標本における腫瘍深達度は sm であり，表在がんの治療経過を正確に反映していたことが明らかとなった。IgG 抗体の半減期は 30 日程度と長いため，治療後のモニタリングでは 1 〜 2 ヵ月に 1 回程度の検査が適切である。p53 抗体陽性例は，陰性例に比較する

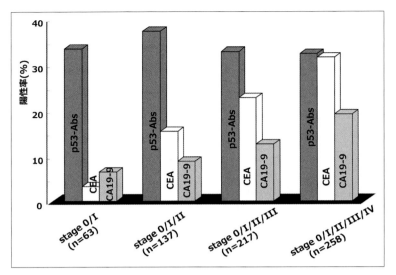

図❹　大腸がんにおける各種腫瘍マーカー陽性率比較

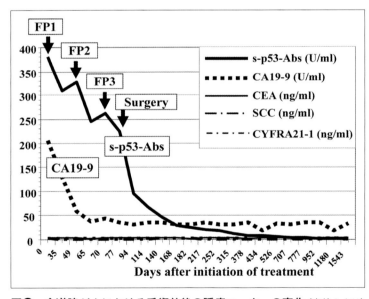

図❺　食道腺がんにおける手術前後の腫瘍マーカーの変化（文献8より）

と治療抵抗性を示し予後不良であり，抗体価の高い症例では予後不良である．手術後の抗体価は術後1〜3ヵ月程度で低下することが多いが，根治手術施行後にp53抗体価が低下しない症例では高率に再発しており，微小残存腫瘍細胞の存在をある程度反映しているものと考えられる[9]．微量の抗原にも反応することから，治療後の微少残存

ん細胞に対しても抗体は持続的に陽性を呈し陰性化しないことより，治療経過を正確に判定することのできる腫瘍マーカーと考えられる．

p53抗体は，主として食道がんと大腸がんでの解析が進んでいるが，最近では他の固形がんとして，肝臓がん[10]，肺がん[11]，乳がん[12)13)]などでも同様の解析が進んでおり，比較的早期の段階から陽性となること，あるいは予後との関連性があることなどが報告されている．

II．NY-ESO-1

NY-ESO-1抗原は，食道がん抗原として1997年にChenらにより同定された典型的ながん精巣抗原である[14]．p53抗体と同様に多数の固形がんで抗原の発現が報告されており，血清中のNY-ESO-1抗体の存在も報告されている．全般的にp53抗体と比較すると陽性率が低い傾向があるが，食道扁平上皮がんや肺がんにおいて陽性率が比較的高い傾向がある[15]．大腸がん[16]，胃がん[17]，肺がん[18]，前立腺がん[19]における陽性率は10〜15％前後である（図❻）．当初からがんワクチンとしての有用性が検討されており，多くの臨床試験が進行中である[20)-22)]．

p53抗体と同様に，比較的早期の段階から抗体が誘導されるため食道がんにおいてはステージ1の段階でも一定の陽性率を示している[15]．しかしながら，胃がんなど他の固形がんにおけるステージ1での陽性率は10％未満であり，食道がん以

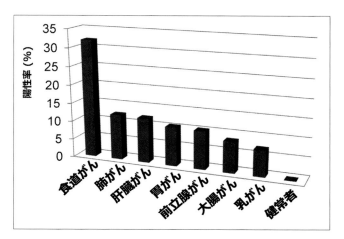

図❻ 各種固形がんにおける血清 NYESO-1 抗体陽性率
（文献 15 より）

表❶ 食道扁平上皮がんにおける SEREX 抗体の臨床病理学的意義

SEREX 抗体分子名	文献番号	陽性率（％）	予後との相関	TNM 因子との相関		
				T	N	M
p53	6, 7, 9	36	有り	有り	有り	不明
NY-ESO-1	15	32	無し？	有り	不明	不明
TROP-2	24	31	無し	無し	無し	無し
TRIM21	25	20	有り？	無し	無し	無し
GLUT-1	26	21	無し	無し	無し	無し
myomegalin	27	47	有り	無し	無し	無し
makorin-1	28	25	無し	無し	有り？	無し
CUEC-23	29	26	無し	無し	無し	無し
ECSA-1	30	21	無し	無し	無し	無し

外においては早期がん診断に有用とはいえない。

Ⅲ．がん SEREX 抗体

SEREX 法（screening of recombinant proteins from the human expression cDNA library）[用解1] によりクローニングされたがん抗原に対する自己抗体は，概ね p53 抗体あるいは NY-ESO-1 抗体と同様の臨床病理学的特徴を有している[23)-30)]。最も解析が進んでいる食道扁平上皮がんにおける特徴を**表❶**にまとめた。p53 抗体を除いて腫瘍因子 TNM との相関関係は少なく，また予後との関連性も少ない。比較的稀ではあるが myomegalin は，抗体陽性症例において有意に予後が良好であることから，なんらかの抗腫瘍活性を有している可能性もある[27)]。全ステージ合計での陽性率は 21～47％であり，ステージ1に限定すると myomegalin のみが 20％を超える陽性率であった[27)]。

おわりに

食道がんを中心として，がん自己抗体による固形がんの診断の可能性について概説した。がん抗原を標的分子とする自己抗体は，がんワクチン治療適応症例の選択にも有用と考えられており，早期がんの診断とともに，今後研究の発展が期待される。

用語解説

1. **SEREX**: screening of recombinant proteins from the human expression cDNA library。培養がん細胞あるいはがん組織から抽出したmRNAを用いてcDNAライブラリーを作成し，網羅的にタンパク合成を行うことで，がん特異的タンパクライブラリーが構築できる。このライブラリーにがん患者血清を反応させることで患者血清中のがん自己抗体が標的とするがん抗原に結合するため，反応したタンパクに相当するcDNAから直接がん抗原遺伝子をクローニングできる。

参考文献

1) Zhang H, Xia J, et al : Tumour Biol 36, 95-109, 2015.
2) Werner S, Chen H, et al : Int J Cancer 136, 2243-2252, 2015.
3) Zaenker P, Ziman MR : Cancer Epidemiol Biomarkers Prev 22, 2161-2181, 2013.
4) Shimada H, Ochiai T, et al : Cancer 97, 682-689, 2003.
5) Zhang J, Xu Z, et al : PLoS One 9, e99255, 2014.
6) Shimada H, et al : Cancer 89, 1677-1683, 2000.
7) Shimada H, et al : Surgery 133, 24-31, 2003.
8) Shimada H, et al : Surg Today 44, 1957-1961, 2014.
9) Shimada H, et al : World J Surg 33, 272-277, 2009.
10) Liu J, Ma Q, et al : Eur J Cancer 48, 2328-2338, 2012.
11) Mattioni M, Soddu S, et al : BMC Cancer 15, 148, 2015.
12) Lacombe J, Mangé A, et al : Cancer Epidemiol Biomarkers Prev 23, 1834-1842, 2014.
13) Yamamoto S, Chishima T, et al : Cancer Biomark 14, 203-206, 2014.
14) Chen YT, Scanlan MJ, et al : Proc Natl Acad Sci USA 94, 1914-1918, 1997.
15) Oshima Y, Shimada H, et al : J Gastroenterol, Apr 24, 2015. [Epub ahead of print]
16) Long YY, Wang Y, et al : Exp Ther Med 8, 1279-1284, 2014.
17) Fujiwara S, Wada H, et al : Br J Cancer 108, 1119-1125, 2013.
18) Lam S, Boyle P, et al : Cancer Prev Res (Phila) 4, 1126-1134, 2011.
19) Xie C, Kim HJ, et al : J Transl Med 9, 43, 2011.
20) Chen JL, Dawoodji A, et al : Int J Cancer 136, E590-601, 2015.
21) Odunsi K, Matsuzaki J, et al : Cancer Immunol Res 2, 37-49, 2014.
22) Kageyama S, Wada H, et al : J Transl Med 11, 246, 2013.
23) Shimada H, Nakashima K, et al : Int J Oncol 26, 77-86, 2005.
24) Nakashima K, Shimada H, et al : Int J Cancer 112, 1029-1035, 2004.
25) Kuboshima M, Shimada H, et al : Cancer Sci 97, 380-386, 2006.
26) Kuboshima M, Shimada H, et al : Int J Oncol 28, 463-468, 2006.
27) Shimada H, Kuboshima M, et al : Int J Oncol 30, 97-103, 2007.
28) Shimada H, Shiratori T, et al : BMC Cancer 9, 232, 2009.
29) Shimada H, Kagaya A, et al : J Gastroenterol 44, 691-696, 2009.
30) Kagaya A, Shimada H, et al : Proteome Sci 9, 31, 2011.

参考ホームページ

・p53抗体検査法について
http://ivd.mbl.co.jp/search/detail/7640.html

島田英昭
1984年　千葉大学医学部卒業
1991年　同大学院医学研究科博士課程（外科系）修了
　　　　米国マサチューセッツ総合病院・ハーバード大学外科研究員
2002年　千葉大学大学院医学研究院講師（先端応用外科学）文部科学教官
2008年　千葉県がんセンター消化器外科主任医長
2009年　東邦大学医学部外科学講座一般・消化器外科教授
　　　　東邦大学医療センター大森病院消化器センター外科教授（併任）
　　　　千葉大学医学部附属病院疾患プロテオミクス寄附研究部門客員教授（兼任）
2012年　東邦大学大学院臨床腫瘍学講座教授（併任）

第4章　バイオマーカーによるがんの早期診断

2．早期膵がん・膵がんリスク疾患を検出する血液バイオマーカーの開発
－Apolipoprotein AⅡ isoform を用いた早期膵がんの検出法－

紙田正博・三浦奈美・庄司広和・本田一文

　膵がんは，予後が不良な難治性のがんとして知られている。この疾患の発見には既存バイオマーカーであるCA19-9を用いているが，早期段階で検出はできず特異性も高くない。したがって，膵がんを早期に発見できる新規バイオマーカーを開発することが予後改善ひいては完治のために必要である。われわれは質量分析基盤プロテオミクスを用いて膵がんバイオマーカーapolipoprotein AⅡ isoform を発見し，膵がんおよび膵がんリスク疾患バイオマーカーの開発を行った。現在，ELISA法を用いたキットを作成し，実用化に向けて発展させている。

はじめに

　本邦における膵がんの5年相対生存率は，全国がん（成人病）センター協議会の調査によると（2014年集計），8.5％で，膵がんは予後不良な難治がんとして認識されている。膵がんに対する最も信頼性の高い治療法として外科切除が挙げられるが，膵臓は解剖学的に後腹膜に位置し，臨床症状が乏しく所見が取りづらいため，早期発見が困難である。現状では，膵がんと診断された患者のうち手術適応は20〜30％程度しかない。低侵襲なバイオマーカーで早期膵がんやそのリスク疾患疑い患者を囲い込み，高解像度の画像検査などで絞り込めれば，手術適応のある早期膵がん患者やフォローアップ可能なリスク疾患の発見率を高め，ひいては死亡率の改善に寄与するものと考えられる。

　現在，膵がんを診断するための血液バイオマーカーとしてCA19-9やDUPAN2などが挙げられるが，これらバイオマーカーは早期膵がんに対する陽性率は高くない。またCA19-9がLewis血液型糖鎖に関連する抗原であることから，日本人の約10％を占めるLewis抗原陰性者では，たとえ進行がんであってもCA19-9が陽性にならないことが知られていて，American Society of Clinical Oncology（ASCO）のガイドラインではCA19-9を利用した膵がん検診には推奨されていない[1]。

　近年，遺伝子（ゲノミクス）・転写産物（トランスクリプトミクス）・タンパク質（プロテオミクス）・代謝産物（メタボロミクス）といった生体を構成する物質やそこから産出される物質を網羅的に一斉解析し，生命現象や病因・病態を理

---

key words

膵がん，血液バイオマーカー，MALDI-Qq-TOF-MS，apolipoprotein AⅡ isoform，プロテオーム解析，トップダウンプロテオミクス，ボトムアッププロテオミクス，EDRN

解するオミックス解析が行われてきている。とりわけプロテオミクス解析は，患者と健常者由来のタンパク質の量比を一斉に比較解析できるため，疾患原因タンパク質の探索やバイオマーカー・創薬ターゲットタンパク質の探索に盛んに用いられている[2]。本稿では，バイオマーカー探索に用いられるプロテオーム解析について着目し，実際にわれわれが行ったmatrix assisted laser desorption/ionization-hybrid quadrupole-time of flight mass spectrometer（MALDI-Qq-TOF-MS）法を用いた膵がんバイオマーカーの探索結果を紹介する。さらに本研究によって発見された新規膵がん・膵がんリスク疾患検出バイオマーカーであるapolipoprotein AII isoformの臨床性能を詳述し，実用化に向けた出口戦略を述べてみたい。

I. 創薬ターゲットおよびバイオマーカーの探索に用いる各種プロテオーム解析

プロテオーム解析は，生物内においてその瞬間に発現しているすべてのタンパク質セットを一度に検出し解析する方法である。プロテオミクス解析は，2つの分析法に大別される。すなわち，タンパク質をそのままの状態で解析するトップダウンプロテオミクスとタンパク質を特定の酵素で分解しペプチド断片にした状態で解析するボトムアッププロテオミクスである[3]。トップダウンプロテオミクスは，①質量分析（mass spectrometry：MS）基盤プロテオミクス，②抗体基盤プロテオミクス，③ゲル電気泳動プロテオミクスに，ボトムアッププロテオミクスは，ショットガンプロテオミクス，ターゲットプロテオミクスに細分化される（図❶）。なかでも，MS基

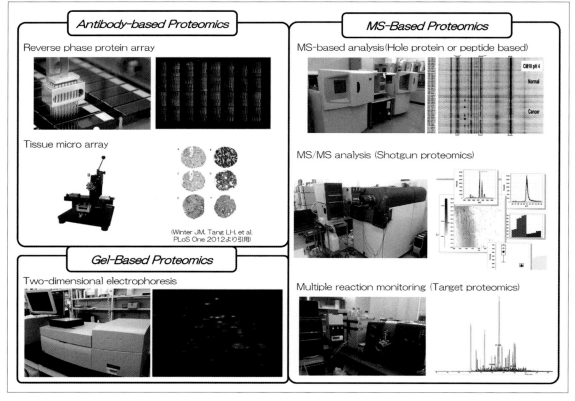

図❶ 創薬ターゲットおよびバイオマーカーの探索に用いる各種プロテオミクス

盤プロテオミクスは，一度に数千のタンパク質を検出し比較分析できるため，創薬ターゲット探索およびバイオマーカー探索に盛んに用いられている．

II．プロテオーム解析を用いた診断マーカー探索成果とその現状

がん診断マーカーとして非侵襲的かつ頻回に行える血液バイオマーカーの開発が望まれている．そのためには，担がん患者特有のタンパク質の量比の変化や翻訳後修飾を見つけることが必須である．血漿・血清には数千種類のタンパク質が含まれており，疾患を反映した物質が存在すると考えられている[4]．しかしながら，血液サンプル中に含まれるタンパク質のうち99％が22種類の多量タンパク質であるため，これら多量なタンパク質を様々な方法で排除し，真のバイオマーカーを見つけることが重要になってくる．例えば当研究室では，血漿の前処理を行いMALDI-Qq-TOF-MSを用いたトップダウンプロテオミクスにより膵がん診断マーカーapolipoprotein AIIのホモダイマーのC末端アミノ酸の変化（apoAII isoform）を発見しているし[5,6]，分子量排他膜を用いて血漿を処理し高感度MSとナノ流速液体クロマトグラフィーを用いた非標識ボトムアッププロテオミクスにより膵がん診断マーカー水酸化プロリンα-フィブリノゲン[7]を見出してきている．

上記のように，がん診断バイオマーカー候補を見出すことは比較的容易になってきている．最近ではバイオマーカー候補を実際の臨床開発への候補品として妥当かどうかの判断を行うための検証研究の重要性が強く認識されている．すなわち各施設単体では，実際の臨床に向けて大規模ながん診断マーカーの開発研究を行える検体がそろっていないため，がん診断マーカー候補の臨床応用に至っていないのが現状である．そこで国立がん研究センターでは，がん診断マーカー開発に使用できる血漿・血清を多施設から回収し，厳密に管理保管できる検体バンクを整備してきている．また米国国立がん研究所（National Cancer Institute：NCI）では，すでにEarly Detection Research Network（EDRN）という組織が整備されている．EDRNは，全米規模で医療機関から検体を集め，外部で同定されたがん診断マーカーに対して，研究予算の支援，第三者による科学的な検証を行い，企業とのマッチング，体外診断薬（in vitro diagnostics：IVD）の承認支援などを行っている．

III．早期膵がん診断マーカーの新規開発

われわれは，検診に使用できる膵がん診断マーカーの開発を目的に，独自に開発したMALDI-Qq-TOF-MS法を用いて血漿ペプチドのプロファイルおよび各種がん診断マーカー探索を行ってきた．本稿では，IVD承認をめざした膵がん診断マーカーapolipoprotein AII isoformについて紹介する[6]．

1．検体と探索方法

本研究に使用した検体は，国立がん研究センター中央病院および東京医科大学病院にて組織学的・細胞学的に膵がんと診断された患者血漿（103例）と健常者血漿（112例）である．これら血漿検体は統計学的に偏りがないよう，年齢と性別が選別された検体を用いた．上記血漿検体をオクチル基（C8）でコーティングしたビーズに反応させ，吸着したタンパク質をMALDI-Qq-TOF-MSを用いて測定した（図❷A）．得られた質量分析データを解析したところ，健常者に比べ膵がん患者で17252 m/zの質量をもつ物質が大きく減少していることを見出した（図❷B）．17252 m/zの質量をもつ物質をMS/MS解析し，データベースにて検索を行ったところ，apolipoprotein AII（apoAII）の2量体であることが判明した．加えて，その2量体を構成する片側ペプチドのC末端からグルタミンの1アミノ酸分が欠損したもの（C末端側が-ATQ/-AT．以下apoAII-ATQ/AT）であることも同定した．同時に，8766 m/zの質量ピークも膵がん患者で減少しており，apolipoprotein CIIIの非糖鎖修飾型（以下apoCIII-0）であることが判明した（図❷B）．MALDI-Qq-TOF-MSを用いた方法により2種の質量をもつタンパク質の量が膵がん患者由来の血漿で減少しており，膵がんの診断マーカーになりうることが示唆された．

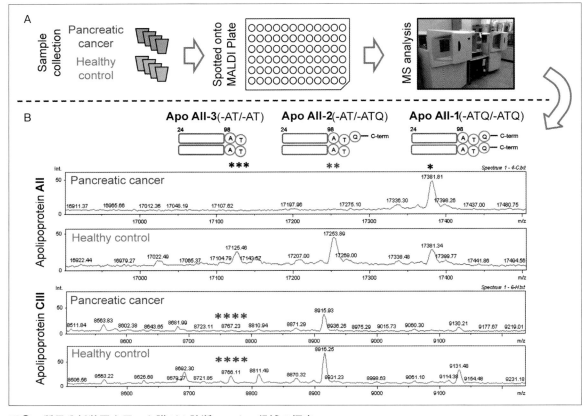

図❷ 質量分析装置を用いた膵がん診断マーカー候補の探索

2. 他施設検体による診断マーカー候補の検証

　質量分析装置を用いた診断マーカー探索により得られた2種のマーカーを用いて前述の膵がん患者103例と健常者112例を区別できるか検証を行った（**図❸ A**）。receiver operating characteristic（ROC）解析において，apoAⅡ-ATQ/ATでAUC=0.877，apoCⅢ-0単体でAUC=0.798であったが，2種のマーカーを同時に使用して判別を行うとAUC=0.903と感度・特異度ともに高度に鑑別できることがわかった（**図❸ B 左**）。そこで2種のマーカー候補を同時に使用し，さらに独立したコホートである103血漿検体（Cohort 2：国立がん研究センター中央病院にて採取された膵がん患者血漿62例と健常者血漿41例）の検証を行い同様に解析したところ，AUC=0.926で，膵がん患者と健常者を判別することが可能であった（**図❸ B 中央**）。さらに，他施設検証コホート（Cohort 3：ドイツハイデルブルグ大学で採取された膵がん患者血漿52例と健常者血漿53例）を用い検証を行った結果，AUC=0.946で膵がん患者と健常者を判別した（**図❸ B 右**）。これは既存の膵がん診断マーカーであるCA19-9のAUC=0.910を上回る結果であったため，多施設検体を用いた診断マーカー候補の大規模な前向き検証を行った。

3. 多施設検体を用いた診断マーカー候補の大規模な前向き検証

　検体の採取・保存方法によりプロテオミクス解析の結果が大きく影響を受けることは周知の事実である。そこで，多施設検体を用いた前向き検証を行う前に，サンプルバイアスを限りなく低減するために血漿の採取法や保存法などに標準作業手順書（standard operating procedure：SOP）を設定し，SOPに従って7医療施設（国立がん研究センター，大阪医療センター，自治医科大学

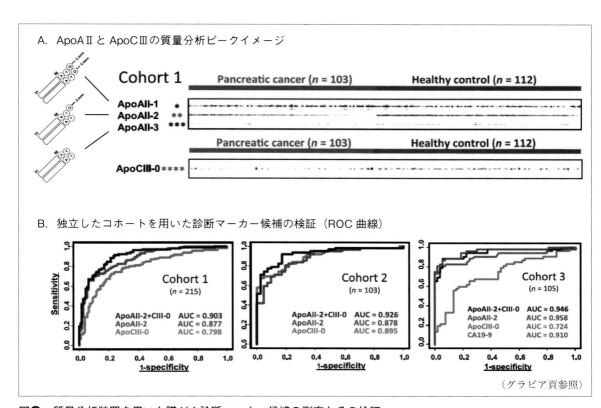

図❸ 質量分析装置を用いた膵がん診断マーカー候補の測定とその検証

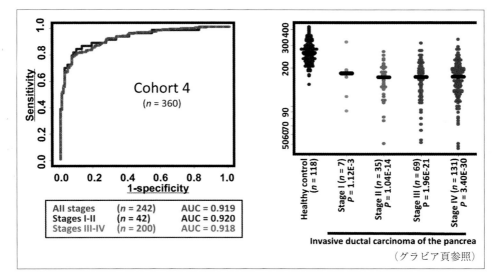

図❹ 多施設検体を用いた診断マーカー候補の大規模な前向き検証

病院，東京医科大学病院，大阪府立成人病センター，大阪医科大学病院，福岡大学病院）から血液検体を集積した．本方法により採取された833 血漿検体（Cohort 4）を用いて前向きな検証を行った．検証の際に，各施設由来の血漿はランダマイズおよびブラインド化を行った．検証の結果，初

期膵がんを含む膵がん患者と健常者を apoAⅡ-2, apoCⅢ-0 の 2 種マーカーのコンビネーションを用いることで鑑別することができた。ROC 解析における AUC は, 膵がん Stage Ⅰ-Ⅱ=0.920, Stage Ⅲ-Ⅳ=0.918, All Stages=0.919 であった（図❹）。

4. apoAⅡ isoform ELISA キット開発と NCI EDRN で集積された検体の実測定

実際の医療機関において臨床検査室で質量分析装置を使用するには, 克服すべき課題点が多い。そこで, apoAⅡ の C 末端 -ATQ または -AT に特異的に反応する抗体を作製し, 一般的な臨床検査室で用いることができる enzymelinked immunosorbent assay（ELISA）法を用いたキットを開発した。現在, 日本医療研究開発機構の「革新的がん実用化研究事業」の支援を受け「バイオマーカーを用いた実験的膵がん検診」を準備中である。また, 米国での IVD 承認に向けて, NCI EDRN と共同研究を開始し, EDRN が集積した Ⅰ・Ⅱ期膵がん, 慢性膵炎, 健常者の血清検体（EDRN pancreatic cancer reference set）を, apoAⅡ-C 末端 isoform ELISA キットを用いてブラインド測定を行っている。

おわりに

近年の研究機器の発展により各種オミックスを用いたバイオマーカー探索や創薬ターゲット探索が盛んに行われるようになった。その結果, 多くの論文が発表され多くの疾患関連因子・バイオマーカー候補が発見されてきている。近い将来, 本稿で紹介した apoAⅡ isoform を用いた膵疾患の早期検出マーカーが実臨床の場で利用されることを願ってやまない。

謝辞
本研究（の一部）は国立研究開発法人日本医療研究開発機構（AMED）の【革新的がん医療実用化研究事業】,【次世代がん研究シーズ戦略的育成プログラム】,【AMED-CREST, AMED】の支援によって行われた。

参考文献

1) Locker GY, Hamilton S, et al : J Clin Oncol 24, 5313-5327, 2006.
2) Honda K, Ono M, et al : Jpn J Clin Oncol 43, 103-109, 2013.
3) 平野 久：ぶんせき 7, 348-353, 2005.
4) Anderson NL, Anderson NG : Mol Cell Proteomics 1, 845-867, 2002.
5) Honda K, Hayashida Y, et al : Cancer Res 65, 10613-10622, 2005.
6) Honda K, Okusaka T, et al : PLoS One 7, e46908, 2012.
7) Ono M, Kamita M, et al : lnt J Proteomics 2012, 897412, 2012.

参考ホームページ

・全国がん（成人病）センター協議会
 http://www.zengankyo.ncc.go.jp/
・Early Detection Research Network
 http://edrn.nci.nih.gov/

紙田正博

2003 年 東邦大学薬学部衛生薬学科卒業, 学士（薬学）
2005 年 同大学院薬学研究科修士課程修了, 修士（薬学）
2011 年 横浜市立大学大学院国際総合科学研究科博士課程修了, 博士（理学）
 国立がん研究センター研究所特任研究員

第4章 バイオマーカーによるがんの早期診断

3．大腸がんのメチル化 DNA マーカー

鈴木　拓・山本英一郎

　より効果的な早期大腸がんスクリーニングを実現するため，DNA マーカーが注目されている。DNA メチル化異常，特に遺伝子プロモーター領域の CpG アイランドの高メチル化は，その多様性と出現頻度の高さから，血液中あるいは便中の大腸がんマーカーとしての有用性が高いと考えられる。これまで多くの研究者によって様々なマーカー候補遺伝子が検証され，血液中の SEPT9 メチル化や便中の vimentin（VIM）メチル化のように企業から診断キットとして実用化されたマーカーもある。大規模研究によるエビデンスの強化およびコストの低下が，普及に向けての今後の課題である。

はじめに

　大腸がんは分子メカニズムの解明が最も進んでいるがん種の1つであり，DNA メチル化異常の解析およびその臨床応用についても，多くの研究報告がある。大腸がんの DNA メチル化異常として，遺伝子プロモーター領域の CpG アイランド[用解1]の部分的な高メチル化と，レトロトランスポゾンや反復配列などの低メチル化（ゲノムワイドな低メチル化）がよく知られている。また一部の大腸がんは，CpG アイランドのメチル化を同時多発的に示すことから CpG アイランドメチル化形質（CIMP）陽性がんと呼ばれ，マイクロサテライト不安定性[用解2]（MSI）をしばしば伴う。一方，ゲノムワイドな低メチル化は染色体不安定性につながるとされ，レトロトランスポゾンである LINE-1 の低メチル化は大腸がんの予後不良因子であることが報告されている[1]。

　プロモーター領域の高メチル化は，がん抑制遺伝子やがん関連遺伝子の転写抑制機構として重要であり，治療成績や予後に関わる遺伝子のメチル化は質的診断マーカーとして有用である。例えば，DNA 修復酵素である MGMT はアルキル化剤の抗腫瘍効果を阻害するが，MGMT 遺伝子がメチル化した大腸がんではアルキル化剤の奏効率が高いことが報告されている[2]。一方，CIMP の有無にかかわらず大腸がんで高頻度にメチル化する遺伝子も多数明らかにされており，これらは存在診断への応用が期待される。本稿では DNA メチル化の大腸がん診断への応用，特に血液中や便中バイオマーカーとしての可能性について，最近の研究を紹介しつつ解説したい。

I．血液中のメチル化 DNA マーカー

　大腸がんの腫瘍マーカーとして CEA や CA19-9 などがよく知られているが，早期診断への有用性は限られている。そこで，血液中に含まれるがん細胞由来 DNA（circulating tumor DNA）から，遺伝子変異や DNA メチル化異常を検出する方法が多くの研究者により検討されている。変異と比較してメチル化異常（特にプロモーター領域の CpG アイランドのメチル化）には，①マーカー

key words
大腸がん，腺腫，DNA メチル化，CpG アイランド，血液，便，SEPT9，vimentin，腸管洗浄液

候補となる遺伝子が多数ある，②遺伝子サイズにかかわらずプロモーター領域のみを解析すればよい，などの利点がある．ただし，現在最も一般的に行われているメチル化解析法は，亜硫酸水素ナトリウム（バイサルファイト[用解3]）による化学処理を必要とするため，DNA の質や量が不十分な場合は解析が難しいことがある．

大腸がんの血液中メチル化 DNA マーカーに関する主な研究報告を表❶にまとめた．Lofton-Day らは，56 種類の候補遺伝子から大腸がんマーカーとして最適な 3 遺伝子（*TMEFF2*，*NGFR*，*SEPT9*）を抽出し，中でも *SEPT9* が感度 69％，特異度 86％と優れていることを報告した[3]．他にも *ALX4*，*NEUROG1*，*SYNE1*，*FOXE1* などが，単独のマーカーとして良好な診断能を示したと報告されている[4)-6)]．また，複数のマーカーを組み合わせることで診断能を向上させる試みも検証されている．例として，6 遺伝子（*CYCD2*，*HIC1*，*PAX5*，*RASSF1A*，*RB1*，*SRBC*）のパネル化によってステージⅠおよびⅡの大腸がんを感度 84％，特異度 68％で診断可能であったという研究結果や[7]，4 遺伝子のパネル（*APC*，*MGMT*，*RASSF2A*，*WIF1*）が同じくステージⅠ・Ⅱの大腸がんに対して感度 86.5％，特異度 92.1％という高い診断能を示したことが報告されている[8]．また大腸ポリープの診断能についても少ないながら検討がなされており，2 遺伝子（*SEPT9*，*ALX4*）の組み合わせにより感度 37％，特異度 95％[9]，3 遺伝子パネル（*HIC1*，*MDG1*，*RASSF1A*）により感度 55％，特異度 65％という結果が報告されている[7]．

これらの研究の多くは，症例数が少ない，他グループによる追試が不十分などの問題から実用化には至っていない．その中でもいち早く実用化されたのが *SEPT9* であり，米国において mSEPT9（Epigenomics AG 社）や ColoVantage（Quest Diagnostic 社）から検査キットとしてリリースされている．ただし最近の mSEPT9 を用いた大規模な前向き研究の結果では，大腸がん（全ステージ）の診断能は感度 48.2％，特異度 91.5％，ステージⅠ症例に限ると感度 35.0％，さらに腺腫では感度 11.2％にとどまっており，さらなる改良が必要と結論づけられている[10]．

マーカー分子の検出方法として，これまでの研究の大半はメチル化 DNA を PCR 増幅するメチル化特異的 PCR（MSP）法や，リアルタイム PCR を組み合わせた定量的 MSP 法・MethyLight 法などを用いている．さらに近年では，Digital PCR と MethyLight 法を組み合わせた Digital MethyLight 法や，Digital PCR とフローサイトメトリーを用いた methyl-BEAMing 法などの新たな検出法が開発され，高い感度や優れた定量性が得られるとしている[11)12)]．今後のさらなる技術改良および普及が期待される．

Ⅱ．便中のメチル化 DNA マーカー

現在，大腸がんスクリーニング法として便潜血検査が広く普及しているが，陽性反応的中率が低く，早期がんの検出能も限られている．そこでより高精度な大腸がんスクリーニングを実現するために，便中 DNA マーカーが注目されている．*KRAS* や *APC* 遺伝子変異などは DNA マーカーの代表であり，比較的古くから研究が行われている．しかし，*KRAS* 遺伝子（特に最も一般的なコドン 12，13）の変異を示すのは大腸がん症例の約 40％にとどまり，一方 *APC* 変異は大腸腺腫・がんともに高頻度であるもの

表❶　大腸がんの血中メチル化 DNA マーカーの主な研究報告

マーカー	解析法	検体	感度	特異度	文献
MGMT	MSP	血漿	39％	96％	8
RASSF2A	MSP	血漿	58％	100％	8
WIF1	MSP	血漿	74％	98％	8
ALX4	MethyLight	血清	83％	70％	4
NEUROG1	MethyLight	血清	61％	91％	5
TMEFF2	MethyLight	血漿	65％	69％	3
NGFR	MethyLight	血漿	51％	84％	3
SEPT9	MethyLight	血漿	69％	86％	3
SEPT9	MethyLight	血漿	48％	92％	10
FOXE1	定量的 MSP	血漿	46％	93％	6
SYNE1	定量的 MSP	血漿	47％	96％	6
VIM	methyl-BEAMing	血漿	59％	93％	12

の，巨大な *APC* 遺伝子の様々な箇所に変異が発生しうるなどの弱点がある。また米国において 2507 名を対象に，*KRAS* および *APC* 変異，マイクロサテライトマーカーである *BAT-26*，そして非アポトーシス細胞のマーカーである long DNA（正常腸管上皮から脱落した細胞はアポトーシスを起こしているが，腺腫やがんからの剥離細胞はアポトーシスが少ない）を組み合わせて行った研究では，大腸がん 31 例のうち便中 DNA マーカーで検出できたのは 16 例（感度 52％）に過ぎなかった[13]。

そこで近年では，便中メチル化 DNA のマーカーとしての有用性が多くの研究者によって検証されている（表❷）。便中に含まれる DNA は食物および腸内細菌由来が大半を占めるため，メチル化 DNA の検出には血中マーカーと同様に MSP 法や MethyLight 法などの高感度な方法が一般に用いられる。単独のマーカーとしては *GATA4*，*NDRG4*，*SFRP2*，*TFPI* などが 60～70％以上の感度と，ほぼ 100％に近い特異度で大腸がんを検出可能であると報告されている[14)-18)]。また *ITGA4* などいくつかのマーカーは，大腸腺腫の診断にもある程度有用であることが複数の研究から示されている[17)19)-21)]。これらのマーカーの中でも，*vimentin*（*VIM*）は複数のスタディによってその有効性が確認され，米国において検査キット（Cologuard, Exact Sciences 社）として実用化されている[12)22)23)]。

複数のマーカーをパネル化することで診断能を向上させる試みも検討されており，例えば

表❷ 大腸がんの便中メチル化 DNA マーカーの主な研究報告

マーカー	解析法	感度	特異度	文献
CDKN2A (p16)	MSP	31％（腺腫）	84％	19
MGMT	MSP	48％（腺腫）	73％	19
miR-34b/c	MSP	75％	87％	28
TFPI	MSP	89％（トレーニングセット） 79％（テストセット，がん） 21％（テストセット，腺腫）	76％（トレーニングセット） 93％（テストセット）	18
ITGA4	定量的 MSP	69％（腺腫）	79％	20
GATA4	定量的 MSP	71％（トレーニングセット） 51％（テストセット）	84％（トレーニングセット） 93％（テストセット）	14
NDRG4	定量的 MSP	61％	93％	15
OSMR	定量的 MSP	38％	95％	29
PHACTR3	定量的 MSP	55％（トレーニングセット） 66％（テストセット，がん） 32％（テストセット，腺腫）	95％（トレーニングセット） 100％（テストセット）	21
RASSF2	Hi-SA	45％（がん） 13％（腺腫）	95％	17
SFRP2	Hi-SA	63％（がん） 32％（腺腫）	92％	17
SFRP2	MethyLight	90％（トレーニングセット） 77％（テストセット）	77％（トレーニングセット） 77％（テストセット）	16
VIM	MSP	46％	90％	22
VIM	MSP	77％	83％	23
VIM	methyl-BEAMing	41％（がん） 45％（腺腫）	95％	12
AGTR1	パイロシークエンス	21％	95％	24
WNT2	パイロシークエンス	40％	97％	24
SLIT2	パイロシークエンス	52％	95％	24
3 マーカーパネル （*AGTR1, WNT2, SLIT2*）	パイロシークエンス	78％	89％	24
6 マーカーパネル （*APC, ATM, MLH1,* *SFRP2, HLTF, MGMT*）	MSP	75％（がん） 68％（腺腫）	90％	25

AGTR1，*WNT2*，*SLIT2* という 3 種類のマーカーそれぞれの大腸がん検出感度は 21 〜 52％であるが，これらをパネル化することで感度が 78％に向上したという研究結果が報告されている[24]。また 6 遺伝子（*APC*，*ATM*，*MLH1*，*SFRP2*，*HLTF*，*MGMT*）のパネル化によって大腸がんを感度 75％，大腸腺腫を感度 68％で検出可能であったという報告もある[25]。メチル化 DNA マーカーを従来の大腸がんスクリーニング法と組み合わせることで，相互に補完する利用法も提示されている。例として，*PHACTR3* のメチル化を免疫学的便潜血検査（fecal immunochemical test：FIT）と組み合わせることで，大腸がん検出感度が大きく改善されたという結果が報告されている[21]。

また最近，米国において 9989 名（うち大腸がん 65 例，最大径 1cm 以上の前がん病変 757 例）を対象に，*KRAS* 変異と *NDRG4* および *MBP3* のメチル化を組み合わせた便中 DNA 検査と，FIT とを比較した研究結果が報告された[26]。それによると，大腸がんの検出感度は DNA 検査が 92.3％に対して FIT が 73.8％，腺腫など前がん病変の検出感度は DNA 検査が 42.4％に対して FIT は 23.8％と，DNA 検査の感度の高さを裏づける結果であった。ただし特異度は，FIT が 94.9％であるのに対して DNA 検査は 86.6％であり，FIT よりも偽陽性率が高くなる傾向がみられた。

筆者らは最近，経口腸管洗浄液からがん細胞由来のメチル化 DNA を検出する試みを行った[27]。大腸内視鏡検査を受けた 508 例（うち大腸がん 56 例）を対象に，腸管洗浄液 10mL を直腸から回収して DNA を抽出し，大腸がんにおいて高頻度にメチル化している 15 遺伝子をマーカー候補として解析した。内視鏡検査結果および病理診断結果と比較し，大腸がん診断能において高いスコアを示した上位 3 遺伝子（*miR-124-3*，*LOC386758*，*SFRP1*）を選び，これらをパネル化することで感度 82％，特異度 79％で大腸がん診断が可能であることを示した。この方法は腸管洗浄を必要とするため，FIT や便中 DNA 検査の代替になりえないが，カプセル内視鏡や CT コロノグラフィーなど腸管洗浄を必要とする他の検査法の補助検査となりうるかもしれない[27]。

おわりに

この 10 年余りの研究から，血液中および便中メチル化 DNA が有用な大腸がんマーカーとなりうるというエビデンスが着実に積み重ねられ，*SEPT9* や *VIM* などは検査キットとして市場にリリースされた。また複数の DNA 検査を組み合わせることで，特異度はやや下がるものの，より高感度に大腸がんを検出できることも，複数の研究が示している。このようにメチル化 DNA を含む DNA 検査は，将来の大腸がん一次スクリーニング法となりうるポテンシャルを秘めている。最大の問題はコストであり，例えば Cologuard の費用は米国において 599 ドルである。本格的な普及のためには，費用対効果の面で FIT を上回る必要があり，これが最大の課題と言えるであろう。

用語解説

1. **CpG アイランド**：ゲノム中において，シトシンの次にグアニンが出現する 2 塩基配列の出現頻度が他よりも高い領域のこと。半数近くの遺伝子プロモーターが CpG アイランド領域を含んでいるとされる。正常細胞において，遺伝子プロモーター領域の CpG アイランドはメチル化されていないが，がん細胞ではしばしば CpG アイランドがメチル化することで遺伝子の転写が抑制される。
2. **マイクロサテライト不安定性**：がん細胞にみられるゲノム不安定性の 1 つ。ミスマッチ修復遺伝子（MSH2 や MLH1 など）の変異やメチル化によりミスマッチ修復機構が機能しなくなると，DNA 複製の際にマイクロサテライトと呼ばれる反復配列の反復回数にエラーが発生しやすくなる。これにより遺伝子変異を多発し，発がんにつながる。家族性非大腸ポリポーシス（HNPCC）は MSH2 や MLH1 などの胚細胞変異が原因とされる。散発性大腸がんの約 10％にもマイクロサテライト不安定性がみられ，主に MLH1 遺伝子のメチル化が原因とされている。
3. **バイサルファイト**：ゲノム DNA を一本鎖化してから亜硫酸水素ナトリウム（バイサルファイト）で処理すると，シトシンが脱アミノ化によってウラシルへ変換される。しかしメチル化シトシンはこの反応が極めて遅いため，一定時間内の反応ではそのまま残る。バイサルファイト処理後の塩基配列の違いを，シークエンス解析するのがバイサルファイトシークエンス法，PCR プライマーの配列によって区別するのがメチル化特異的 PCR 法の基本原理である。

参考文献

1) Ogino S, Nosho K, et al : J Natl Cancer Inst 100, 1734-1738, 2008.
2) Amatu A, Sartore-Bianchi A, et al : Clin Cancer Res 19, 2265-2272, 2013.
3) Lofton-Day C, Model F, et al : Clin Chem 54, 414-423, 2008.
4) Ebert MP, Model F, et al : Gastroenterology 131, 1418-1430, 2006.
5) Herbst A, Rahmig K, et al : Am J Gastroenterol 106, 1110-1118, 2011.
6) Melotte V, Yi JM, et al : Cancer Prev Res 8, 157-164, 2015.
7) Cassinotti E, Melson J, et al : Int J Cancer 131, 1153-1157, 2012.
8) Lee BB, Lee EJ, et al : Clin Cancer Res 15, 6185-6191, 2009.
9) Tanzer M, Balluff B, et al : PLoS One 5, e9061, 2010.
10) Church TR, Wandell M, et al : Gut 63, 317-325, 2014.
11) Lange CP, Campan M, et al : PLoS One 7, e50266, 2012.
12) Li M, Chen WD, et al : Nat Biotechnol 27, 858-863, 2009.
13) Imperiale TF, Ransohoff DF, et al : N Engl J Med 351, 2704-2714, 2004.
14) Hellebrekers DM, Lentjes MH, et al : Clin Cancer Res 15, 3990-3997, 2009.
15) Melotte V, Lentjes MH, et al : J Natl Cancer Inst 101, 916-927, 2009.
16) Muller HM, Oberwalder M, et al : Lancet 363, 1283-1285, 2004.
17) Nagasaka T, Tanaka N, et al : J Natl Cancer Inst 101, 1244-1258, 2009.
18) Glockner SC, Dhir M, et al : Cancer Res 69, 4691-4699, 2009.
19) Petko Z, Ghiassi M, et al : Clin Cancer Res 11, 1203-1209, 2005.
20) Ausch C, Kim YH, et al : Clin Chem 55, 1559-1563, 2009.
21) Bosch LJ, Oort FA, et al : Cancer Prev Res 5, 464-472, 2012.
22) Chen WD, Han ZJ, et al : J Natl Cancer Inst 97, 1124-1132, 2005.
23) Itzkowitz S, Brand R, et al : Am J Gastroenterol 103, 2862-2870, 2008.
24) Carmona FJ, Azuara D, et al : Cancer Prev Res 6, 656-665, 2013.
25) Leung WK, To KF, et al : Am J Gastroenterol 102, 1070-1076, 2007.
26) Imperiale TF, Ransohoff DF, et al : N Engl J Med 370, 1287-1297, 2014.
27) Harada T, Yamamoto E, et al : Cancer Prev Res 7. 1002-1010, 2014.
28) Kalimutho M, Di Cecilia S, et al : Br J Cancer 104, 1770-1778, 2011.
29) Kim MS, Louwagie J, et al : PLoS One 4, e6555, 2009.

鈴木　拓
1995 年　札幌医科大学医学部卒業
2000 年　同大学院医学研究科博士課程修了
　　　　 ジョンズホプキンス大学癌研究センターポスドク
2004 年　札幌医科大学医学部公衆衛生学講座助手
2007 年　同内科学第一講座助教
2011 年　同分子生物学講座助教
2012 年　同教授

トランスレーショナルリサーチを支援する　※1, 3, 7, 8号は在庫がございません

遺伝子医学 MOOK
Gene & Medicine

10号
DNAチップ/マイクロアレイ臨床応用の実際
- 基礎, 最新技術, 臨床・創薬研究応用への実際から今後の展開・問題点まで -

編　集：油谷浩幸
　　　　（東京大学先端科学技術研究センター教授）
定　価：本体 5,810円＋税
型・頁：B5判、408頁

9号
ますます広がる 分子イメージング技術
生物医学研究から創薬, 先端医療までを支える
分子イメージング技術・DDSとの技術融合

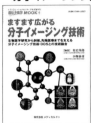

編　集：佐治英郎
　　　　（京都大学大学院薬学研究科教授）
　　　　田畑泰彦
　　　　（京都大学再生医科学研究所教授）
定　価：本体 5,333円＋税
型・頁：B5判、328頁

6号
シグナル伝達病を知る
- その分子機序解明から新たな治療戦略まで -

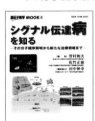

編　集：菅村和夫
　　　　（東北大学大学院医学系研究科教授）
　　　　佐竹正延
　　　　（東北大学加齢医学研究所教授）
編集協力：田中伸幸
　　　　（宮城県立がんセンター研究所部長）
定　価：本体 5,000円＋税
型・頁：B5判、328頁

5号
先端生物医学研究・医療のための遺伝子導入テクノロジー
ウイルスを用いない遺伝子導入法の材料, 技術, 方法論の新たな展開

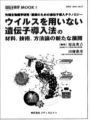

編　集：原島秀吉
　　　　（北海道大学大学院薬学研究科教授）
　　　　田畑泰彦
　　　　（京都大学再生医科学研究所教授）
定　価：本体 5,000円＋税
型・頁：B5判、268頁

4号
RNAと創薬

編　集：中村義一
　　　　（東京大学医科学研究所教授）
定　価：本体 5,000円＋税
型・頁：B5判、236頁

2号
疾患プロテオミクスの最前線
- プロテオミクスで病気を治せるか -

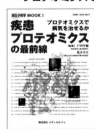

編　集：戸田年総
　　　　（東京都老人総合研究所グループリーダー）
　　　　荒木令江
　　　　（熊本大学大学院医学薬学研究部）
定　価：本体 5,714円＋税
型・頁：B5判、404頁

お求めは医学書販売店、大学生協もしくは弊社購読係まで

発行／直接のご注文は

株式会社 メディカルドゥ

〒550-0004
大阪市西区靱本町 1-6-6　大阪華東ビル 5F
TEL.06-6441-2231　FAX.06-6441-3227
E-mail　home@medicaldo.co.jp
URL　http://www.medicaldo.co.jp

第 5 章

がんの予後予測

第5章　がんの予後予測

1．肺がんの予後予測バイオマーカー

山田哲司

　肺がんは早期に発見されても，一部の症例は術後再発し，必ずしも治癒には至らない。おそらく現在の診断技術では検出できない微小転移が発見時に既に存在していたものと考えられる。補助化学療法を行うことで治療成績が改善することが期待されるが，早期症例の大部分は術後補助化学療法を行わなくても治癒するため，再発リスクの高い症例の選別が必須である。actinin-4（遺伝子名 *ACTN4*）の遺伝子増幅は肺腺がんの約15％に認められ，従来にない高いハザード比で再発リスクを予測できるバイオマーカーである。

はじめに

　がん克服において検診による早期診断が重要なことは論を待たない。転移のない段階で発見された非小細胞肺がん患者の多くが外科切除のみで治癒している。近年，低線量 computed tomography（CT）検査を用いたスクリーニングにより早期の肺がんが発見され，治療成績が向上することが期待されている。実際に米国で行われた National Lung Screening Trial（NLST）において低線量 CT でスクリーニングを行った群では，発見された肺がんの実に51.8％がステージIA期であり，通常の胸部 X 線検査に比べ約20％肺がん死亡率が減少したと報告されている[1]。

I．転移再発のメカニズム

　しかし，このように早期に発見されても肺がんの一部の症例は再発し，必ずしも治癒には至らない。わが国の Japanese Lung Cancer Registry Study の集計では[2]，ステージIA期であっても，非小細胞肺がんの5年生存率は83.9％にとどまる。原発巣は完全切除され，リンパ節転移がないことが病理組織学的に確かめられていた症例であるので，死亡例の多くは術後5年以内に遠隔転移で再発したものと考えられる。すなわち画像診断では検出できない微小転移が発見時に既に存在していたことが示唆される。

　最近，転移の原因にがん幹細胞の関与が考えられている。がん幹細胞（cancer stem cell）は自己複製能と高い造腫瘍性をもち，外科切除に含まれない範囲に少数でもがん幹細胞が残存すれば腫瘍を再構築できる。動物実験では1個の幹細胞でも腫瘍を再構築できることが示されており，そのような転移細胞を検出することは現在（おそらく近未来においても）画像診断では不可能であろう。最近，切除可能な肺がん患者においても末梢血に循環腫瘍細胞（circulating tumor cell）と考えられる細胞が検出されたと報告されており[3]，転移の

---

key words

非小細胞肺がん，術後補助化学療法，予後予測バイオマーカー，TNM分類，アクチニン4（actinin-4），ウラシル・テガフール（uracil-tegafur：UFT），National Lung Screening Trial（NLST），lung adjuvant cisplatin evaluation（LACE），Pervenio Lung RS test，がん幹細胞（cancer stem cell），循環腫瘍細胞（circulating tumor cell）

予測・診断は細胞あるいは分子レベルで行う必要がある。

II. 肺がんの術後補助化学療法

術後再発を防ぐために補助化学療法が検討されている。ステージⅡ〜ⅢA期の完全切除された非小細胞肺がんでは，LACE（lung adjuvant cisplatin evaluation）用解1 Collaborative Group のメタ解析でその有用性が証明されている[4]。わが国では同様な臨床試験は行われていないが，「肺がん診療ガイドライン（2014年版）」では術後病理ステージⅡ〜Ⅲ期の完全切除例に対するシスプラチンを用いた術後補助化学療法が推奨されている。

一方，ステージⅠ期例に対する術後補助化学療法の有効性は議論のあるところである。これは大部分のⅠ期症例が外科切除のみで根治するためであり，術後補助化学療法が場合によっては患者の不利益になる可能性もある。上記のLACE解析では，Ⅱ期でhazard ration（HR）が0.83［95% CI（confidential interval），0.73-0.95］，Ⅲ期で0.83［95% CI，0.72-0.95］と術後補助化学療法群の有用性を示しているが，ⅠA期ではHR 1.40［95% CI，0.95-2.06］と統計学的に有意ではないが，患者の予後をむしろ悪くしている可能性がある（図❶）。

国内では Kato らがウラシル・テガフール（uracil-tegafur：UFT）を用いたⅠ期肺腺がんに対する術後補助化学療法の臨床試験を行い，統計学的に有意なUFTの効果を示している[5]。この試験のサブセット解析ではⅠB期の症例でのみHR 0.48［95% CI，0.29-0.81］で効果が示されているが，ⅠA期では有意ではなかった。また，CALGB 9633試験ではⅠB期の症例を対象としてカルボプラチンとパクリタキセルを用いた術後補助化学療法が検討され，試験全体の結果はネガティブであったが，腫瘍径が4.0 cm 以上の症例では効果があったことが，後づけ解析ながら明らかになっている[6]。これらの結果より，Ⅰ期の非小細胞肺がんでは何らかの方法で再発の可能性が高い予後不良症例を正確に特定し，術後補助化学療法を行わなければ，むしろ患者の不利益になる可能性がある。

「肺癌取扱い規約（第7版）」からはT因子が細分化され，ⅠA期が腫瘍径2.0 cm以下のT1aと，2.0 cmを超えるが3.0 cm以下のT1bに分けられた。Hamadaらはメタ解析を行い，ⅠA期（T1N0M0）でもT1bの非小細胞肺がんではUFTを用いた術後補助化学療法が有効であることを示した[7]。これらの結果より「肺がん診療ガイドライン（2014年版）」では術後病理ステージⅠA期のT1bN0M0およびⅠB期の完全切除例に対して，UFTの補助化学療法が推奨されている。

III. バイオマーカー

「バイオマーカー（biomarker）用解2」とは様々

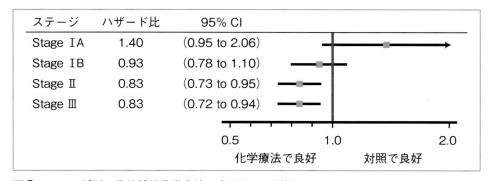

図❶　ステージ別の術後補助化学療法の全死亡への影響（文献4より改変）
LACE解析では，Ⅱ〜Ⅲ期で術後補助化学療法群の優位性を示しているが，ⅠA期では統計学的に有意ではないが，HR 1.40［95% CI，0.95-2.06］と，患者の予後をむしろ悪くしている可能性がある。

な疾患の病態や変動，治療への反応（奏効性や副作用）などを反映する生体から得られる何らかの客観的な指標であり，従来のがんの存在診断を主な目的とする「腫瘍マーカー」より広い意味で使われることが多い．近年のオミックスの解析技術とバイオインフォマティクスの急速な進歩により，新規のバイオマーカーが開発され，特に医療の個別化（テーラーメイド医療）に応用されることが期待されている．

ここで扱う予後予測バイオマーカー（prognostic biomarker）は，治療と関わりなく，患者の予後を予測するバイオマーカーであり，特定の治療介入による利益や有害事象を診断する predictive biomarker とは区別して考えられてきた．最近，新規治療薬はコンパニオンバイオマーカー[用解3]と同時に開発されることが奨励されているが，既存薬であっても，個々の症例の臨床経過をより正確に予測できるバイオマーカーが開発できれば，その有用性を高めることが可能である．

1. 肺がんの予後予測バイオマーカー

従来多くの予後予測バイオマーカーが肺がんでも研究・報告されてきた．筆者が PubMed で調べただけでも，かなりの数が見つかっている．しかし現在臨床で用いられているものは残念ながら1つもない．TNM 分類は最も優れた prognostic biomarker の1つとも言えるが，臨床応用される予後予測バイオマーカーは，TNM 分類を凌駕できるか，TNM 分類では同じと判定される症例を再分類できるか，あるいは TNM 分類とは独立しているかのいずれかでなくてはならないため，かなりハードルが高いためと思われる．

近年マイクロアレイを用いることでゲノム網羅的な遺伝子発現解析が可能になり，がん患者の予後と相関する多くの遺伝子シグナチャーも報告され，個別化医療への応用が期待されているが，多くの場合，再現性に問題があり，肺がんでは実臨床への応用に至ったものはない．14 遺伝子の発現を定量的 PCR で測定し，高・中・低危険度の3群に分けるラボアッセイを米国の Pinpoint Genetics 社が開発し，米国のみならず中国の症例でも再現性があったことを報告している[8]．さらにサブグループの解析であるが，腫瘍径2cm 未満の転移のない症例においても予後を予測できることが認められた[9]．本アッセイは Pervenio Lung RS test という商品名で米国では実用化されたが，本アッセイが本邦で広く利用されるようになるためは，国内の症例で検証されるのみならず，費用の点でも優れていなければならない．

Ⅳ．がんの転移に関わるアクチン結合タンパク actinin-4

本稿の最後に，Ⅰ期肺腺がん予後予測バイオマーカーとして高い判別率をもち，少なくともⅠ期内においては TNM 分類を凌駕する *ACTN4* 遺伝子の増幅について，その発見から臨床的意義の同定まで，自験例を中心に概要を述べ，締めくくる．

アクチニン4（actinin-4）[用解4]は細胞の運動性に関わる新規アクチン結合タンパク質として筆者らが遺伝子クローニングを行った（遺伝子名 *ACTN4*）[10]．actinin-4 を過剰発現させた大腸がん細胞は運動性を亢進させ，マウスを用いた実験でも臨床例と同じような腸間膜リンパ節への転移を生じる[11]．逆に発現を抑制すると膵がん細胞の浸潤性増殖を抑制した[12]．*ACTN4* 遺伝子の増幅は卵巣がん，膵がんでも予後予測バイオマーカーであることが証明され，肺がんではさらに大規模な研究が行われた．

1. *ACTN4* 遺伝子増幅を指標とした肺腺がんの予後予測

国立がん研究センター中央病院の肺腺がん 543 例の外科切除標本を用いて fluorescence *in situ* hybridization（FISH）解析を行った[13]．*ACTN4* 遺伝子の増幅は肺腺がん 79 例（15％）に検出され，喫煙者の，病期が進んだ，組織学的に低分化な腫瘍に高頻度にみられたが，*KRAS* や *EGFR* の遺伝子の変異とは相関がなかった（図❷）．

全病期でも有意であったが，*ACTN4* 遺伝子増幅陽性のⅠ期肺腺がん患者の全生存は，陰性症例に比べ著しく不良であった（図❸）．多変量解析で *ACTN4* の遺伝子増幅は術後病期とは独立した予後不良因子であり，さらにこれを凌駕していた

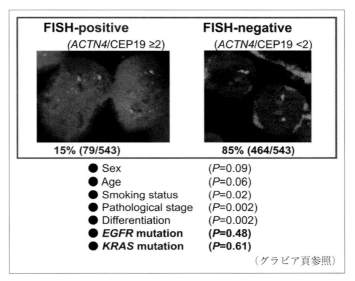

図❷ 肺腺がんにおける ACTN4 遺伝子増幅の検出
（文献 13 より改変）

ACTN4 遺伝子の増幅がある症例（FISH-positive）とない症例（FISH-negative）の代表例。喫煙者の病期が進んだ組織学的に低分化な腫瘍に ACTN4 遺伝子増幅は高頻度にみられたが、KRAS や EGFR の遺伝子の変異とは相関がなかった。

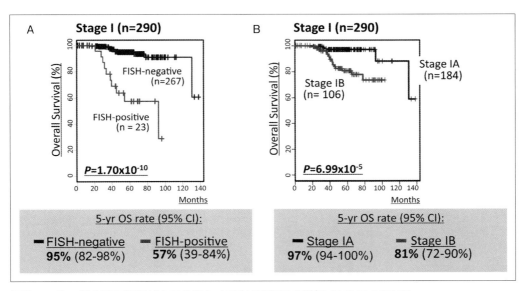

図❸ ステージⅠ期の肺腺がんの予後と ACTN4 遺伝子の増幅（文献 13 より改変）

ACTN4 遺伝子の増幅がある症例（FISH-positive）とない症例（FISH-negative）では術後の予後が大きく異なり（A），その差は ⅠA と ⅠB 期に分けた場合（B）より顕著である。

表❶ ステージⅠ期の肺腺がん症例におけるACTN4遺伝子の多変量解析 （文献13より改変）

Characteristics	Univariate analysis			Multivariate analysis		
	Hazard Ratio	[95% CI]	P Value	Hazard Ratio	[95% CI]	P Value
Sex	2.98	[1.06-8.36]	**0.04**	1.73	[0.40-7.47]	0.16
Age	3.24	[1.28-8.23]	**0.01**	**3.61**	[1.31-9.94]	**0.01**
Smoking history	3.23	[1.25-8.34]	**0.02**	1.31	[0.32-5.26]	0.71
Pathlogical stage	6.88	[2.26-21.0]	**< 0.001**	**3.53**	[1.11-1.21]	**0.03**
Histololzical differentiation	4.83	[1.72-13.6]	**0.003**	2.55	[0.86-7.59]	0.09
EGFR mutation	0.20	[0.07-0.62]	**0.005**	0.43	[0.12-1.49]	0.18
KRAS mutation	1.57	[0.45-5.41]	0.48			
***ACTN4* gene amplincation**	**10.53**	**[4.15-26.7]**	**< 0.001**	**6.78**	[2.59-17.7]	**< 0.001**

ACTN4 遺伝子の増幅はステージ分類を凌駕する独立した予後因子である。

（表❶）。われわれは2施設の独立した3コホート（Cohorts 1-3）合計1201例で，*ACTN4* の遺伝子増幅が病期Ⅰ期の肺腺がんの再発予測バイオマーカーであることを検証した。多遺伝子を用いたマルチマーカーではなく，単一マーカーによる解析のため検査費用が高額にならず，普及しやすいと考えられる。現在民間企業Abnova社と実用化をめざしている。

結語

予後予測バイオマーカーは，単にKaplan-Meier法で予後に統計学的に有意な差が出れば臨床応用可能なわけではなく，治療法を変えるようなインパクトがなければだめである。ステージⅡ～Ⅲ期の非小細胞肺がんにおいては術後のシスプラチンを用いた補助化学療法の有用性が海外の臨床試験で証明されているが，欧米でUFTが使えないこともあり，Ⅰ期症例の術後補助化学療法の適応は十分なエビデンスがあるとは言い難い。われわれの見出した *ACTN4* 遺伝子の増幅は，少なくともⅠ期症例内では従来のTNM分類を凌駕する予後予測バイオマーカーである。術後補助療法の適応に応用可能性が高いと考えられるが，臨床試験で証明されなければならない。

用語解説

1. **LACE（lung adjuvant cisplatin evaluation）**：1995年以降に終了したシスプラチン（cisplatin）を用いた非小細胞肺がんの術後補助化学療法の5つの臨床試験（BLT，ALPI，IALT，JBR.10，ANITA）のメタ解析（meta-analysis）。
2. **バイオマーカー（biomarker）**：米国食品医薬品局（FDA：Food and Drug Administration）はバイオマーカーを様々な生理的な状態，疾患の病態の変動や，様々な治療に対する反応と相関する生体試料から得られる何らかの指標と定義している。
3. **コンパニオンバイオマーカー（companion biomarker）**：米国食品医薬品局などの規制当局によって医薬品の開発の初期段階から効果や毒性を予測・評価するバイオマーカーを同時に開発することが推奨されている。コンパニオンバイオマーカーを利用すると医薬品の有害事象を未然に防ぐのみならず，有効性が期待できる症例に試験対象を絞ることで，臨床試験の期間やコストを削減できる。
4. **アクチニン-4（actinin-4）**：細胞の運動性，がんの浸潤や転移に関わるアクチン結合タンパク質で，アクチン細胞骨格の制御を担う。遺伝子（*ACTN4*）は19q13にあり，ネフローゼ症候群を生じる家族性の巣状分節性糸球体硬化症（focal segmental glomerulosclerosis：FSGS）の原因遺伝子でもある。

参考文献

1) Aberle DR, et al：N Engl J Med 365, 395-409, 2011.
2) Asamura H, Goya T, et al：J Thorac Oncol 3, 46-52, 2008.
3) Freidin MB, Tay A, et al：Lung Cancer 85, 182-185, 2014.
4) Pignon JP, Tribodet H, et al：J Clin Oncol 26, 3552-3559, 2008.
5) Kato H, Ichinose Y, et al：N Engl J Med 350, 1713-1721, 2004.
6) Strauss GM, Herndon JE 2nd, et al：J Clin Oncol 26, 5043-5051, 2008.
7) Hamada C, Tsuboi M, et al：J Thorac Oncol 4, 1511-1516, 2009.
8) Kratz JR, He J, et al：Lancet 379, 823-832, 2012.
9) Kratz JR, van den Eeden SK, et al：JAMA 308, 1629-1631, 2012.

10) Honda K, Yamada T, et al : J Cell Biol 140, 1383-1393, 1998.
11) Honda K, Yamada T, et al : Gastroenterology 128, 51-62, 2005.
12) Kikuchi S, Honda K, et al : Clin Cancer Res 14, 5348-5356, 2008.
13) Noro R, Honda K, et al : Ann Oncol 24, 2594-2600, 2013.

参考ホームページ

・国立がん研究センター研究所創薬臨床研究分野
http://www.ncc.go.jp/jp/nccri/divisions/03chem/

山田哲司

1981年	東京医科大学医学部医学科卒業
1985年	同大学院医学研究科博士課程外科学専攻修了，医学博士
1987年	米国カリフォルニア大学ロサンゼルス校腫瘍外科学博士研究員
1991年	国立がんセンター研究所病理部実験病理研究室研究員
1994年	同病理部実験病理研究室室長
2001年	同腫瘍プロテオミクスプロジェクトリーダー
2004年	同化学療法部部長
2010年	同副所長創薬臨床研究分野分野長
2011年	同上席副所長
2014年	同創薬臨床研究分野・主任分野長

専門は腫瘍病理学

第5章 がんの予後予測

2．DNAメチル化を指標とした腎細胞がんの予後診断

田 迎・與谷卓也・新井恵吏

腎細胞がんの発がん過程において，DNAメチル化は前がん状態より変化し，その変化はがんに受け継がれて悪性度や症例の予後を反映する．腎細胞がんにはCpGアイランドのDNAメチル化亢進が蓄積して予後不良なCpGアイランドメチル化形質（CIMP）が存在することから，CIMPの診断によって腎細胞がんの予後予測が可能である．現在，高速液体クロマトグラフィ技術を用いたDNAメチル化診断法を開発中である．

はじめに

DNAメチル化は哺乳類の主要なエピジェネティック機構であり，遺伝子発現調節やクロマチン構造変化などを介して発がんに寄与すると考えられている．本稿では，予後予測の基盤となる腎細胞がんのDNAメチル化異常に関する研究成果と，高速液体クロマトグラフィ技術を用いたDNAメチル化診断法開発について述べる．

I．腎細胞がんの特性と予後診断の必要性

腎細胞がんは原発性腎腫瘍の9割以上を占める組織型である．好発年齢は50〜70歳とされるが，40歳前後のworking ageにも発症する[1]．腎細胞がんは大きくなれば腹痛や腰痛，血尿などの自覚症状を示すものの，大部分は無症状で，健康診断の腹部画像診断などで偶然発見される．腎細胞がんの多くは境界明瞭な球形の腫瘤で（図❶），腎に限局することから，可能ならば腎部分切除，あるいは腫瘍のある側の腎の全摘除術が標準的治療である．

腎細胞がんと診断され外科的切除術を受けた患者の多くは，その後再発することなく天寿を全うする．一方で，前述のごとく自覚症状の出にくい腫瘍であるため，診断された時点で病勢が進行

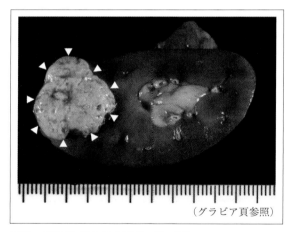

（グラビア頁参照）

図❶　腎細胞がんの肉眼像（CT断）
白い三角形で示した範囲ががんである．腎細胞がんのほとんどは境界明瞭であり，肉眼的に認識できる．また病理標本作製のため入割すると割面が膨隆するため，研究あるいは予後診断に供する余剰検体を採取することが可能である．

---

key words

腎細胞がん，DNAメチル化，前がん状態，ゲノム網羅的DNAメチル化解析，Infinium アレイ，予後診断，CpGアイランドメチル化形質（CIMP），MassARRAY，高速液体クロマトグラフィ（HPLC）

しており，初診時や術後に肺・脳などに遠隔転移をきたす患者では，一般的な抗腫瘍療法が効きにくいがんであることから予後不良になりがちである。また，転移したがんの生物学的挙動も一通りではなく，アグレッシブに増殖し悪性度の高いがんがある一方で，術後十年以上を経て再発しゆっくりと増殖し年余にわたり担がん状態のまま日常生活を送れるケースもある。すなわち，腎細胞がんには転移の有無・増殖速度といった点において悪性度の高いがんと比較的低いがんが存在し，予後良好例と予後不良例の臨床的な差異が大きいと考えられる。

腎細胞がんのみならずがん一般において，外科的切除を行ったがんの悪性度評価には病理組織学的診断が用いられる。腎細胞がんにおいては，腫瘍の長径，組織学的異型度（Fuhrman分類[2])による核異型），増殖形式（膨脹型 or 浸潤型），脈管侵襲の有無，腫瘍の広がりなどが重要な因子とされ，そのうちがんの進行度を示す病理学的病期（Stage）は，腫瘍の長径と広がり（T)・リンパ節転移の有無（N)・遠隔転移の有無（M)によってなされる[3]。多くのケースでは，これらの因子による悪性度の大まかな把握が可能である。しかし例外もある。図❷の腫瘍は，それぞれ異なる患者の腎細胞がんの組織像である。これらの腫瘍の組織像はよく似通っており，臨床病理学的因子もほぼ同一であるが，図❷Aの患者は術後10年以上無再発で生存し，図❷Bの患者は初診時に既に遠隔転移を有し術後2ヵ月で死亡した。このように，既存の基準では悪性度が判定しきれないケースがしばしば存在することから，本人のがん組織などを用いた個別の悪性度・予後診断が望まれている。

II. 腎細胞がんの発がん過程に寄与するDNAメチル化

1. MSP/COBRA法によるDNAメチル化解析

著者らの所属する研究室では20年来，がんのエピジェネティック異常についての研究を行っている。著者らは，マイクロアレイなどを用いたエピジェネティクスの網羅的解析技術の未発達な時代に，MSP法・COBRA法[用解1]といったPCRを基盤とした技術を用いて，原発性腎がんで最も頻度の高い組織亜型である腎淡明細胞がんの発がん過程にあるヒト組織のDNAメチル化解析を行った[4]。透析腎がんなどを除く散発性腎がんの背景にある非がん腎組織には，通常特記すべき所見はみられず，腎がんを有さない患者の正常腎組織と形態学的に区別しえない。そのため，腎がんにおける前がん状態の存在については，従来ほとんど着目されてこなかった。しかし，腎細胞がん症例の非がん腎組織は，正常腎に比して既にCpGアイランドのDNAメチル化亢進が蓄積していた。これは，分子異常を伴う腎がんの前がん状態の存在についての初めの報告であった。

非がん腎組織のDNAメチル化の蓄積は，その症例に生じた腎細胞がんの組織学的異型度と有意に相関しており，DNAメチル化の変化を伴う前がん状態からは悪性度の高いがんを生じる可能性があると考えられた。DNAメチル化は，がん組織において前がん状態に比し概してさらに蓄積しており，DNAメチル化の蓄積とがんの悪性度がしばしば有意に相関したことから，DNAメチル化の変化は悪性進展に至るまで多段階発がん過程

（グラビア頁参照）

図❷ 腎細胞がんの組織像（HE染色）
淡明な胞体と小型の類円形核を有するがん細胞が胞巣状に増生している。Aの患者は術後10年以上無再発生存しており，Bの患者は初診時に既に遠隔転移があり術後2ヵ月で死亡したが，組織学的には区別がつかない。

に継続して寄与し，予後予測マーカーとなりうると考えられた。

2. BAC アレイを基盤としたゲノム網羅的DNAメチル化解析

その後，それまで mRNA 発現解析やゲノムコピー数解析に用いられていたアレイ技術がDNAメチル化解析に応用されはじめた。著者らはBACアレイを基盤としたメチル化CpG増幅法（BAMCA法）によるゲノム網羅的DNAメチル化解析を行った[5]。すべてのプローブを用いてunsupervisedの階層的クラスタリングを行ったところ，非がん腎組織のDNAメチル化状態を用いたクラスタリングで，症例は2群（A_N群，B_N群）に分けられた。これは非がん腎組織のDNAメチル化プロファイルを用いた群分けにもかかわらず，その症例に生じた腎細胞がんの，がんの浸潤性・転移性をよく反映するような臨床病理学的因子との間に有意な相関があり，B_N群はA_N群に比して有意に予後不良であった。すなわち，前がん状態におけるDNAメチル化プロファイルが，その症例に生じたがんの悪性度を規定し，症例の予後すら規定する可能性があると考えられた。腎細胞がん組織のDNAメチル化状態を用いた階層的クラスタリングでも症例は2群（A_T群，B_T群）に分けられ，非がん腎組織と同様に臨床病理学的因子と予後について有意な差があり，B_T群の症例はB_N群の症例とほぼ共通であった。A_N群とB_N群を区別しうるDNAメチル化の変化を示すクローンとして同定されたBACクローンと，A_T群とB_T群を区別しうるとして同定されたBACクローンはその多くが共通し，変化の方向性（DNAメチル化亢進あるいは減弱）も一致していた。すなわち，前がん状態におけるDNAメチル化は，単にランダムに変化しているのではなく，前がん状態におけるDNAメチル化プロファイルは，その症例に生じたがんに受け継がれ，がんの悪性度や症例の予後を発がん過程の早期から決定している可能性があると考えられた。

3. 高密度ビーズアレイによるゲノム網羅的DNAメチル化解析とCpGアイランドメチル化形質（CIMP）

その後，アレイ技術の進歩に伴って開発された，CpGアイランド・非アイランドを含むゲノム全体の約2万7千ヵ所のCpGをInfinium HumanMethylation 27 BeadArray（Illumina社）によって，さらに詳細な1塩基解像度の解析を行った[6]。前がん状態で既に変化し，その変化ががんに受け継がれるDNAメチル化プロファイルに着目し，正常腎組織，腎細胞がん症例の非がん腎組織，腎細胞がんと，段階的にDNAメチル化が変化していくプローブ，すなわち発がん早期より変化しがんに受け継がれるDNAメチル化の変化を示す801プローブを抽出した。このプローブのDNAメチル化状態を用いた階層的クラスタリングで，BACアレイの場合と同様に，がんの悪性度が高く予後不良な症例群を特定しえた。この症例群のがんのDNAメチル化プロファイルは，いくつかの遺伝子のプロモーター領域にあるCpGアイランドのDNAメチル化亢進で特徴づけられていた。この症例群においては，CpGアイランドのDNAメチル化の蓄積が悪性度が高く予後不良な表現型と結びつけられており，すなわちこれらの症例群はCpGアイランドメチル化形質（CpG island methylated phenotype：CIMP）[用解2] 陽性であると考えられた。CIMPの存在は大腸がんや胃がんなど種々のがんで報告されてきたが，腎細胞がんにも存在することが証明された。これらの症例群を他より弁別できるDNAメチル化の変化を示す17遺伝子（*FAM150A*, *GRM6*, *ZNF540*, *ZFP42*, *ZNF154*, *RIMS4*, *PCDHAC1*, *KHDRBS2*, *ASCL2*, *KCNQ1*, *PRAC*, *WNT3A*, *TRH*, *FAM78A*, *ZNF671*, *SLC13A5*, *NKX6-2*）を同定した。腎細胞がんにおけるこれらの遺伝子のDNAメチル化亢進は，がんがCIMP陽性であると同時に，がんの悪性度が高く症例の予後が不良である可能性を示す，すなわち予後診断指標となりうると考えられた。

III. 腎細胞がんの CIMP による予後診断法開発

1. MassARRAY 法による腎細胞がんの CIMP 診断

著者らは，予後診断としての腎細胞がんのCIMP診断の実用化に着手した．まず，より鋭敏に診断指標となるCpGを決定するため，Infiniumアレイ解析に供した腎細胞がん102検体を学習コホートとし，CIMPマーカーとして同定した17遺伝子のプロモーター領域に含まれる299CpG部位のDNAメチル化率を，MassARRAY法[用解3]（Agena Bioscience社）によって定量した（図❸）．ROC解析でAUCが0.95より大きい23CpGユニット（1〜3個の近接するCpG）を選び，それぞれ閾値を設定した．InfiniumアレイによってCIMP陽性と診断された14例は，23ユニット中16ユニット以上で閾値を超えていたため，これをCIMP陽性の診断基準とした．

別の100症例の検証コホートでMassARRAY解析を行い，この診断基準を当てはめたところ，この基準でCIMP陽性と診断した症例は，CIMP陰性と診断した症例に比して有意に予後不良であった．COXのハザードモデルにおいて，CIMP陽性症例の再発のハザード比は10.6倍，死亡のハザード比は75.8倍であった．以上より，MassARRAY解析によって設定した診断基準が，

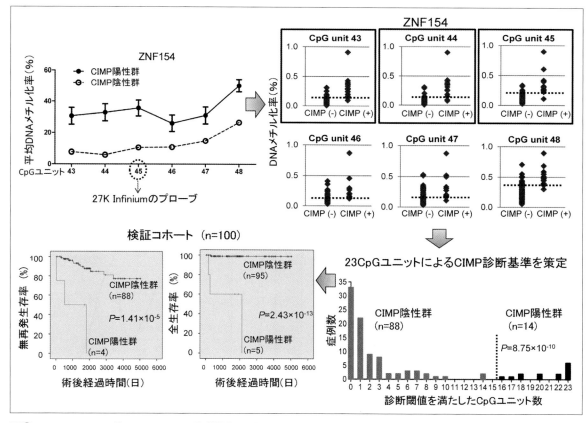

図❸ MassARRAY 法による CIMP 診断指標の絞り込みの概要

Infinium アレイで抽出したプローブ周囲の CpG の DNA メチル化状態を定量した（左上）．ROC 解析でよく CIMP 陰性・陽性を区別できた23CpG ユニットについて閾値（右上点線）を決定した．Infinium アレイで CIMP 陽性と既にわかっている14例は，閾値を満たしたユニット数が16以上であった（右下）．この基準で検証コホート100例の CIMP 診断を行ったところ，無再発生存率・全生存率とも CIMP 陽性群のほうが有意に低値であり，CIMP 診断が再現できた（左下）．

予後不良群であるCIMP陽性例を再現性をもって診断できることを確認した[7]。

2. 高速液体クロマトグラフィによるDNAメチル化診断法の開発

実際に臨床現場で予後診断を行うことを想定した場合、その方法には手技の簡便さや結果の安定性、試薬や機器・メンテナンス含むコストの安さ、迅速性など、研究の場とは異なる条件が求められる。MassARRAY法でDNAメチル化指標はより絞られたものの、巨大な機器での多数検体の同時解析が必要となるMassARRAY法そのものは、臨床における実用性に困難さがあり、新しいプラットフォームの開発が必須であった。著者らは、ヘモグロビンA1c分析などで既に高速液体クロマトグラフィ（high performance liquid chromatography：HPLC）カラムの実績の高い積水メディカルの協力を得て、HPLCカラムを用いたDNAメチル化解析法の開発を行っている。

ヒトゲノムDNAにバイサルファイト変換[用解4]を行ってPCRをかけると、メチル化されたシトシンはシトシンのまま、メチル化されていないシトシンはチミンに置換される。すなわちPCR増幅産物は含まれるCpG配列のDNAメチル化状態によって塩基配列が異なる。開発中の技法は、この配列の違うPCR増幅産物をHPLCカラムに流し、溶出速度差によって含まれるCpG配列のDNAメチル化状態を定量的に解析する方法である。実際のヒト腎細胞がん組織検体の解析の例を図❹に示す。図❹AはCIMP陰性腎細胞がん検体、図❹BはCIMP陽性腎細胞がん検体を、メチル化率が0％および100％のコントロールDNA（Qiagen社）と同時に解析したクロマトグラムである。腎細胞がんのCIMP陰性検体は陰性対照（メチル化率0％DNA）とほぼ同じ溶出時間に単峰ピークとして検出され、CIMP陽性検体では陽性対照に近い溶出時間にもピークを有する二峰性のグラフが描出された。これらの結果から、CIMP陽性検体には高度にメチル化が亢進したDNAが含まれ

ることが明らかとなった。なお、HPLCクロマトグラムの溶出時間から算出されたDNAメチル化率と、精密定量に適することが知られているパイロシークエンス法やMassARRAY法で解析されたDNAメチル化率は、よく一致することを確認している。

積水メディカルが既に販売しているHPLC技術を用いたヘモグロビンA1c測定装置は底面積がA4版より若干大きい程度で、クリニックや小規模病院で使用されている。開発中のDNAメチル化診断機器・カラムなど試薬も概ね同程度の大きさとなると見込まれ、実用化されれば臨床検査室での運用が十分可能であると考えている。この

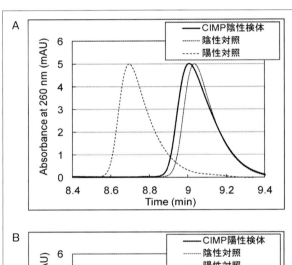

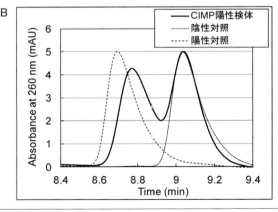

図❹　高速液体クロマトグラフィによるCIMP診断の例
CIMP陰性検体（A）は陰性対照に近い単峰ピーク、CIMP陽性検体（B）は陰性対照と陽性対照にそれぞれ近い二峰性ピークを示す。

実用化に向けた取り組みについて，2015年3月には国立がん研究センターと積水メディカルで共同プレスリリースを行っている．

おわりに

腎細胞がんの有する臨床上の問題として，一般的な抗腫瘍剤の奏効性が低いことが挙げられる．CIMP陽性腎細胞がんの発がんの分子機構の解明が進み分子標的薬の開発が進めば，CIMP診断は予後診断のみならず分子標的薬のコンパニオン診断になる可能性がある．また，開発中のDNAメチル化診断技術は，いったん基盤となるシステムができてしまえば腎がん以外のがん種にも広く応用可能であると期待され，腎細胞がんのCIMP診断の開発を進めながら順次他のがん種への応用も図る予定である．

用語解説

1. **MSP法・COBRA法**：MSP法は methylation-specific PCR の略で，バイサルファイト変換を行った場合，メチル化DNAおよび非メチル化DNAで異なる塩基配列を示す部位に設計したプライマーを用いてPCR増幅し，電気泳動で増幅産物の有無を確認してDNAメチル化状態を検出する方法である．COBRA（combined bisulfite restriction analysis）法は，バイサルファイト変換後メチル化状態で差異のない配列にプライマーを設計してPCR増幅し，同一配列を認識するメチル化感受性ならびに非感受性制限酵素で切断して，切断の有無でDNAメチル化状態を検出する方法である．
2. **CpGアイランドメチル化形質（CIMP）**：がんのうち，CpGアイランドのDNAメチル化亢進が特に蓄積し，それががんの悪性度や症例の予後と比例する形質を示す場合，それをCpGアイランドメチル化形質（CIMP，しばしばシンプと発音される）と呼ぶ．種々のがんで，CIMPの存在や特定の遺伝子異常・特異的な臨床像などの関係が報告されている．CIMPを特徴づけるDNAメチル化亢進を示す遺伝子あるいはCpGアイランドをCIMPマーカーと呼び，がん種によって異なる．
3. **MassARRAY法**：Agena Bioscience 社の提供する質量分析計（MALDI-TOFF mass）を用いた定量的DNAメチル化解析法である．バイサルファイト変換によってDNAメチル化の差異を塩基の差異に変え，断片化したPCR産物に含まれる塩基配列の差異を質量によって分別し定量化する．
4. **バイサルファイト変換**：バイサルファイト（重亜硫酸塩）で処理すると，炭素5位がメチル化されていないシトシンはウラシルに変化し，メチル化されたシトシンは不変である．これを利用して，DNAメチル化状態の差異を塩基配列の差異に置き換える技法．塩基配列の差異に変換してやることで，PCRや制限酵素，シークエンスなど簡便で多様な技法を使ってDNAメチル化を解析することができる．現在行われているDNAメチル化の解析の大部分はこの技法を用いている．

参考文献

1) Eble JN, Sauter G, et al : World Health Organization classification of tumours. Pathology and genetics. Tumours of the urinary system and male genital organs. 12-14, IARC Press, 2004.
2) Fuhrman SA, Lasky LC, et al : Am J Surg Pathol 6, 655-663, 1982.
3) Sobin LH, Gospodarowicz MK, et al : TNM Classification of Malignant Tumors 7th ed, Wiley-Liss, 2009.
4) Arai E, Kanai Y, et al : Int J Cancer 119, 288-296, 2006.
5) Arai E, Ushijima S, et al : Carcinogenesis 30, 214-221, 2009.
6) Arai E, Chiku S, et al : Carcinogenesis 33, 1487-1493, 2012.
7) Tian Y, Arai E, et al : BMC Cancer 14, 772, 2014.

参考ホームページ

・国立がん研究センター研究所分子病理分野 研究プロジェクト紹介
  http://www.ncc.go.jp/jp/nccri/divisions/01path/01path01.html
・プレスリリース：腎がんの予後診断法を開発
  http://www.ncc.go.jp/jp/information/press_release_20150317.html

田 迎
2000年 中国 大連医科大学臨床薬学系卒業（医学学士）
2011年 東京大学大学院薬学系研究科博士課程修了 同生命薬学専攻分子薬物動態学教室（薬学博士）
2012年 国立がん研究センター研究所分子病理分野 特任研究員
2015年 慶應義塾大学医学部病理学教室特任助教

トランスレーショナルリサーチを支援する

遺伝子医学 MOOK
Gene & Medicine

16号
**メタボロミクス：その解析技術
と臨床・創薬応用研究の最前線**

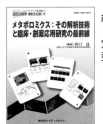

編 集：田口　良
　　　　（東京大学大学院医学系研究科特任教授）
定 価：本体 5,238円＋税
型・頁：B5判、252頁

15号
最新RNAと疾患
今，注目のリボソームから
疾患・創薬応用研究までRNAマシナリーに迫る

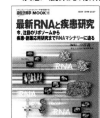

編 集：中村義一
　　　　（東京大学医科学研究所教授）
定 価：本体 5,143円＋税
型・頁：B5判、220頁

14号
次世代創薬テクノロジー
実践：インシリコ創薬の最前線

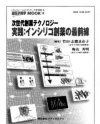

編 集：竹田-志鷹真由子
　　　　（北里大学薬学部准教授）
　　　　梅山秀明
　　　　（北里大学薬学部教授）
定 価：本体 5,143円＋税
型・頁：B5判、228頁

13号
患者までとどいている 再生誘導治療
バイオマテリアル，生体シグナル因子，細胞
を利用した患者のための再生医療の実際

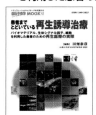

編 集：田畑泰彦
　　　　（京都大学再生医科学研究所教授）
定 価：本体 5,333円＋税
型・頁：B5判、316頁

12号
創薬研究者必見！
最新トランスポーター研究2009

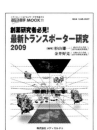

編 集：杉山雄一
　　　　（東京大学大学院薬学系研究科教授）
　　　　金井好克
　　　　（大阪大学大学院医学系研究科教授）
定 価：本体 5,333円＋税
型・頁：B5判、276頁

11号
**臨床糖鎖バイオマーカーの開発
－糖鎖機能の解明とその応用**

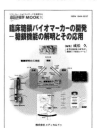

編 集：成松　久
　　　　（産業技術総合研究所
　　　　糖鎖医工学研究センター長）
定 価：本体 5,333円＋税
型・頁：B5判、316頁

お求めは医学書販売店、大学生協もしくは弊社購読係まで

発行／直接のご注文は

 株式会社 メディカルドゥ

〒550-0004
大阪市西区靱本町 1-6-6　大阪華東ビル 5F
TEL.06-6441-2231　FAX.06-6441-3227
E-mail　home@medicaldo.co.jp
URL　http://www.medicaldo.co.jp

第6章

治療薬の
コンパニオンバイオマーカー

第6章 治療薬のコンパニオンバイオマーカー

1. 肺がん

萩原弘一

　非小細胞肺がんでは，がん細胞増殖に主導的な役割を演じる cancer driver gene が明らかになってきている。代表的なものは変異 *EGFR* で，30〜50％の患者にみられる。次いで5％の患者にみられる *ALK* 融合遺伝子が挙げられる。変異 *EGFR* には EGFR 阻害薬が，*ALK* 融合遺伝子産物には ALK 阻害薬が有効なため，これらの変異遺伝子の有無を検索して患者の治療方針を決定することが標準的な日常臨床手順になっている。このほかにも，変異 *BRAF*，変異 *HER2*，*ROS1* 融合遺伝子，*RET* 融合遺伝子などが cancer driver gene の候補であり，対応する分子標的薬の臨床的有用性が検討されている。

はじめに

　肺がんは，非小細胞肺がんと小細胞肺がんに分けられる。小細胞肺がんには，2015年時点で有効な分子標的薬が市販されていない。しかし，小細胞肺がんは殺細胞性化学療法薬感受性，放射線感受性が高いため，両者を組み合わせた治療が行われる。限局型小細胞肺がんでは 1/3〜1/4 の患者が治癒する。非小細胞肺がんでは，根治手術，根治照射が不能な場合，治癒率が非常に低い。しかし非小細胞肺がんで，がん細胞増殖に主導的な役割を演じている変異遺伝子が次々に明らかになってきている。変異遺伝子の有無を検索し，対応する分子標的薬を投与することで，従来の治療と比較して著明な生存期間の延長が期待できるようになった。本稿では，非小細胞肺がんに関して記述する。

I. 非小細胞肺がんの cancer driver gene

　ただ1つの遺伝子に生じた変異ががん細胞増殖に主要な役割を演じている場合，その変異遺伝子を cancer driver gene と呼ぶ。非小細胞肺がん全体の 30〜50％で *EGFR*（epidermal growth factor receptor，上皮成長因子受容体）遺伝子が変異を起こし，cancer driver gene として働いている。変異 *EGFR* のある肺がんはアジア人に多く，女性に多く，非喫煙者に多い。この明確な人種差，性差の原因は明らかになっていない。また非小細胞肺がん全体の5％で，*ALK*（anaplastic lymphoma receptor tyrosine kinase）融合遺伝子が cancer driver gene として働いている。変異 *EGFR*，*ALK* 融合遺伝子は相互排他的で，片方が存在するがん細胞中に他方は存在しない。変異 *EGFR*，*ALK* 融合遺伝子が存在する肺がんに対して，EGFR 阻害薬，ALK 阻害薬が著効することが大規模臨床試験で示されている。変異

---

key words

非小細胞肺がん，無増悪生存期間，変異 *EGFR*，*ALK* 融合遺伝子，EGFR 阻害薬，ALK 阻害薬，変異 *BRAF*，変異 *HER2*，*ROS1* 融合遺伝子，*RET* 融合遺伝子

EGFR, ALK融合遺伝子の有無を検索して治療戦略を立てることは，進行非小細胞肺がん治療の標準的な手順となっている（図❶）。

変異EGFR, ALK融合遺伝子以外にも，変異BRAF, 変異HER2, ROS1融合遺伝子，RET融合遺伝子がcancer driver geneとして働いていることが示唆されている。しかしながら，これら変異遺伝子の検査は保険収載されておらず，日常臨床では使用されていない。また，対応する分子標的薬も保険承認されていない。現在，先端医療開発センターを中心として，変異遺伝子の検出（LC-Scrum-Japan），および分子標的薬の効果を調べる臨床研究が行われている[1]。

II. 変異EGFR

1. 遺伝子

(1) Sensitive mutation

cancer driver geneとして働く変異EGFRでは，EGFRのチロシンキナーゼ領域に変異が起こっている。exon 19欠失は種類が多く，数十種類が知られている。どの変異も3の倍数の核酸塩基を欠失し，1つまたは複数のアミノ酸が欠損したタンパクが産生される。なかでも750番から754番のアミノ酸を欠失する変異が高頻度にみられる。exon 21にはL858Rアミノ酸置換を生じる点突然変異が生じる。exon 19欠失，L858R変異を有するEGFRでは，チロシンキナーゼ活性が恒常的に亢進している。そのため，EGFRからの過剰な生存シグナル伝達，増殖シグナル伝達が生じ，がん細胞の異常生存，異常増殖が起こる。EGFR阻害薬は，この過剰なシグナルを遮断する。その結果，がん細胞がアポトーシスに陥る。これがEGFR阻害薬による抗腫瘍効果の分子機構である[2]。exon 19欠失，L858R変異は，EGFR阻害薬が有効な変異であり，sensitive mutationと呼ばれる。

EGFRには，これ以外にもexon 18のG719X, exon 21のL861Qなどの頻度の低い変異（minor mutation）が存在する。これらの変異があるがんでは，EGFR阻害薬の効果は劣るとされる[3]。

(2) T790M

sensitive mutationのある患者にEGFR阻害薬を使用していると，やがてほぼすべての患者でEGFR阻害薬が効かなくなる。代表的な阻害薬であるゲフィチニブ（イレッサ®），エルロチニブ（タルセバ®）使用中に薬剤耐性になった患者の半数にT790M変異がみられる。すなわち，前記のsensitive mutationをもっているEGFR遺伝子上に追加してT790M変異が生じる。T790M変異のある肺がん細胞はゲフィチニブ，エルロチニ

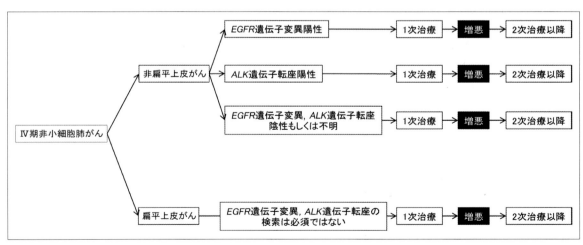

図❶ 日本肺癌学会 肺癌診療ガイドライン2013年版 IV期非小細胞肺がん1次治療
遺伝子変異検査が治療決定に重要なものとして位置づけられている。

ブ耐性になる。

T790M 変異が存在しても有効な EGFR 阻害薬を用いることで，ゲフィチニブ耐性，エルロチニブ耐性になった患者の生存期間が延長することが期待される。T790M 変異を有する EGFR に有効な EGFR 阻害薬（第 3 世代 EGFR 阻害薬）の臨床導入が期待されている。

2. EGFR 阻害薬

EGFR 阻害薬として，日本では，ゲフィチニブ，エルロチニブ，アファチニブ（ジオトリフ®）が保険承認されている。

3. 遺伝子検査法

EGFR 変異遺伝子検査として，Scorpion ARMS 法，コバス変異検出キット，PNA-LNA PCR clamp 法，Cycleave PCR 法，PCR-invader 法が保険適応されている。EGFR 遺伝子変異の検出に関しては，肺癌学会の詳しい手引きが存在するので参照されたい[4]。

4. 進行非小細胞肺がん治療における EGFR-TKI の使用法

EGFR 阻害薬により，変異 EGFR を有する進行非小細胞肺がんの治療は劇的な進歩を遂げた。従来から使用されてきた殺細胞性化学療法薬とも組み合わせ，QOL（生活の質）を保つ有効な治療法の探索が続いている。ここに概略をまとめてみる。

EGFR 阻害薬を単独で使用した場合，10～14ヵ月程度の無増悪生存期間（progression-free survival：腫瘍が大きくならずに経過する期間）が期待できる。無増悪生存期間の延長は，全生存期間延長に直接寄与していると思われる。EGFR 阻害薬を使用し，不応となってから殺細胞性化学療法薬を使用した場合と，殺細胞性化学療法薬で治療を開始し，不応となってから EGFR 阻害薬を開始した場合とを比較すると，全生存期間はほぼ同一である[5)6]。EGFR 阻害薬と殺細胞性化学療法薬を同時に使用すると，EGFR 阻害薬単独よりも有効性が高い[7]。

ゲフィチニブは，他の EGFR 阻害薬よりも総じて副作用が少ない。約半数の患者で T790M が生じ，耐性化する。エルロチニブは，皮疹が起こりやすく，ゲフィチニブよりも副作用が強い。約半数の患者で T790M が生じ，耐性化する。興味深いことに，ゲフィチニブ不応となった患者，さらには変異 EGFR をもたない患者に対してもしばしば有効である。アファチニブでは，皮疹，下痢が起こりやすい。特に下痢のコントロールが重要である。ゲフィチニブやエルロチニブよりも無増悪生存期間，生存期間が長いと考えられている。L858R よりも exon 19 欠失の患者に有効性が高い。不応性になった場合でも T790M の割合はまだ明確にされていない。

第 3 世代 EGFR 阻害薬は，T790M が出現した患者に有効であり，ゲフィチニブやエルロチニブで不応化した患者に EGFR 阻害薬の差し替えとして，または殺細胞性化学療法薬による治療を挟んで投与することが考えられる。さらに，EGFR 阻害薬と血管新生阻害薬を組み合わせる治療も検討されている。

5. 薬剤性肺障害

EGFR 阻害薬を投与した場合，一部の患者に致死的な肺障害が生じる。これは，現時点で利用可能なすべての EGFR 阻害薬に共通する副作用である。典型的な肺障害はびまん性肺胞障害（diffuse alveolar damage）の病理型をとる。不思議なことに，後述の ALK 阻害薬の一部でも同様の肺障害が生じる。この致死的肺障害は日本人で頻度が高く，日本人以外では稀である[8]。

III. ALK 融合遺伝子

1. 遺伝子

ALK 融合遺伝子は，チロシンキナーゼ ALK の C 末端と他の遺伝子（融合パートナーと呼ばれる）の N 末端が結合した形をしている。2 つの異なる遺伝子が結合した結果，ALK チロシンキナーゼが肺がん細胞の中で恒常的に活性化された状態となり，cancer driver gene として働く。ALK の主要な融合パートナーは，EML4（echinoderm microtubule associated protein like 4）だが，それ以外にも KIF5B（kinesin family member 5B），KLC1（kinesin light chain 1）などが融合パートナーとなる。

ALKの融合パートナーは，融合遺伝子が肺がん細胞内で恒常的に活性化されるために重要な役割を演じている．EML4を例として考えてみる．*ALK*は，肺がん細胞内でほとんど発現していない．すなわち，*ALK*の発現を制御している*ALK*のプロモーターは，肺がん細胞内では働いていない．しかし，*EML4*は肺がん細胞内で発現している．すなわち，*EML4*のプロモーターは肺がん細胞内で働いている．*ALK*は*ELM4*と融合遺伝子を形成することで，*ELM4*のプロモーターを利用して肺がん細胞内で発現する．また，ALKタンパクは，二量体（dimer）を形成して活性化されるが，EML4はそれ自体で恒常的に二量体を形成するため，結果としてALKタンパク二量体が形成され，恒常的に活性化される．

2．分子標的薬

ALK阻害薬として，日本ではクリゾチニブ（ザーコリ®），アレクチニブ（アレセンサ®）が保険承認されている．

3．遺伝子検査法

*ALK*融合遺伝子検査法としては，FISH（fluorescence *in situ* hybridization）法，IHC（免疫組織化学）法が保険適応されている．保険承認されていないが，RT-PCR（reverse-transcriptase PCR）法も使用される．*ALK*融合遺伝子は，パートナー遺伝子との結合部位がゲノム上広い範囲にわたるため，DNAを用いて結合部位を検出する検査は作成困難である．RT-PCRは，融合遺伝子を直接検出するが，容易に分解されるRNAを壊さずに臨床検体を採取することは簡単ではないため，FISH，IHCなどの手法が用いられることが多い．FISHは，*ALK*遺伝子が分断されていることを蛍光プローブを用いて検出する．がん細胞を豊富に含む組織が必要であり，操作が煩雑である．IHCは，肺がん細胞にALKが発現されていることを検出する．通常の肺がん細胞にはALKは発現されていないため，ALKが発現されている場合，融合遺伝子が形成されていると推定できる（図❷A）．*ALK*融合遺伝子検査に関しては，肺癌学会の詳しい手引きが存在するので参照されたい[9]．

Ⅳ．今後の応用が期待される遺伝子

非小細胞肺がんのcancer driver geneの候補であり，対応する分子標的薬が存在する遺伝子は他にもある．代表的なものとして，変異*BRAF*，変異*HRAS*，*ROS1*融合遺伝子，*RET*融合遺伝子がある．それぞれ日本でも臨床試験が行われている．いずれの変異遺伝子も頻度が1％程度と低く，大規模臨床試験を行うのは難しいが，小規模臨床試験の積み重ねで全体像が明らかにされてくると思われる．

*ROS1*融合遺伝子，*RET*融合遺伝子でも，*ALK*融合遺伝子と同様に，IHCが融合遺伝子の存在を効率よく検出できればスクリーニングが容易になる．しかし，*ROS1*遺伝子，*RET*遺伝子ともある程度の割合の非小細胞肺がんで発現しているため，IHCで融合遺伝子を推定するのは難しそうだ[10,11]．

Ⅴ．コンパニオン診断薬をめぐる問題

医薬品の有効性・安全性の向上を目的として，特定の医薬品の効果がより期待される患者を特定するための体外診断用医薬品をコンパニオン診断薬という．ある検査を，コンパニオン診断薬として広く使用するためには，医薬品開発会社との連携，コンパニオン診断薬の性能を示すデータ，コンパニオン診断薬の臨床的有用性を示すデータ，先発検査として別のコンパニオン診断薬がある場合，それと「同等」であることを示すデータが必要である．コンパニオン診断薬が臨床的に有用かどうかを示すデータは，可能なかぎり前向き試験にて検討する必要があり，可能な場合はランダム化臨床試験を行う必要がある．

コンパニオン診断薬という概念は，分子標的薬の薬事承認と同時に，信頼性のある遺伝子変異検査を提供するために作られた．分子標的薬の数が少ないうちは，コンパニオン診断薬という考え方は妥当なものであった．しかし，1つの標的分子に対して複数の分子標的薬が開発されるようになると，コンパニオン診断薬という考え方では混乱が生じることが明らかになってきた．

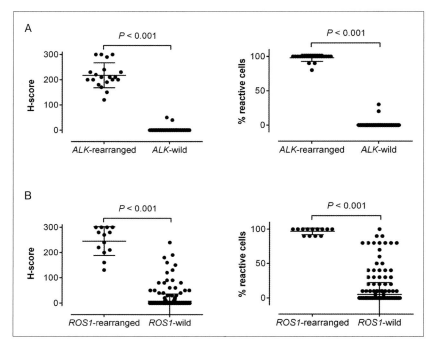

図❷ IHC（免疫組織化学染色）による融合遺伝子の検出（文献10より）
A. *ALK* 融合遺伝子陽性・陰性腫瘍での ALK C 末端部位の発現
B. *ROS1* 融合遺伝子陽性・陰性腫瘍での ROS1 C 末端部位の発現
ALK の場合，融合遺伝子陽性・陰性で明確に発現レベルが分かれるが，ROS1 では一部重なっている。ALK では IHC により *ALK* 融合遺伝子陽性が特異的に検出できることを示している。

　どのような検査を用いたとしても，*ALK* 融合遺伝子が検出されれば ALK 阻害薬を投与するのは当然と考えられる。しかし，コンパニオン診断薬の考え方では，検査法が異なると使用できる ALK 阻害薬が異なってくる。検査法と薬剤が緊密に結びついているためである。これは，科学的に極めて奇妙な状況である。日本肺癌学会も，現在のコンパニオン診断薬の考え方は分子標的薬を円滑に使用する妨げとなると考え，「本来コンパニオンとしてペアであるべきは検査試薬と治療薬ではなく，分子異常と治療薬であることは自明」として，改善を求める声明を出している[12]。さらにまた，現在のコンパニオン診断薬の考え方では，高速シークエンサーなどを用いた包括的遺伝子診断を臨床に持ち込むことは不可能である。
　近年 PD-1 など，免疫チェックポイント阻害薬が脚光を浴びている。これらの薬剤は，現在有効な患者を選択するバイオマーカーが明確でない。将来バイオマーカーが発見された場合，それを現在の枠組みでコンパニオン診断薬に組み込むことは極めて難しい。それでは，コンパニオン診断薬，遺伝子検査の考え方を，現実に合わせたものにしていくにはどうしたら良いのだろうか。答えは簡単ではない。
　臨床での遺伝子検査には様々な制約がある。患者から採取できる検体には限りがある。そのため，必要な遺伝子検査を優先的に行う必要がある。DNA，RNA が壊れた検体からは，正確な遺伝子情報は採取できない。検体採取に臨床医の熟練が必要である。分子標的薬が明確でない遺伝子を多数検索することが可能でも，結果を誤解なく臨床に活かす形で医療者・患者に還元することは難しい。これらすべてを考慮に入れた遺伝子変異検査の枠組みを構築することが必要である。

おわりに

現在，非小細胞肺がんで日常臨床に活用されている遺伝子，その検査法に関して記載した。遺伝子情報に基づいた臨床医学は，まだ端緒についたばかりである。cancer driver gene の発見・確認，分子標的薬の開発と臨床検査による効果確認，遺伝子変異検査法の開発，臨床への導入法など，問題は多い。遺伝子に基づいた肺がん治療の最良の形を求めて，今後も試行錯誤が続いていくだろう。

参考文献

1) http://epoc.ncc.go.jp/scrum/lc_scrum/
2) Sordella R, Bell DW, et al : Science 305, 1163-1167, 2004.
3) Watanabe S, Minegishi Y, et al : J Thorac Oncol 9, 189-194, 2014.
4) 日本肺癌学会：肺癌患者における EGFR 遺伝子変異検査の手引き 第 2.1 版
https://www.haigan.gr.jp/modules/guideline/index.php?content_id=7.
5) Maemondo M, Inoue A, et al : N Engl J Med 362, 2380-2388, 2010.
6) Mitsudomi T, Morita S, et al : Lancet Oncol 11, 121-128, 2010.
7) Sugawara S, Oizumi S, et al : Ann Oncol 26, 888-894, 2015.
8) Azuma A, Hagiwara K, et al : Am J Respir Crit Care Med 177, 1397-1398, 2008.
9) 日本肺癌学会：肺癌患者における ALK 遺伝子検査の手引き
https://www.haigan.gr.jp/modules/guideline/index.php?content_id=6.
10) Cha YJ, Lee JS, et al : PLoS One 9, e103333, 2014.
11) Tsuta K, Kohno T, et al : Br J Cancer 110, 1571-1578, 2014.
12) 日本肺癌学会：ALK 融合遺伝子のコンパニオン診断薬についての声明
https://www.haigan.gr.jp/modules/bulletin/index.php?page=article&storyid=83

萩原弘一

1983 年	東京大学医学部医学科卒業 国立神経センター疾病研究第一部研究見習生
1984 年	東京大学医学部附属病院第三内科研修医 東京都養育院附属病院（現東京都老人医療センター）研修医
1985 年	東京都立駒込病院内科（呼吸器）医員
1986 年	東京大学医学部附属病院第三内科医員
1991 年	同助手
1993 年	アメリカ国立癌研究所 Visiting fellow
1998 年	同 Visiting associate
1999 年	東北大学加齢医学研究所呼吸器腫瘍研究分野講師
2000 年	東北大学医学部附属病院遺伝子・呼吸器内科講師
2003 年	埼玉医科大学呼吸器内科教授
2015 年	自治医科大学附属さいたま医療センター総合医学第 1 講座教授

第6章 治療薬のコンパニオンバイオマーカー

2．大腸がんにおけるKRAS変異と抗EGFR抗体薬治療

川添彬人・吉野孝之

　これまで大腸がんにおいて，実地臨床に導入されている抗EGFR抗体薬の効果予測因子は，KRAS exon 2遺伝子変異のみであった。近年，欧米を中心とする複数のランダム化比較試験のprospective-retrospective analysisなどにて，KRAS exon 2以外のRAS変異型（minor KRAS/NRAS変異）も抗EGFR抗体薬の治療効果が期待できないことが報告されている。現在，欧米をはじめとする各国において抗EGFR抗体薬の適応は，これまでのKRAS exon 2野生型からRAS野生型へと変更されており，本邦においてもRAS変異測定に関するガイドラインの整備が行われた。また，複数のRAS変異を同時に測定できる体外診断薬が2015年4月1日に保険承認され，今後，実地臨床においてより適切な抗EGFR抗体薬の投与対象の選択が行われることが期待される。

はじめに

　上皮成長因子受容体（epidermal growth factor receptor：EGFR）は，大腸がんの約80％に発現する膜貫通型糖タンパク受容体チロシンキナーゼであり，リガンドの結合により，下流のシグナル伝達経路であるRAS/RAF/MAPK経路，PI3K/PTEN/AKT/mTOR経路などが活性化され，細胞増殖や血管新生が引き起こされる[1]。EGFRを標的とした抗体薬であるセツキシマブ，パニツムマブは，これらのシグナルを阻害することで抗腫瘍効果を発揮すると考えられている。抗EGFR抗体薬は，切除不能・再発結腸直腸がんに対して開発が進められ，大規模臨床試験で有効性が証明されたことより[2)3)]，セツキシマブが2004年2月，パニツムマブが2006年9月にそれぞれFDA（アメリカ食品医薬局）に承認された。一方，抗EGFR抗体薬の効果予測因子は，抗体薬承認のための大規模臨床試験のレトロスペクティブな解析で証明されてきた。本稿では，KRAS exon 2およびminor KRAS/NRAS遺伝子変異がバイオマーカーとして確立し，それらのmultiplex診断薬が開発されるまでの経緯について述べる。

I．KRAS exon 2遺伝子変異

　セツキシマブは非臨床試験でEGFR陽性細胞株に対し抗腫瘍効果が認められたため，当初，免疫染色法（IHC法）によるEGFR発現陽性の切除不能・再発結腸直腸がんに対して開発が進められた。こうした経緯から，本邦では現在でもIHC法によるEGFR発現がセツキシマブ投与前検査として必須となっている。しかし，大規模臨

---

key words

大腸がん，EGFR，KRAS，NRAS，RAS，セツキシマブ，パニツムマブ，prospective-retrospective analysis，multiplexキット

床試験のレトロスペクティブな解析で，IHC 法による EGFR 発現陰性例に対しても奏効例が認められ，EGFR 発現割合および強度と奏効率の間に相関性は認められず，現在では IHC 法による EGFR 発現は抗 EGFR 抗体薬の効果予測因子になり得ないと認識されている[2)4)]。

RAS は低分子 G タンパク質であり，GDP に結合した状態では不活性型だが，EGFR からの刺激を受け GDP が離れ GTP と結合することで活性型となり，下流に増殖シグナルを伝達する。しかし，RAS 遺伝子に点突然変異が起こると，GTPase 活性が低下し，RAS の変異タンパクが GTP に結合した活性型にとどまり，下流へのシグナルが恒常的に持続すると考えられている。したがって，RAS の遺伝子変異がある場合，EGFR を分子標的としても下流のシグナル伝達がブロックされず，理論的に治療効果が得られないと考えられている[5)]。RAS タンパクには KRAS，NRAS，HRAS といったアイソフォームが存在する。大腸がんでは，KRAS 遺伝子変異が最も多く，全体の約 30～40％に認められ，主に exon 2 の codon 12, 13 に変異である。2008 年以降，best supportive care（BSC）に対する抗 EGFR 抗体薬の上乗せ効果や化学療法との併用を検証した大規模臨床試験における KRAS 遺伝子変異検査のレトロスペクティブな解析が報告された。KRAS exon 2（codon 12, 13）変異別の効果が検討され，KRAS 変異型では抗 EGFR 抗体薬の上乗せ効果が認められないことが再現性をもって確認された[5)-9)]。これらの知見に基づき，セツキシマブ，パニツムマブは，FDA，EMA（ヨーロッパ医薬品審査庁）により，KRAS 遺伝子変異を有しない大腸がん症例にのみ承認された。本邦においても，2009 年 1 月に日本臨床腫瘍学会より「大腸がんにおける KRAS 遺伝子変異の測定に関するガイダンス（第 1 版）」が公表され[10)]，国立がん研究センター東病院を中心に行われた先進医療の結果を受けて，2010 年 4 月に抗 EGFR 抗体薬投与前の KRAS 遺伝子変異検査が保険承認された。

その後，KRAS codon 12, 13 変異のうち，KRAS codon 13 変異の大部分を占めるグリシンからアスパラギン酸への変異（G13D）については，レトロスペクティブな解析にてセツキシマブの上乗せ効果が認められると報告された[11)12)]。一方，パニツムマブを用いた大規模臨床試験のレトロスペクティブな解析においては，G13D 変異例においても効果が乏しいことが報告され[13)]，一定の見解は得られていない。現時点では，G13D 変異例に対してプロスペクティブに抗 EGFR 抗体薬の有効性を検討した結果はなく，本邦の大腸癌治療ガイドライン 2014 年度版では G13D を含む KRAS 変異型に対して，抗 EGFR 抗体の投与は推奨されていない[14)]。

II．その他の RAS 遺伝子変異

近年，KRAS exon 2 以外の RAS 変異（minor KRAS/NRAS 変異）と抗 EGFR 抗体薬の治療効果に関する解析結果が，欧米を中心とするランダム化比較試験における prospective-retrospective analysis（PRA）などにて相次いで報告されている[15)-21)]。

一次治療例を対象とした FOLFOX4 へのパニツムマブの上乗せ効果を検証した第Ⅲ相試験である PRIME 試験の追加解析結果では，初回解析時に検討された KRAS exon 2（codon 12, 13）に加えて，KRAS exon 3（codon 61），exon 4（codon 117, 146），NRAS exon 2（codon12, 13），exon 3（codon 61），exon 4（codon117, 146）の変異が検討され，minor KRAS/NRAS 変異は，KRAS exon 2 野生型の 17％に認めた[15)]。本試験では，KRAS exon 2 野生型において，パニツムマブの上乗せにより約 4 ヵ月の OS 延長が認められたが（23.9 ヵ月 vs 19.7 ヵ月，HR=0.83，95％ CI 0.67-1.02，p=0.072），さらに minor KRAS/NRAS 変異型を除いた RAS 野生型においては，約 6 ヵ月の OS 延長（26.0 ヵ月 vs 20.2 ヵ月，HR=0.78，95％ CI 0.62-0.99，p=0.043）を認め，RAS 野生型でより大きな差をもってパニツムマブの上乗せ効果を認めた。一方，KRAS exon 2 野生型の中で，何らかの minor KRAS/NRAS 変異を有する症例では，パニツムマブの上乗せにより OS が不良な

傾向であった（17.1ヵ月 vs 18.3ヵ月，HR=1.29，95% CI 0.79-2.10，p=0.305）。したがって，minor KRAS/NRAS変異型はKRAS exon 2変異型と同様に，抗EGFR抗体薬の有効性が期待できない可能性が高いことが明らかになった。

その他，パニツムマブに関する第Ⅲ相試験（20050181試験[16]，20020408試験[17]），セツキシマブに関するランダム化比較試験（OPUS試験[18]，CRYSTAL試験[19]），一次治療例を対象に化学療法に抗EGFR抗体またはベバシズマブの併用療法のランダム化比較試験（FIRE-3試験[20]，PEAK試験[21]）においても，RAS解析が行われ，KRAS exon 2野生型の15～26％にminor KRAS/NRAS変異を認め（**表❶**），PRIME試験と同様に抗EGFR抗体薬の有効性が期待できない結果であった（**表❷**）。以上の欧米のランダム化比較試験におけるPRAにより，抗EGFR抗体の負の効果予測因子は，従来のKRAS exon 2変異からより広くRAS変異（KRAS/NRAS変異）として認識されるようになった。

これらのRAS遺伝子変異の新たな知見の蓄積に基づき，欧州においては2013年にパニツムマブおよびセツキシマブの添付文書が改定され，NCCNのガイドラインにおいても抗EGFR抗体の投与はKRAS/NRAS野生型に限定されている[22]。また，2014年にはESMOのガイドラインも改定され，抗EGFR抗体薬の投与がRAS野生型に限定するように明記されている[23]。本邦においても，2014年4月に日本臨床腫瘍学会のガイドラインが改定され，「大腸がんにおけるRAS遺伝子変異（KRAS/NRAS遺伝子）の測定に関するガイダンス（第2版）」が公表され[24]。さらに英語版ガイドラインも作成された[25]。当該ガイドラインでは，抗EGFR抗体薬の投与に際し，

表❶ 欧米の臨床試験におけるRAS遺伝子変異の頻度（文献25より改変）

	KRAS exon 2（%）	KRAS exon 3（%）	KRAS exon 4（%）	NRAS exon 2（%）	NRAS exon 3（%）	NRAS exon 4（%）	Total*
PRIME	40（440/1096）	4（24/638）	6（36/620）	3（22/637）	4（26/636）	0（0/629）	17
20050181	45（486/1083）	4.4（24/548）	7.7（41/534）	2.2（12/536）	5.6（30/540）	0（0/532）	20
2002408	43（184/427）	4.8（8/166）	5.0（9/180）	4.2（7/166）	3.0（5/168）	1.1（2/180）	18
OPUS	43（136/315）	6.8	9.3	6.8	5.1	0	26
CRYSTAL	37（136/315）	3.3	5.6	3.5	2.8	0.9	15
FIRE-3	N/A	4.3（21/431）	4.9（24/458）	3.8（18/464）	2（10/468）	0（458）	16
PEAK	N/A	4（9/225）	7（17/223）	5（12/224）	6（13/225）	0（0/223）	22

*KRAS exon 2野生型におけるminorKRAS/NRASの頻度

表❷ RAS変異の有無と抗EGFR抗体の有効性

Trial	Phase	Regimen	RAS野生型		RAS変異型	
			MST（M）	HR	MST（M）	HR
PRIME	Ⅲ	FOLFOX+Pmab	26	0.78	17.1	1.29
		FOLFOX	20.2		18.3	
181	Ⅲ	FOLFIRI+Pmab	16.2	0.8	11.8	0.914
		FOLFIRI	13.9		11.1	
408（PFS）	Ⅲ	Pmab	14.1w	0.36	7.4w	0.97
		BSC	7w		7.3w	
OPUS	Ⅱ	FOLFOX+Cmab	20.7	0.83	14.8	1.41
		FOLFOX	17.8		17.8	
CRYSTAL	Ⅲ	FOLFIRI+Cmab	28.4	0.69	16.4	1.05
		FOLFIRI	20.2		17.7	
FIRE3	Ⅲ	FOLFIRI+Cmab	33.1	0.7	16.4	1.2
		FOLFIRI+BV	25.6		20.6	

KRAS/NRAS 遺伝子の codon 12, 13, 59, 61, 117, 146 の変異の有無を測定することが推奨されている。

Ⅲ．RAS 変異診断薬

これまで本邦で保険承認されている KRAS 遺伝子変異検査法として，ダイレクトシークエンス法，PCR-rSSO 法（Luminex 法），Scorpion-ARMS 法，F-PHFA 法がある。このうちそれぞれ，「MEBGEN™ KRAS 遺伝子変異検出キット」，「TheraScreen® KRAS 遺伝子変異検査キット」，「OncoGuide KRAS 遺伝子変異検出キット」としてキット化している PCR-rSSO 法（Luminex 法），Scorpion-ARMS 法，F-PHFA 法が用いられることが多い（表❸）。一方，以前より抗 EGFR 抗体の効果予測因子が，KRAS exon 2 遺伝子変異から拡大することが予想されたため，国立がん研究センター東病院を中心に，KRAS exon 2 以外の minor KRAS/NRAS, RAF, PIK3CA を測定する multiplex キットである Mu-PACK™ の開発を進めてきた。Mu-PACK™ は，Luminex 法を用い，KRAS, NRAS, BRAF, PI3CA 変異の計 36 ヵ所を 50 ng の DNA にて同時に 4.5 時間で解析可能である。多施設共同研究として，セツキシマブの投与を受けた既治療進行再発大腸がん 82 例を対象に Mu-PACK™ による検討を行ったところ，Luminex 法とダイレクトシークエンス法による遺伝子変異検出の一致率は 100％であった[26]。さらに，minor KRAS/NRAS, BRAF, PIK3CA のいずれかに変異を認める症例は，セツキシマブによる治療効果が期待できない可能性が示唆された。また当院単施設において，進行再発結腸直腸がん 265 例が検討され，KRAS exon 2 野生型 174 例の 12％に minor KRAS/NRAS 変異を認めた[27]。引き続き行われた多施設共同研究（GI-SCREEN）の 361 例においても，KRAS exon 2 野生型 237 例の minor KRAS/NRAS の頻度は 12％であった[28]。これらは前述した欧米の臨床試験における minor KRAS/NRAS の頻度よりやや低い傾向であったが，原因として，Mu-PACK™ では，PRIME 試験などで測定されている KRAS codon 59, 117, NRAS codon 59, 117, 146 を測定していないこと，感度が 5〜10％と低いことなどが考えられた。また，Mu-PACK™ は KRAS exon 2 の測定はできず，RAS 変異を一度に測定できる体外診断薬としては不十分と考えられた。

そこで並行して，国立がん研究センター東病院を中心に，前述の欧米の臨床試験で検討された RAS 変異測定を包括する RASKET が開発された。RASKET は，Mu-PACK™ と同様の Luminex 法を用い，RAS 変異の計 48 ヵ所を 50 ng の DNA にて同時に 4.5 時間で解析可能である。また，変異検出感度も 1〜5％と改良されたため，マクロダイセクションは不要である（表❸，図❶）。

表❸　本邦で保険承認されている RAS 遺伝子変異検査（文献 25 より改変）

診断薬	検査方法	LOD* (%)	KRAS 遺伝子の exon, codon						NRAS 遺伝子の exon, codon					
			exon 2		exon 3		exon 4		exon 2		exon 3		exon 4	
			12	13	59	61	117	146	12	13	59	61	117	146
RASKET	PCR-rSSO	1〜5%	6**	6	2	6	1	3	6	6	2	6	1	3
MEBGEN™ KRAS 遺伝子変異検出キット	PCR-rSSO	5〜10%	6	6	−	−	−	−	−	−	−	−	−	−
TheraScreen® KRAS 遺伝子変異検査キット	Scorpion-ARMS	1〜5%	6	1	−	−	−	−	−	−	−	−	−	−
OncoGuide KRAS 遺伝子変異検出キット	F-PHFA	5〜10%	6	1	−	−	−	−	−	−	−	−	−	−
ダイレクトシークエンス法	Direct Sequence	10〜25%	all	all	all	all	all	all	all	all	all	all	all	all

* LOD：limit of detection，検出限界
** 各 codon の変異検出可能数

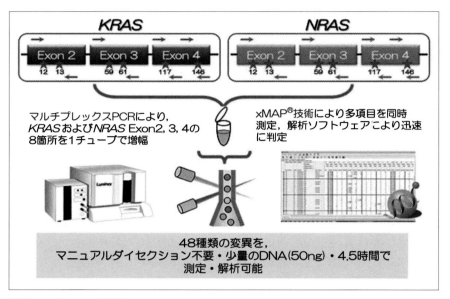

図❶ RASKET の概要

手法としては，まずホルマリン固定パラフィン包埋検体からDNAを抽出する。1テストあたり50〜100 ng のDNA 断片を，KRAS/NRAS exon 2（codon 12, 13），exon 3（codon 59, 61），exon 4（117, 146）の計48変異を検出するために，ビオチン標識プライマーを用いてPCR反応により増幅させる。その後，増幅したDNAと蛍光ビーズをハイブリダイゼーションさせ，Luminex法で蛍光ビーズを判別し，ビーズの表面上の蛍光値を測定し専用のソフトウェアで変異を同定する。多施設共同研究として行われたRASKETの臨床性能試験では，ダイレクトシークエンス法およびScorpion-ARMS法（TheraScene® KRAS遺伝子変異検査キット）を対照法として一致率が検討された。検出されたRAS変異の一致率は96.7%（95% CI：94.1-98.4％）と優れたものであった[29]。また，KRAS exon 2 野生型191例中29例（15%）でminor KRAS/NRAS 変異が検出され，対照法との一致率は98.4%（95% CI：95.5-99.7%）であった。この試験の結果に基づき，2014年6月に欧州における診断薬の承認マークであるCEマークを取得し，本邦でも2015年1月27日に製造販売承認が得られ，RASKETは本邦発のRAS変異のmultiplex 診断薬となった。さらに，2015年4月1日には，RAS遺伝子変異の測定が保険承認され，今後，RASKETに代表されるRAS変異の体外診断薬を用いることで，より適切な抗EGFR抗体薬投与対象の絞り込みが実地臨床で可能になると思われる。

おわりに

抗EGFR抗体薬のバイオマーカー探索およびそれらを測定する multiplex 診断薬が開発されるまでの経緯を概説した。今後，RASKETなどのRAS変異の multiplex 診断薬が，実地臨床において普及することが予想される。しかし，一部のminor KRAS/NRAS 変異型には抗EGFR抗体薬の有効性が認められたとの報告もあり，RAS変異を一律に扱うことの妥当性や，一部の変異のみが検出できなかった場合に再検査するのかそれともRAS野生型として扱うかどうかなどに関しては，統一された見解はなく，今後の検討が必要である。現時点の state-of-art は，文献24および25を参照されたい。

参考文献

1) Yarden Y, Sliwkowski MX : Nat Rev Mol Cell Biol 2, 127-137, 2001.
2) Cunningham D, Humblet Y, et al : N Engl J Med 351, 337-345, 2004.
3) van Cutsem E, Peeters M, et al : J Clin Oncol 25, 1658-1664, 2007.
4) Chung KY, Shia J, et al : J Clin Oncol 23, 1803-1810, 2005.
5) Karapetis CS, Khambata-Ford S, et al : N Engl J Med 359, 1757-1765, 2008.
6) Amado RG, Wolf M, et al : J Clin Oncol 26, 1626-1634, 2008.
7) van Cutsem E, Köhne CH, et al : J Clin Oncol 29, 2011-2019, 2011.
8) Douillard JY, Siena S, et al : J Clin Oncol 28, 4697-4705, 2010.
9) Peeters M, Price TJ, et al : J Clin Oncol 28, 4706-4713, 2010.
10) 日本臨床腫瘍学会：大腸がんにおけるKRAS遺伝子変異の測定に関するガイダンス第1版, 2009.
11) De Roock W, Jonker DJ, et al : JAMA 304, 1812-1820, 2010.
12) Tejpar S, Celik I, et al : J Clin Oncol 30, 3570-3577, 2012.
13) Peeters M, Douillard JY, et al : J Clin Oncol 31, 759-765, 2013.
14) 大腸癌研究会 編：大腸癌治療ガイドライン医師用2014年版, 金原出版, 2014.
15) Douillard JY, Oliner KS, et al : N Engl J Med 369, 1023-1034, 2013.
16) Peeters M, Oliner KS, et al : J Clin Oncol 32 suppl 3, abstr LBA387, 2014.
17) Patterson SD, Peeters M, et al : J Clin Oncol 31 (suppl), abstr 3617, 2013.
18) Tejpar S, Lenz HJ, et al : J Clin Oncol 32 suppl 3, abstr LBA444, 2014.
19) Ciardiello F, Lenz H-F, et al : J Clin Oncol 32:5s suppl, abstr 3506, 2014.
20) Heinemann V, von Weikersthal LF, et al : Lancet Oncol 15, 1065-1075, 2014.
21) Schwartzberg LS, Rivera F, et al : J Clin Oncol 32, 2240-2247, 2014.
22) NCCN Clinical Practice Guidelines in Oncology_Colon Cancer, Rectal Cancer Version 1, 2015.
23) van Cutsem E, Cervantes A, et al : Ann Oncol 25(Suppl 3), iii1-9, 2014.
24) 日本臨床腫瘍学会：大腸がんにおけるRAS遺伝子（KRAS/NRAS遺伝子）変異の測定に関するガイダンス 第2版, 2014.
http://www.jsmo.or.jp/about/doc/RAS_guidance_coi.pdf
25) Taniguchi H1, Yamazaki K, et al : Cancer Sci 106, 324-327, 2015.
26) Bando H, Yoshino T, et al : BMC Cancer 13, 405-413, 2013.
27) Kawazoe A, Shitara K, et al : BMC Cancer 15, 258-266, 2015.
28) Shitara K, Fujii S, et al : J Clin Oncol 33 (suppl 3), abstr 578, 2015.
29) Yoshino T, Muro K, et al : EBioMedicine 2, 317-323, 2015.

川添彬人
2009年　東北大学医学部卒業
　　　　国立国際医療研究センターにて研修
2013年　国立がん研究センター東病院消化管内科レジデント

第6章 治療薬のコンパニオンバイオマーカー

3. 胆道がんにおける治療薬のコンパニオンバイオマーカー

柴田龍弘

　胆道がんは難治であるが臨床開発が進んでおらず，アンメットメディカルニーズは高い。最近，肝内胆管がんにおいて報告されたFGFR2融合遺伝子は，機能解析などから重要なドライバーがん遺伝子であり，分子治療標的として有望であることが強く示唆されて，すでに米国では胆道がんを対象に含むFGFR2阻害剤を用いた臨床試験が複数開始されている。FGFR2融合遺伝子を含めたコンパニオンバイオマーカーの開発によって，今後胆道がんに対する治療戦略が大きく変わることが期待される。

はじめに

　胆道がんは，膵がんに次いで予後の悪い難治がんである。国内の年間罹患者が約2万人と希少なため大規模な臨床研究が難しく，他のがん種では承認が相次いでいる分子標的薬について有効性が示されていないアンメットメディカルニーズの高いがんであり，新たな治療標的の同定とコンパニオンバイオマーカーの開発が強く望まれている。

　胆道がんにおける重要なドライバー遺伝子としては*KRAS*，*TP53*といったものが知られているが，その全貌は十分に明らかになっていない。最近，胆道がんにおけるfibroblastic growth factor receptor 2（FGFR2）融合遺伝子の報告がなされ，胆道がんにおける有望な分子治療標的として注目が集まっている。本稿では，FGFR2融合遺伝子を中心として，胆道がんにおける治療関連バイオマーカーについて解説する。

I. 胆道がんにおいて治療標的となりうるゲノムバイオマーカー

1. EGFR/HER2

　EGF（上皮増殖因子）ファミリーは，広く上皮系がんの増殖に寄与しており，特にその受容体遺伝子（EGFR/HER2）に対する分子標的治療薬はすでに臨床において実用化されている。Leoneらは，40例中6例の胆道がんにおいて*EGFR*遺伝子変異を報告した[1]。Yoshikawaらは，236例の胆道がん検体についてEGFR，HER2の発現を検討し，肝内胆管がんの27.4％でEGFRの発現増加を報告したが，HER2の発現増加は肝内胆管がんの0.9％にしか見られなかった[2]。Yoshikawaらは，EGFR阻害剤（vandetanib）が*EGFR*遺伝子増幅を有する胆道がん細胞株に著明な奏効性を示す一方で，*KRAS*変異をもつ細胞株は抵抗性を示すことを報告した[3]。

2. PIK3CA/BRAF/PTEN

　頻度はやや低いものの，*KRAS*の下流に位置

key words

ゲノムバイオマーカー，FGFR2，融合遺伝子，FGFR阻害剤

する分子の遺伝子異常も報告されている。Voss らは94例の胆道がん検体を解析し、*PIK3CA*（5.3％）、*BRAF*（2.1％）遺伝子の変異を同定した[4]。Jangらは81例の胆道がんについて同様の検索を行い、*PIK3CA*（2.5％）、*BRAF*（1.2％）、*PTEN*（1.2％）の変異を同定した[5]。*KRAS*に加えて、これらの遺伝子変異陽性症例は、MEK/PIK3CA/mTOR阻害剤の対象として有望である。

3. IDH（Isocitrate DeHydrogenase）1/2

IDH1はエネルギー代謝を担うクエン酸回路における酵素の1つである。胆道がんにおける最初の報告はBorgerらによるもので、*IDH1/2*変異を網羅的に消化器がんで検索した結果、40例中9例の肝内胆管がんで変異を認めた[6]。Kippらは94例の胆道がんの解析において、21例（22％）において*IDH1/2*変異を認め、肝外胆管がん（7％）に比べて有意に肝内胆管がん（28％）で多いと報告している[7]。Wangらは326例の肝内胆管がんを検索した結果、34例（10％）において*IDH1/2*変異を同定し、*IDH1/2*変異症例は有意に予後が良好であったと報告している[8]。*IDH1/2*変異を標的とした治療法の開発も進められており、低分子変異IDH1阻害剤（AGI-5198）あるいはIDH2阻害剤（AG-6780）の投与によって腫瘍細胞の分化促進と増殖抑制が起こることが報告されている[9]。

II. 胆道がんにおけるキナーゼ融合遺伝子の発見

肺がんにおけるEML4-ALK融合遺伝子のように、固形がんにおけるキナーゼ融合遺伝子は治療標的として期待されている。最近胆道がんにおいて新たなキナーゼ融合遺伝子が発見され、注目を浴びている。

1. FIG-ROS1

Guらは、胆道がんにおけるリン酸化亢進キナーゼタンパク質の網羅的解析からROS1キナーゼの活性上昇を検出し、23例中2例（8.3％）の症例で*FIG-ROS1*融合遺伝子を同定した[10]。Saborowskiらは、動物モデルを用いてFIG-ROS1の発現誘導によって肝内胆管がんが発生することを示し、またその発現を消失すると腫瘍が退縮することから治療標的として有望であると報告している[11]。

2. FGFR2融合遺伝子

Wuらは、臓器横断的な臨床シークエンス解析を行い、2例の転移性胆道がんの症例において*FGFR2-BICC1*融合遺伝子を同定した[12]。国立がん研究センターの新井らは、8例の*KRAS*・*BRAF*変異陰性の胆道がん手術検体のRNAシークエンス解析から2つのFGFR2融合遺伝子（*FGFR2-BICC*, *FGFR2-AHCYL1*）を発見した[13]。Boradらは、6例の進行肝内胆管がん症例について全ゲノムならびにRNAシークエンス解析を行い、3例でFGFR2融合遺伝子（*FGFR2-BICC1*, *FGFR2-MGEA5*, *FGFR2-TACC3*）を同定した[14]。現在までに少なくとも7種類のFGFR2融合遺伝子が胆道がんで報告されているが（**図❶**）、これらはすべてFGFR2遺伝子の同一イントロン内で他の遺伝子と融合しており、同一エクソン（エクソン17）から異なる融合パートナーへアミノ酸読み枠が変更しない形で結合したタンパク質を形成する。これまで報告されている融合パートナーには二量体あるいは多量体形成に関わる機能ドメインが含まれており、リガンド刺激なしでもこうしたドメインを介して融合FGFR2が二量体を形成することで、下流シグナルの恒常的な活性化を引き起こしていると考えられる。

III. 胆道がんで同定されたFGFR2融合遺伝子の生物学的意義

新井らは*FGFR2-BICC1*ならびに*FGFR2-AHCYL*融合遺伝子について、野生型とFGFR2チロシンキナーゼ活性を喪失させた変異体を導入したNIH3T3細胞クローンを樹立し、がん遺伝子としての形質転換活性について検討を行った[13]。軟寒天内での足場非依存性増殖について検討したところ、野生型FGFR2融合遺伝子を導入した細胞では多くのコロニーを形成したが、その能力はキナーゼ活性喪失型変異体では著明に減弱していた（**図❷**）。また融合遺伝子導入によって、下流シグナルであるMAPKが強い活性化を

第6章 治療薬のコンパニオンバイオマーカー

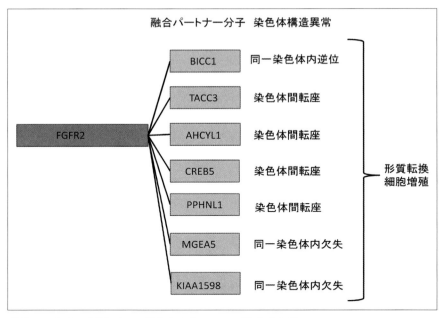

図❶ これまで胆道がんで同定された FGFR2 融合遺伝子
これまでに胆道がんで報告されている FGFR2 融合パートナー遺伝子と，それぞれの融合遺伝子が生成される染色体構造異常を示す．

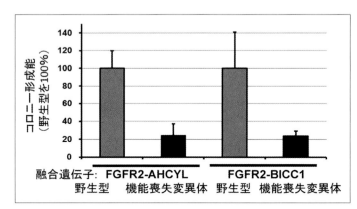

図❷ FGFR2 融合遺伝子のがん遺伝子としての機能
（文献 13 を改変）

FGFR2 融合遺伝子（FGFR2-AHCYL1, FGFR2-BICC1）ならびにそのチロシンキナーゼ活性を喪失した変異体を導入した NIH3T3 細胞クローンを樹立し，がん遺伝子としての指標である足場非依存性増殖能の評価として，軟寒天内培養でのコロニー形成を測定した．野生型 FGFR2 融合遺伝子はコロニーを形成したが，機能喪失型ではコロニー形成能が著明に減少していた．

示す一方で，STAT3 や AKT には活性化がみられなかった（図❸A）．Wu らは，異なったタグを

つけた FGFR2-BICC1 を HEK293 細胞に導入し，細胞内において FGFR-BICC1 が二量体を形成していることを示し，さらに in vitro での培養において FGFR2-BICC1 が細胞増殖を促進することを示した[12]．これらの結果から，FGFR2 融合遺伝子が胆道がんにおける重要なドライバーがん遺伝子であり，その下流にある MAPK 活性化を誘導することが明らかとなり，分子治療標的として有望であることを強く示唆している．

Ⅳ．FGFR 融合遺伝子を標的とした臨床開発

FGFR ファミリーを標的とした薬剤開発は，すでに複数の製薬会社で進められている．新井らは，FGFR2 融合遺伝子を導入した細胞株を用いて，2 つの低分子 FGFR 阻害化合物（BGJ398 ならびに PD173074）

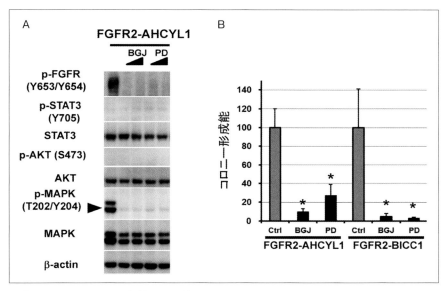

図❸　低分子 FGFR 阻害剤による効果（文献 13 を改変）

A. 阻害剤未添加の状態では，FGFR2-AHCYL1 の導入によって，MAPK の強いリン酸化が認められた（矢頭）が，AKT や STAT3 の活性化は認めなかった。
B. BGJ（BGJ398），PD（PD173074）を添加したところ，この MAPK のリン酸化は抑制され，またコロニー形成能も著明に抑制された（*P<0.05）。

の効果を検討している[13]。2つの化合物の添加は，いずれも FGFR2 融合遺伝子の下流シグナルである MAPK 活性化を強く抑制し，また軟寒天内でのコロニー形成も著明に抑制した（図❸）。Borad らは，*FGFR2-MGEA5* ならびに *FGFR2-TACC3* 融合遺伝子をもつ患者（各1例）に対して，FGFR を含むマルチキナーゼ阻害剤（ponatinib/pazopanib）を投与したところ，腫瘍壊死や縮小といった効果が臨床的に確認されたと報告している[14]。米国ではすでに FGFR 特異的阻害剤あるいは FGFR2 を含むマルチキナーゼ阻害剤のいくつかは胆道がんを対象に含めた臨床試験に進んでおり，本邦でも複数のフェーズ1臨床試験が開始あるいは準備中である。

おわりに

今回の FGFR2 融合遺伝子の発見によって，これまで有望な分子標的薬がなかった胆道がんに対して臨床開発が進むことが期待される。今後は，こうした希少がんに対するバイオマーカースクリーニング体制の構築も重要となるであろう。

参考文献

1) Leone F, Cavalloni G, et al : Clin Cancer Res 12, 1680-1685, 2006.
2) Yoshikawa D, Ojima H, et al : Br J Cancer 98, 418-425, 2008.
3) Yoshikawa D, Ojima H, et al : Br J Cancer 100, 1257-1266, 2009.
4) Voss JS, Holtegaard LM, et al : Hum Pathol 44, 1216-1222, 2013.
5) Jang S, Chun SM, et al : Mod Pathol 27, 731-739, 2014.
6) Borger DR, Tanabe KK, et al : Oncologist 17, 72-79, 2012.
7) Kipp BR, Voss JS, et al : Hum Pathol 43, 1552-1558, 2012.
8) Wang P, Dong Q, et al : Oncogene 32, 3091-3100, 2013.
9) Rohle D, Popovici-Muller J, et al : Science 340, 626-630, 2013.
10) Gu TL, Deng X, et al : PLoS One 6, e15640, 2011.
11) Saborowski A, Saborowski M, et al : Proc Natl Acad

Sci USA 110, 19513-19518, 2013.
12) Wu YM, Su F, et al : Cancer Discov 3, 636-647, 2013.
13) Arai Y, Totoki Y, et al : Hepatology 59, 1427-1434, 2014.
14) Borad MJ, Champion MD, et al : PLoS Genet 10, e1004135, 2014.

柴田龍弘
1990 年	東京大学医学部医学科卒業
1994 年	同大学院医学系研究科博士課程修了
1995 年	米国カリフォルニア大学アーバイン校博士研究員
2003 年	国立がんセンター研究所病理部実験病理室長
2010 年	国立がん研究センターがんゲノミクス研究分野分野長
2014 年	東京大学医科学研究所ゲノム医科学分野教授

第6章 治療薬のコンパニオンバイオマーカー

4．BRAF 阻害剤や MEK 阻害剤を用いた悪性黒色腫の治療における *BRAF* 変異診断

渡邉元樹・酒井敏行

分子標的薬の治療効果をより一層高めるためには，治療有効群の層別化が不可欠であり，創薬と同時に，その感受性予測マーカーを同定することが理想である。悪性黒色腫に対する BRAF 阻害剤や MEK 阻害剤による治療と，その感受性予測マーカーである *BRAF* 変異診断の一体化開発はその典型例の 1 つといえよう。本稿では，欧米他で承認された MEK 阻害剤の創薬経験を踏まえ，独自の視点から新規バイオマーカーの同定方法について考察するとともに，RAF/MEK 阻害剤とその薬剤感受性マーカー探索における今後の課題について概説する。

はじめに

米国食品医薬品局（FDA）が，「Drug-Diagnostic Co-development」構想を打ち出してから，はや 10 年が経過しようとしている。元来，創薬スクリーニングとバイオマーカーの探索研究は互いに足並みを揃えながら進歩・発展していくことが理想ではあるが，現実は，治療研究と診断研究でのアプローチ法の違いや企業とアカデミアにおけるベクトルの根本的な相違など様々な要素が妨げとなって，医薬品と診断法の一体化開発は容易ではない。がん治療薬の臨床開発の領域においても例外ではなく，薬剤の開発が熾烈を極める一方，それに伴った感受性予測マーカー（predictive biomarker）の臨床開発は著しく遅れている。そうした中，がん分子標的薬における一体化開発の希有な成功例の 1 つとしての，悪性黒色腫（メラノーマ）に対する BRAF 阻害剤 dabrafenib および MEK 阻害剤 trametinib と，そのコンパニオン診断のバイオマーカーである *BRAF* 変異について，trametinib の創薬経験も少し交えながら，現状について概観するとともに，後半では RAF/MEK 阻害剤の感受性予測マーカー開発の今後の課題と展望について私見を述べたい。

I．悪性黒色腫と *BRAF* 変異

1．*BRAF* 変異の発見から，薬物治療のパラダイムシフトへ

悪性黒色腫はメラノサイト由来の悪性腫瘍であり，古典的には形態学に基づいて，表在拡大型，悪性黒子型，末端黒子型，結節型の 4 型に分類されてきた。近年，がんの遺伝子変異に対する網羅的な解析手法が一般化される中，悪性黒色腫においても多彩な遺伝子変異の集積が明らかになってきている。なかでも，*BRAF* 遺伝子の点突然変異は悪性黒色腫のドライバー変異と考えられ，欧米の悪性黒色腫の約半数以上にみられる。*BRAF* 突然変異のうち，キナーゼドメインのコドン 600 のバリンがグルタミン酸に置換された *BRAF* V600E 変異は，下流の MEK-ERK 経路を恒常的

key words

悪性黒色腫，*BRAF*，BRAF 阻害剤，MEK 阻害剤，trametinib，dabrafenib，耐性，RB

に活性化することで細胞周期を進行させ，細胞増殖の異常亢進をもたらす．これゆえ，BRAFやMEKを標的としたキナーゼ阻害剤は，*BRAF*変異陽性の悪性黒色腫に対する理想的な分子標的薬として，世界中の製薬会社が熾烈な競争を繰り広げながら，その創薬に取り組んできた．そうした中，筆者の酒井が独自に創案した「RB再活性化スクリーニング」（後述）を用い，JT医薬総合研究所と新規MEK阻害剤trametinibを共同で発見したが，2013年5月にfirst-in-classのMEK阻害剤として，進行性*BRAF*変異悪性黒色腫患者を対象に，Mekinist®という商品名で米国において承認され，その後EU他でも承認された．さらにわが国においても，2015年4月に同疾患に対して承認申請が行われた．進行性*BRAF*変異悪性黒色腫に対する旧来の抗がん剤の奏効率は約5％程度だったのに対し，BRAF阻害剤dabrafenibとMEK阻害剤trametinibの併用により，奏効率は約75％にまで劇的に改善した[1]．このことから考えても，感受性予測マーカーとしての*BRAF*変異診断は，まさに悪性黒色腫の薬物治療にパラダイムシフトをもたらしたといっても過言ではないであろう．

2.「RB再活性化スクリーニング」とtrametinibの創薬

分子標的薬と，その感受性予測マーカーの関係を考えるうえにおいて，trametinibの開発経緯を振り返ってみることは意義深い．trametinibは現在でこそ強力なMEK阻害剤として認知されているが，当初は特にMEK阻害剤を意識してスクリーニングされたわけではなかった．trametinibの共同開発者の酒井はがん抑制遺伝子RBの研究をライフワークとしており，多くのがんで失活しているRBタンパク質を再活性化させることで，がんの予防や治療ができる可能性を考えていた．そこで，いくつかの企業と協力して，種々のがん遺伝子の活性化やがん抑制遺伝子の失活を代償しうる化合物を探索する手法として「RB再活性化スクリーニング」を創案した．詳細は他稿[2)-4)]に譲るが，RBタンパク質はサイクリン依存性キナーゼ（CDK：cyclin-dependent kinase）によりリン酸化されることで失活するため，逆にCDK阻害分子であるp15やp27などの発現を上昇させる低分子化合物をcell-based assayでスクリーニングすることで，RB再活性化物質を探索した．その一連の「RB再活性化スクリーニング」のうち，JT医薬総合研究所との共同研究で，RBを活性化させるCDK阻害因子であるp15の発現を誘導させる化合物を探索した結果，後にtrametinibと命名された新規MEK阻害剤JTP-74057（GSKに導出後は，GSK1120212）を見出した[5]．

3. cell-based創薬スクリーニングからバイオマーカー同定の可能性を考察する

前述のとおり，trametinibがp15誘導物質としてヒットした経緯は，MEK阻害剤の感受性予測マーカーを考えるうえにおいても興味深い事実である．例えば，悪性黒色腫の30〜70％において，p15と同じくINK4ファミリーに属するがん抑制遺伝子p16が失活している[6]．同様に*BRAF*変異大腸がんの発がん過程においても，やはりp16プロモーターの高メチル化による失活が必須であるという報告もある[7]．これらの事実から，*BRAF*変異腫瘍に対するtrametinibの抗腫瘍メカニズムを考えるうえにおいて，p15を誘導することで失活したp16の機能を代償し，RBタンパク質を再活性化することが重要である可能性も考えられる（図❶）．また，MEK阻害剤と同様にRB再活性化能をもつCDK4/6阻害剤は，p16タンパク質の発現量が低いほど奏効するという報告もある[8]．これらのことから推察して，MEK阻害剤においても単に*BRAF*の点突然変異だけでなく，下流の経路の状態も含めてバイオマーカーを探索していくことも重要であるかもしれない．

このように，われわれの提唱するcell-basedスクリーニング系を用いた創薬戦略は，ユニークな新規薬剤感受性予測マーカーの発見へとつながる可能性がある．すなわち，従来キナーゼ阻害剤の開発は，目的の標的分子のキナーゼ活性を有するドメインに直接結合する物質を，cell-free系でスクリーニングする手法が一般的であるが，この方法では通常，直接の標的酵素か，その直上の分子以外の感受性予測マーカーは見出しにくい．そ

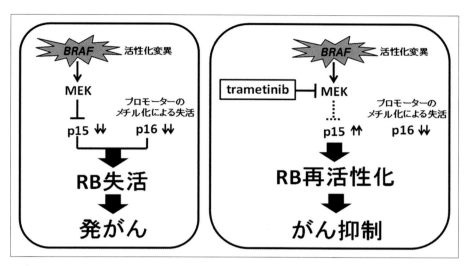

図❶ trametinib による RB 再活性化機構

れに対して，われわれの cell-based スクリーニングでは，直接の標的分子の同定に若干の時間を費やす欠点はあるものの，今回の trametinib の発見における「RAF-MEK 経路からの p15 発現抑制」のように，主要発がん経路の発見につながるのみならず，直接の標的分子以外の，予想外の感受性予測マーカーの発見につながる可能性も期待される．

4. BRAF 変異診断の現状

ここで，実臨床で行われている BRAF 変異診断法について概略を述べておく．現在，悪性黒色腫に対する BRAF 変異検出に際しては，THxID®-BRAF kit（bioMérieux 社）や cobas® 4800 BRAF V600 Mutation Test（Roche 社）が，コンパニオン診断薬として臨床使用されている．いずれの診断キットも，ホルマリン固定パラフィン包埋された腫瘍組織から DNA を抽出し，PCR 法を用いて BRAF V600 部位の点突然変異を検出するものである．このような診断法一般に共通することとして，腫瘍組織のサンプリングの際に正常細胞が多く含まれると，遺伝子変異の検出感度を低下させる要因となるので注意する必要がある．

Ⅱ．BRAF 阻害剤とその薬剤感受性マーカーを取り巻く諸問題

BRAF 変異の遺伝子診断に基づく悪性黒色腫に対する BRAF 阻害剤および MEK 阻害剤有効群の層別化は，医薬品と診断薬の一体化開発のまさに模範例であるものの，筆者らは少なからず課題も残っていると考えている．

1. BRAF 阻害剤の耐性化予測マーカーと耐性克服法の開発

既に BRAF 阻害剤の耐性化については多くの研究がなされており，実臨床においても，薬物治療の効果を最大限引き出すためにも，耐性化の問題に対しどのようにアプローチするかは喫緊の課題である．例えば，いち早く耐性化の徴候を分子診断で検出することができ，いくつかの分子標的薬を併用しながら，その原因に対応した対策を講じることができれば理想的ではあるが，実際は容易でない．その理由の 1 つは，BRAF 阻害剤耐性化メカニズムの多様性である．図❷に示したように，BRAF 阻害剤の耐性化については大別して，受容体型チロシンキナーゼ経路（receptor tyrosine kinase：RTK）に関する機序，RAS-RAF-MEK 経路に関する機序，PI3K-AKT 経路に関する機序に分類されるが[9]，例えば RAS-RAF-MEK 経路

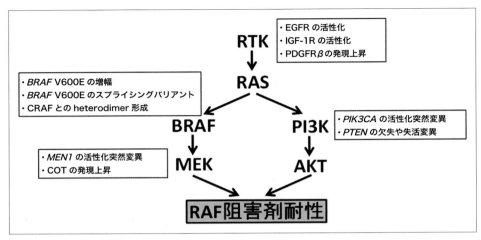

図❷　RAF阻害剤耐性メカニズムの多様性（文献9より改変）

の再活性化による耐性化にしても，RASの活性化[10)11)]，*BRAF* V600Eの増幅[12)]やスプライシングバリアントの出現[13)]，*MEK1*の点突然変異[14)]，COTタンパク質の発現上昇[15)]など，その機序は多種多様である。RTK経路やPI3K-AKT経路に関する異常に対しても同様で，結果として，それらの異常が様々なタンパク質の量的異常や質的異常（高リン酸化による活性化など）に反映され，なおかつこれらの異常が複数組み合わさることも予想されることを考えれば，現在の次世代シーケンサーを駆使した最新のゲノム解析技術やプロテオーム解析をもってしても，BRAF阻害剤耐性化のメカニズムを包括的・網羅的に分類・診断することは，極めて困難であるといえよう。

一方，以前筆者らは，個々の遺伝子の突然変異やエピジェネティックな異常，あるいはタンパク質の解析を徹底的に行うだけでは限界があると考え，RBの活性をCDK活性で定量することにより，がんの診断，薬剤感受性診断，がんの予後予測に使える可能性を考え，シスメックス社にCDK活性の測定装置の開発を依頼し検討を行った。その結果，CDK活性の測定はがんの診断や薬剤感受性診断に有用であるだけでなく[16)17)]，乳がんや腎臓がんの予後予測に有用であることが明らかにされた[18)19)]。特に乳がんでは大規模試験で有用性が証明され，シスメックス社で「C2Pブレスト」という商品名で受託診断サービスが行われるに至っている。筆者らはこの成功経験をふまえて，BRAFだけでなく種々のキナーゼの分子標的薬の感受性診断に，それぞれのキナーゼ活性そのものを厳密かつ簡便に測定できれば，複合的な遺伝子やタンパク質の異常が何であれ，今よりも厳密な感受性や耐性予測マーカーの開発に貢献できるのではないかと夢みている。

2. re-biopsyの限界から"liquid biopsy"への期待

BRAF阻害剤耐性に対する診断的アプローチを考えるうえにおいて，あらためて患者の腫瘍組織から検体を採取する，いわゆるre-biopsyが必要となるが，これが治療前診断時ほど容易ではないケースも想定される。悪性黒色腫に限らず，一般的に原発巣は外科的切除が先行することで，制御可能である場合であっても，手術後に遠隔転移をきたすことは稀ではない。そうした場合，転移臓器によってはre-biopsyのための検体採取が物理的に困難なケースも想定される。あるいは仮にre-biopsyが可能な臓器における再発であっても，患者の状態によっては侵襲性が問題となったり，生検操作に伴う播種や出血のリスクも無視はできない。この観点から，BRAF阻害剤に限らず，種々の分子標的薬の二次耐性の予測を考える場合は，採取が容易な血液や尿を対象とする方向性が必然

的であるように思われる。実際，様々ながん種に対して，血中循環腫瘍細胞（circulating tumor cells：CTC）や分泌型 microRNA，あるいは血清中の腫瘍代謝産物に着目したメタボローム解析など，いわゆる "liquid biopsy" と称される様々なアプローチ法が試みられている。悪性黒色腫に対する BRAF 阻害剤の耐性化に関しても，細胞外に分泌される種々の腫瘍促進性のタンパク質が深く関わっていることが報告されており[20]，今後 1 滴の血液から BRAF 阻害剤耐性を予測しうる時代が来るかもしれない。

3. 免疫分子標的療法との併用とその併用基準の確立

元来，悪性黒色腫に対しては，その強い免疫原性のため，インターフェロンを中心とした免疫療法が行われてきた。近年，腫瘍の免疫回避メカニズムが明らかになってくるにつれ，抗体製剤開発の進歩と相まって，悪性黒色腫に対する新たな免疫調節分子標的治療に注目が集まっている。とりわけ，T 細胞表面に発現し，T 細胞の活性化を抑制する CTLA-4 および PD-1 を標的とした免疫分子標的療法は大規模臨床試験でもその有効性が証明され[21)22)]，わが国においても抗 CTLA-4 抗体 ipilimumab と抗 PD-1 抗体 nivolumab に期待が寄せられている。最近に至って，まだ前臨床試験のデータのみであるが，これらの抗体製剤と dabrafenib/trametinib 併用療法の組み合わせが有効である報告がなされ[23)24)]，現在，臨床試験が行われている。低分子化合物による RAF-MEK 経路といった悪性黒色腫の主要発がん経路の阻害と，抗体製剤による T 細胞活性化療法が併用効果をもたらす可能性は大変興味深いが，やはりどのような条件において，このような併用効果が最大限に発揮されるのかについて知ることは，臨床応用を考えるうえにおいて必須であると思われる。今後の悪性黒色腫の治療感受性マーカーを考えるうえにおいて，細胞「内」の異常としての *BRAF* 変異診断だけではなく，細胞「膜表面」あるいは細胞「外」の異常として，腫瘍免疫系の指標も併せて考えることで，より強力で効率的な治療が可能となるであろう。

最後に

いささか駆け足ではあったが，悪性黒色腫に対する分子標的薬を用いた最新の治療から，そのコンパニオン診断のバイオマーカー研究の現状と今後の展開について概説した。本稿では，できるだけ教科書的な事実の羅列を避け，「バイオマーカー探索」という切り口から，筆者ら独自の創薬戦略から分子標的治療にはつきものの耐性化問題へ対する取り組みや考え方についても私見を述べさせていただいた。思えば，BRAF を発見した東北大学の井川俊太郎先生，MEK を発見した京都大学の西田栄介先生ならびに東京大学の後藤由季子先生，さらには PD-1 を発見した京都大学の本庶佑先生といったように，悪性黒色腫の分子標的同定の仕事に関しての日本人研究者の貢献は華々しいものがあった。いよいよ満を持して 2015 年 4 月にわが国においても，trametinib の承認申請が行われたことから，わが国の悪性黒色腫診療は大きな転換期を迎えることになるであろう。この時期に是非，次世代の若手研究の中から日の丸印の新たなバイオマーカーや創薬シーズが見出されることをおおいに期待したい。最後に，適切な治療効果の予測マーカーの探索研究は，単なる「診断学」の研究ではなく，治療有効群を層別化し最善の治療法を選定することで，最終的には患者の予後改善に寄与しうる「治療研究」であることを強調して，拙稿を終えることとしたい。

参考文献

1) Flaherty KT, Infante JR, et al：N Engl J Med 367, 1694-1703, 2012.
2) 酒井敏行：腫瘍内科 11, 591-597, 2013.
3) 酒井敏行：実験医学 32, 166-170, 2014.
4) 酒井敏行：がん分子標的治療 12, 65-68, 2014.
5) Yamaguchi T, Kakefuda R, et al：Int J Oncol 39, 23-31, 2011.
6) Romano E, Schwartz GK, et al：Lancet Oncol 12, 913-922, 2011.
7) Carragher LA, Snell KR, et al：EMBO Mol Med 2,

458-471, 2010.
8) Konecny GE, Winterhoff B, et al : Clin Cancer Res 17, 1591-1602, 2011.
9) 酒井敏行 : 腫瘍内科 11, 671-674, 2013.
10) Nazarian R, Shi H, et al : Nature 468, 973-977, 2010.
11) Lito P, Pratilas CA, et al : Cancer Cell 22, 668-682, 2012.
12) Shi H, Moriceau G, et al : Nat Commun 3, 724, 2012.
13) Poulikakos PI, Persaud Y, et al : Nature 480, 387-390, 2011.
14) Wagle N, Emery C, et al : J Clin Oncol 29, 3085-3096, 2011.
15) Johannessen CM, Boehm JS, et al : Nature 468, 968-972, 2010.
16) Ishihara H, Yoshida T, et al : Biochim Biophys Acta 1741, 226-233, 2005.
17) Nakayama S, Torikoshi Y, et al : Breast Cancer Res 11, R12, 2009.
18) Kim SJ, Nakayama S, et al : Ann Oncol 19, 68-72, 2008.
19) Hongo F, Takaha N, et al : Urol Oncol 32, 1240-1246, 2014.
20) Hodi FS, O'Day SJ, et al : N Engl J Med 363, 711-723, 2010.
21) Obenauf AC, Zou Y, et al : Nature 520, 368-372, 2015.
22) Topalian SL, Hodi FS, et al : N Engl J Med 366, 2443-2454, 2012.
23) Hu-Lieskovan S, Mok S, et al : Sci Transl Med 7, 279ra41, 2015.
24) Liu L, Mayes PA, et al : Clin Cancer Res 21, 1639-1651, 2015.

渡邉元樹
1999 年　京都府立医科大学卒業
2012 年　同大学院統合医科学専攻博士課程修了
　　　　同大学院分子標的癌予防医学特任助教
2013 年　同助教

5. 前立腺がんに対する治療薬の
コンパニオンバイオマーカー

中川　徹

アンドロゲン遮断療法は転移を有する前立腺がん治療のゴールドスタンダードである。アンドロゲン受容体には複数のスプライスバリアントがあり，その1つであるAR-V7は，リガンド結合領域を欠く一方，リガンド非依存性の転写因子として恒常的活性化の状態にある。血中循環腫瘍細胞（CTC）におけるAR-V7の検出は，去勢抵抗性前立腺がんの新規治療薬エンザルタミド，アビラテロンの奏効性を予測するコンパニオン診断として有望である。

はじめに

　前立腺がんではドライバー変異の発見が進んでいない一方，内分泌治療抵抗性の分子機構の解明に伴い，新しい内分泌治療薬が臨床に投入されている。そのような新規治療薬の有効性を予測しうるコンパニオン診断として，アンドロゲン受容体スプライスバリアント7（AR-V7）用解1が有望であるという注目すべき研究結果が最近報告された。本稿では前立腺がんにおけるコンパニオン診断の現状について，AR-V7を中心に述べる。

I．前立腺がんのバイオマーカー

　前立腺がんにおけるバイオマーカーは，何といっても前立腺特異抗原（prostate specific antigen：PSA）である。早期診断，病期分類，治療効果判定，予後予測など，前立腺がんのあらゆる臨床面で用いられる。
　PSAは概ね病勢を反映するため，薬剤の効果判定にも用いられる。臨床試験においては，PSA自体がエンドポイントとして用いられる（PSA-progression-free survival）。しかし，PSAは前立腺がんのほぼ全例で上昇しているため，個別の症例における有効性の予測・薬剤選択には使用できず，コンパニオン診断としての有用性は乏しい。

II．去勢抵抗性前立腺がんの新規治療薬

1．前立腺がんの薬物療法

　前立腺はアンドロゲン依存性の臓器であり，前立腺の発生・分化・機能発現にアンドロゲンの作用が必要である。アンドロゲン遮断療法は転移性前立腺がんに対する治療のゴールドスタンダードであり，血中アンドロゲンを低下させ（精巣摘除術，LHRHアゴニスト，LHRHアンタゴニスト），標的細胞内でアンドロゲン作用を抑制する非ステロイド性抗アンドロゲン薬（ビカルタミド，フルタミド）を用いる。治療の早期にはほぼ全例で病勢の改善がみられるが，数年のうちに治療抵抗性

---

key words

前立腺特異抗原（PSA），アンドロゲン受容体（AR），AR-V7，血中循環腫瘍細胞（CTC），エンザルタミド，アビラテロン，TMPRSS2-ETSファミリー融合遺伝子，ERG，poly（ADP-ribose）polymerase 1（PARP1）

となり，血中テストステロン値が去勢域を維持しているにもかかわらず病勢が進行する去勢抵抗性前立腺がん（castration-resistant prostate cancer：CRPC）の状態となる。

TAX327試験・SWOG9916試験によるドセタキセル（タキサン系化学療法剤）の有効性の証明は，ながらくLHRHアゴニストと抗アンドロゲン剤以外に有効な手段をもたなかった転移性前立腺がんの治療にパラダイムシフトをもたらした[1)2)]。その後，一次内分泌治療に抵抗性となったCRPCにおいても，実際にはアンドロゲン依存性が完全に失われているわけではないことがわかってきた。CRPCにおける内分泌応答の分子機構の解明を背景に，新規内分泌治療薬としてエンザルタミド，アビラテロンが開発され，臨床的に使用可能となった[3)-6)]。さらには，新規タキサン系化学療法剤（カバジタキセル），骨を標的とした新規内照射薬剤（Radium-223），患者末梢血より分離した樹状細胞を前立腺酸性ホスファターゼで感作させた活性化免疫細胞製剤（sipuleucel-T）

など，多様な治療薬が登場しつつある。いまやCRPC治療は，以前の腎細胞がんにおける「新薬バブル」を彷彿とさせるものがある。すなわち，（一次・二次）内分泌療法→ドセタキセル→エンザルタミドまたはアビラテロン→緩和医療といった単純な流れは成立せず，治療選択は若干の混乱をきたしている。

図❶に，欧州泌尿器科学会ガイドラインにおける，転移を有するCRPC（mCRPC）に対する治療体系を示す[7)]。この樹形図において，各薬剤の選択基準は明確でない。そのため，各薬剤の作用機序に基づく論理性があり，かつ実用的な治療奏効性を予測するコンパニオン診断が求められている。

2. 新規内分泌治療薬エンザルタミド，アビラテロン

CRPCにおいても，前立腺がん細胞の内分泌依存性は完全に消失しているわけではない。アンドロゲン受容体（AR）の増幅や突然変異，副腎由来あるいは前立腺組織内におけるステロイドから

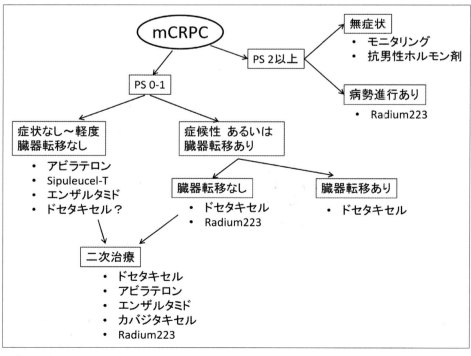

図❶　転移を有する去勢抵抗性前立腺がん（mCRPC）の治療パラダイム（文献7より改変）

の de novo アンドロゲン合成により前立腺がん組織内のアンドロゲン濃度が十分低下していない，などの様々な機序により，去勢抵抗性となっても依然として内分泌依存性がある程度保持されている。

エンザルタミドは新規に開発された AR アンタゴニストである。一次内分泌療法に頻用されるビカルタミドの約 10 倍の AR 親和性をもち，AR を強力に競合阻害する。さらに，AR の核内移行の阻止，AR とアンドロゲンレスポンスエレメントとの結合解離作用も有している。

一方，去勢下においても，副腎あるいは前立腺組織内においてコレステロールから各種アンドロゲンが合成されている。アビラテロン酢酸塩はこのステロイドホルモン代謝経路中の酵素 CYP17A1 の 17α-hydroxylase 活性ならびに 17,20-lyase 活性を阻害し，精巣以外の組織に由来するアンドロゲン合成を抑制する。

これら両薬剤は，化学療法抵抗性あるいは化学療法未施行の CRPC に対して全生存期間（OS）の延長が示され，いずれも 2014 年に本邦での使用が可能となった[3)-6)]。両薬剤は mCRPC の治療にブレイクスルーをもたらしたが，実際には患者の約 20 ～ 40％が反応せず，奏効例も最終的に抵抗性となる。このような治療不応性を予測できるコンパニオン診断が可能であれば，その臨床的有用性は高い。

昨年，この治療抵抗性の原因として，アンドロゲン受容体スプライスバリアント 7（AR-V7）の発現が関与している可能性が Antonarakis らにより報告され，注目されている[8)]。すなわち，患者の血中循環腫瘍細胞（CTC）において AR-V7 の発現が証明される場合，エンザルタミドやアビラテロンに対して抵抗性である可能性が高く，有用なコンパニオンバイオマーカーとなりうるという。

Ⅲ．アンドロゲン受容体スプライスバリアント 7（AR-V7）

アンドロゲン受容体遺伝子の転写産物には，十数種のスプライスバリアントが存在する[9)]。ほとんどのスプライスバリアントでは 8 つのエクソンのうち最初の 3 エクソンが保持され，その後に premature stop codon を生じている。多数のスプライスバリアントの中で，Antonarakis らが AR-V7（図❷）に着目した理由は下記のようで

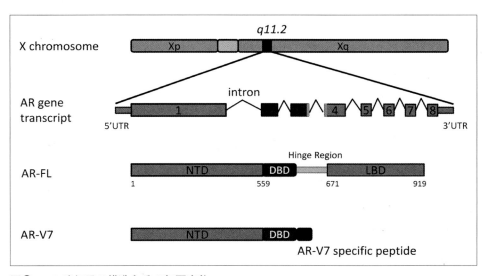

図❷　AR 遺伝子の構造とその転写産物
　　AR-V7 は最初の 3 エクソンを保持しているが，リガンド結合領域を欠く。AR-FL：full-length AR，
　　NTD：N-terminal domain，DBD：DNA-binding domain，LBD：ligand-binding domain

第6章 治療薬のコンパニオンバイオマーカー

ある。

- AR-V7 mRNA は，最も豊富に存在し，かつ実際にタンパクに翻訳されている。
- AR-V7 タンパク質は，アンドロゲンやエンザルタミドが標的とするリガンド結合領域を欠く。
- AR-V7 タンパク質は，リガンド非依存性に恒常的活性化の状態にあり，転写因子として作用する。

Antonarakis らの研究の骨子は下記のとおりである[8]。

- エンザルタミドまたはアビラテロンのいずれかの治療を受けている mCRPC 患者 62 例（各 31 例）。
- 血中循環腫瘍細胞 CTC における AR-V7 mRNA の発現を定量的 RT-PCR 法にて測定。
- エンドポイントは，前立腺特異抗原（PSA）奏効率（主要評価項目），PSA 無増悪生存期間（PSA-PFS），臨床的または画像上の PFS，全生存期間（OS）。
- 治療開始前ベースラインでの CTC サンプルで AR-V7 が検出されたのは，エンザルタミド群が 39％（12 例），アビラテロン群 19％（6 例）。
- エンザルタミド群・アビラテロン群いずれにおいても，AR-V7 陽性例は陰性例に比べ，PSA 奏効率が有意に低かった（0 vs 53％，$p=0.004$，0 vs 68％，$p=0.004$）。全症例の waterfall プロットを図❸に示す。また，PSA-PFS 中央値，臨床的または画像上の PFS

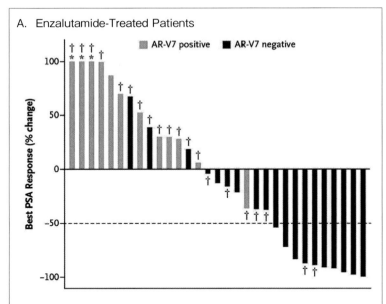
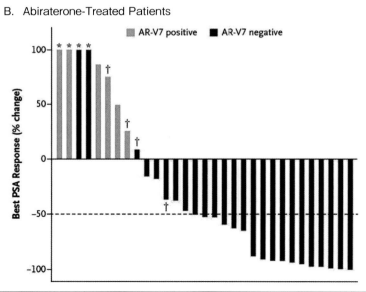

図❸　AR-V7 の有無と PSA 低下率の関係，Waterfall プロット（文献 8 より）

A．エンザルタミド投与患者
B．アビラテロン投与患者

ほとんどの AR-V7 陰性患者で PSA の低下が認められる一方，AR-V7 陽性患者では PSA が 50％ 以上低下した患者はいなかった。

☆：100 以上の PSA の増加
†：A 群ではアビラテロン投与歴あり，B 群ではエンザルタミド投与歴あり，を示す。

From The New England Journal of Medicine, Emmanuel S. Antonarakis, Changxue Lu, et al, AR-V7 and Resistance to Enzalutamide and Abiraterone in Prostate Cancer, Vol. 371, pp1033. Copyright © (2014) Massachusetts Medical Society. Reprinted with permission from Massachusetts Medical Society.

中央値，OS 中央値，いずれも AR-V7 陽性例は有意に不良であった。
- 治療開始時に AR-V7 陰性であったが治療中に陽性となった患者は，陰性が持続した患者と比較して予後不良であった。
- CTC における AR-V7 mRNA の検出は，転移部位の生検標本あるいは autopsy 標本における RNA in situ hybridization の結果とよく一致していた。

この結果の示すところは明快である。すなわち，AR-V7 が発現している患者では，生化学的奏効（PSA が半減）率は 0％であり，OS も不良であった。AR-V7 タンパク質はリガンド非依存性に恒常的活性化の状態にあり，両薬剤の作用機序から考えても理解可能な結果である。

Ⅳ．AR-V7 の臨床応用に向けて

1．AR-V7 の問題点

実際の臨床応用に際しては，確認すべき事項が多く残されている。第一に，本研究の結果は独立した追試で確認される必要がある。より多数例を対象にした多施設での検証が必要である。第二に，本研究で用いられた CTC をサンプルとして RTPCR 法で定量するアッセイ系は，あくまで実験室レベルのものであり，臨床検査レベルで実施する認証を受けているものではない。多施設で実施するためにも，測定系の標準化が必要であろう。

また本報告は，AR-V7 の発現が，治療抵抗性の「原因」であると証明したわけではないことにも注意を要する。例えば，AR-V7 の発現以外に，CYP17A1 の過剰発現，リガンド結合ドメインの点突然変異によりエンザルタミドがアゴニストとして作用する可能性，グルココルチコイド受容体などの他のステロイド受容体を介する経路の活性化，AR の阻害により PI3K-AKT 経路など他の経路の活性化，などが両薬剤への治療抵抗性に関与している可能性がある。

2．コンパニオン診断を越えて

2015 年の Genitourinary Cancers Symposium（ASCO-GU）において，タキサン系薬剤の有効性と AR-V7 の関連に関する前向き研究の結果が報告された[10]。対象はドセタキセルまたはカバジタキセルを投与した患者 37 人で，そのうち AR-V7 陽性は 17 人（46％）。PSA 奏効率は AR-V7 陽性と無関係であった（陽性群 41％，陰性群 65％，p=0.19）。無増悪生存期間（PFS）に関しても AR-V7 陽性群と陰性群の間に有意差は認められなかった。

基礎実験レベルでは，AR 核内移行はドセタキセルによって抑制され，その抑制の程度は AR スプライスバリアントの違いによって差があるとする報告がある。しかしあくまで in vitro のデータであり，臨床的に AR-V7 とタキサン系薬剤の有効性に関連がなかったことは意外ではない。むしろ本試験の意義は，AR-V7 が単にエンザルタミド，アビラテロン両薬剤のコンパニオン診断にとどまらず，エンザルタミド，アビラテロン，ドセタキセルの治療選択に用いることができる可能性を示していることにある。すなわち，AR-V7 陽性患者にはドセタキセルを用い，陰性患者にはまずエンザルタミドあるいはアビラテロンを用いるといった治療選択である。

Ⅴ．TMPRSS2-ETS ファミリー融合遺伝子[用解 2]

前立腺がんにおいて，*transmembrane protease serine 2*（*TMPRSS2*）遺伝子と *ETS*（*E twenty-six*）遺伝子ファミリーとの融合遺伝子が高率に検出される[11]。TMPRSS2 はアンドロゲン依存性に前立腺組織に発現するセリンプロテアーゼであり，ETS 転写因子ファミリーは，白血病のがん遺伝子として知られている。すなわち，アンドロゲン応答に基づく ETS 転写因子の高発現は，前立腺の発がん・悪性進展に寄与している可能性がある。TMPRSS2 と融合している ETS 転写因子ファミリーとしては，ERG が最も高頻度であり，他に ETV1，ETV4，ETV5 などが報告されている。

前立腺がんにおける *TMPRSS2-ETS* ファミリー融合遺伝子の発現率は高く，白人で約 50％，日本人で 20～30％にみられるという。そのため診断補助としての役割のみならず，治療標的としての可能性が考えられてきた。しかしながら，核内

転写因子を直接治療標的とすることは難しい．そのため，代わりにETS転写因子と複合体を形成する他のタンパクを治療標的とすることが考えられた．

poly(ADP-ribose)polymerase 1（PARP1）はERGと複合体を形成して作用するタンパクの1つで，DNA修復，転写調節，細胞死，中心体の分裂制御などに関与するとされている．そのため，ERG高発現の症例はPARP1阻害薬が有効である可能性がある[12)13)]．すなわち，*TMPRSS2-ERG*融合遺伝子の証明は，同薬剤のコンパニオンバイオマーカーとなる可能性がある．

PARP1の阻害薬であるolaparibは，進行前立腺がん患者を対象として臨床試験が実施されている．その第2相試験TOPARPのプレリミナリーな結果がAACR2015で報告された[14)]．残念ながら*ERG*融合遺伝子の存在は治療効果と関連しておらず，一方*BRCA2*や*ATM*などのDNA修復関連遺伝子に異常のあるmCRPC患者においてolaparibが有効であったとのことである．*BRCA2*遺伝子異常は前立腺がんの約2％程度に認められるのみであるが，*BRCA2*変異の検出は，PARP1阻害薬のコンパニオン診断となりうるかもしれない．

なお，*TMPRSS2-ERG*融合遺伝子の証明は，RT-PCR法，FISH法，免疫染色など様々な方法

表❶ 前立腺がんにおける遺伝子異常を標的とした治療開発

標的遺伝子	治療薬
AR	アンドロゲン生合成阻害薬，ARアンタゴニスト
*ETS*融合遺伝子	PARP阻害薬，DNAPK阻害薬
PTEN	PI3K経路阻害薬
PIK3CA	PI3K経路阻害薬
AURKA	Aurora kinase阻害薬
AKT	AKT阻害薬
RAF	RAF阻害薬
KRAS	RAF阻害薬，MEK阻害薬，PI3K経路阻害薬

が使用可能であるが，AR-V7と同様に実験室レベルのものであることも注意を要する．

おわりに

前立腺がんにおいても，その悪性進展の背景となる分子異常の解析が進むにつれ，従来の殺細胞的な化学療法剤とは異なる，作用機序が明確な分子標的薬剤の開発が進むであろう．それらの薬剤の有効性が示されれば，同時に各遺伝子異常の検出がコンパニオン診断として活用されるかもしれない．表❶に，前立腺がんにおいて比較的高頻度にみられる遺伝子異常と，それらを標的とした治療開発の例を示す．エンザルタミド，アビラテロンにおけるAR-V7はコンパニオンバイオマーカーとして最も有望と考えられるが，他にも複数の新規薬剤の臨床試験が実施されている．治療薬の多様化とともに，コンパニオン診断に基づく治療の個別化が進むことを期待したい．

用語解説

1. **AR-V7**：アンドロゲン受容体遺伝子（AR）の転写産物には，十数種のスプライスバリアントが存在する．アンドロゲン受容体スプライスバリアント7（AR-V7）は，アンドロゲンやその競合的阻害剤であるエンザルタミドが標的とするリガンド結合領域を欠く一方，リガンド非依存性に恒常的活性化の状態にある．血中循環腫瘍細胞（CTC）におけるAR-V7の検出は，新規内分泌治療薬エンザルタミド，アビラテロンの奏効性を予測するコンパニオン診断として有望であることが示された．

2. **TMPRSS2-ETSファミリー融合遺伝子**：前立腺がんにおいて，*transmembrane protease serine 2*（*TMPRSS2*）遺伝子と*ETS*（*E twenty-six*）遺伝子ファミリー（*ERG*，*ETV1*，*ETV4*，*ETV5*など）との融合遺伝子が高率に検出される．TMPRSS2はアンドロゲン依存性に前立腺組織に発現し，ETS転写因子ファミリーは白血病のがん遺伝子として知られている．そのため，前立腺がんにおけるアンドロゲン応答に基づくETS転写因子の高発現は，前立腺がんの発生・悪性進展に寄与している可能性がある．現在，早期診断，予後予測，治療への臨床応用が試みられている．

参考文献

1) Tannock IF, de Wit R, et al : N Engl J Med 351, 1502-1512, 2004.
2) Petrylak DP, Tangen CM, et al : N Engl J Med 351, 1513-1520, 2004.
3) de Bono JS, Logothetis CJ, et al : N Engl J Med 364, 1995-2005, 2011.
4) Ryan CJ, Smith MR, et al : N Engl J Med 368, 138-148, 2013.
5) Scher HI, Fizazi K, et al : N Engl J Med 367, 1187-1197, 2012.
6) Beer TM, Armstrong AJ, et al : N Engl J Med 371, 424-433, 2014.
7) Mottet N, Bellmunt E, et al : Guidelines on Prostate Cancer, European Association of Urology, 2015.
8) Antonarakis ES, Lu C, et al : N Engl J Med 371, 1028-1038, 2014.
9) Ware KE, Garcia-Blanco MA, et al : Endocr Relat Cancer 21, T87-T103, 2014.
10) Antonarakis ES, Lu C, et al : J Clin Oncol 33 (suppl 7), abstr 138, Genitourinary Cancers Symposium, 2015.
11) Tomlins SA, Rhodes DR, et al : Science 310, 644-648, 2005.
12) Brenner JC, Ateeq B, et al : Cancer Cell 19, 664-678, 2011.
13) Zhang J : Asian J Androl 16, 401-406, 2014.
14) Mateo J, Sandhu S, et al : American Association for Cancer Research 2015 Annual Meeting, Abstract CT322.

中川　徹	
1994 年	東京大学医学部医学科卒業 東京大学医学部付属病院 国立国際医療センター 社会保険埼玉中央病院に勤務
1997 年	国立がんセンター中央病院泌尿器科レジデント
2000 年	同泌尿器科がん専門修練医
2002 年	国立がんセンター研究所病理部リサーチレジデント
2004 年	Mayo Clinic, Department of Urology, Research Fellow
2006 年	東京大学医学系大学院医学博士課程修了 国立がんセンター中央病院泌尿器科医員
2010 年	国立がん研究センター中央病院泌尿器・後腹膜腫瘍科 外来・病棟医長
2012 年	東京大学医学部泌尿器科講師

第6章 治療薬のコンパニオンバイオマーカー

6．成人および小児のグリオーマ
－ゲノム解析から得られた知見－

山崎夏維・市村幸一

神経膠腫（グリオーマ，glioma）は近年最も精力的に遺伝子解析が行われた腫瘍の1つである．解析により多くの新たな知見が得られるとともに，分子分類を積極的に取り入れたWHO分類の改訂が目前に迫るなど，まさに転換期を迎えている．本稿では多くの知見の中から診断や標的治療に関連した遺伝子異常を中心に概説する．

はじめに

神経膠腫（グリオーマ）は原発性脳腫瘍の中で最も高頻度にみられる腫瘍であり，病理学的にも臨床的にも悪性度の高い膠芽腫（glioblastoma：GBM）が多くを占めている．膠芽腫は周囲の正常脳組織へびまん性に浸潤しているため，摘出術後に放射線治療や化学療法が行われるのが一般的である．Stuppレジメンとして知られているテモゾロミドの放射線治療との併用療法の有効性が報告[1]されて以降，久しく有効な薬剤は見出されていないが，オミックス解析技術の進歩により発見された種々のバイオマーカーが新たな標的治療の対象として期待されている．

また，診断や予後予測のためのバイオマーカー研究も盛んに行われている．isocitrate dehydrogenase（IDH）変異をはじめとした遺伝子異常による分子分類が提唱されており，まもなく改訂される脳腫瘍のWHO分類にも組み込まれる予定である．また，小児のグリオーマでも遺伝子異常が次々と報告され，分子遺伝学的に成人とは異なる腫瘍であることが明らかとなっている．

I．成人グリオーマの遺伝子異常と分子分類

グリオーマの分子生物学を語るうえで最も重要な発見の1つが2008年のScience誌に報告された*IDH*遺伝子変異である[2]．*IDH*変異の有無はグリオーマの生物学的特性を規定する最も重要な要素であると言っても過言ではない．変異型*IDH*はα-ketoglutarate（α-KG）から2-hydroxyglutarate（2-HG）への変換を亢進させ[3]，蓄積した2-HGがDNA脱メチル化酵素である5-methylcytosine dioxygenase（*TET2*など）やhistone demethylase（*KDM4C*など）を阻害する結果[4]，glioma-CpG island methylator phenotype[用解1]（G-CIMP）と呼ばれるDNAの過剰なメチル化が生じ，これが腫瘍発生に関与すると考えられている[5]．*IDH*変異は成人の星細胞腫（astrocytoma），乏突起膠腫（oligodendroglioma），二次性膠芽腫の大部分でみられるが，原発性膠芽腫では稀である．また，*IDH*変異に加えて乏突起膠腫では不均衡転

---

key words
神経膠腫，グリオーマ，膠芽腫，低悪性度グリオーマ，高悪性度グリオーマ，オミックス，分子分類，*IDH*，MGMT，*TERT*，*H3F3A*，*BRAF*，MAPK経路

座の結果として生じる染色体1pと19q全体の同時欠失（total 1p/19q loss）をほぼ全例で認め[6]，この染色体異常が腫瘍発生に関わると考えられている。一方，星細胞腫ではalpha-thalassemia/mental retardation syndrome X-linked（*ATRX*）変異やTP53変異を高率に認め，これらの変異は免疫染色を用いた診断マーカーとして応用されている[7)8)]。さらに近年，テロメラーゼを構成するtelomerase reverse transcriptase（*TERT*）遺伝子のプロモーターの変異およびそれに伴う*TERT*遺伝子の発現亢進がグリオーマで報告され注目されている[9]。*TERT*プロモーター変異は1p19q LOHを伴う乏突起膠腫のほぼ全例と膠芽腫の50～70％に認めるため[10]，他の遺伝子異常と組み合わせることで有用な診断マーカーとなることが示唆されている。すなわち，星細胞腫では*IDH*変異に加えてTP53変異や*ATRX*変異がみられるのに対し，乏突起膠腫では*IDH*変異に加えて1p19q LOHや*TERT*プロモーター変異がみられ，膠芽腫では*TERT*プロモーター変異のみがみられる（図❶）。

これらの分子診断マーカーを用いると，従来は星細胞腫と乏突起膠腫の中間に位置するとされていた乏突起星細胞腫（oligoastrocytoma）は星細胞腫もしくは乏突起膠腫のいずれかに分類されるため，現在は独立した疾患としては扱われなくなっている。また，複数の後方視的な解析により，分子分類が形態分類よりも明確に予後を反映する可能性が示唆されており[11)12)]，分子分類の重要性はますます高まっている。

II．小児グリオーマの遺伝子異常と分子分類

小児のグリオーマには発症頻度の極めて少ない多数の組織型が含まれるため，従来から慣習的にgrade1～2の腫瘍は低悪性度グリオーマ（low grade glioma：LGG）[用解2]と，grade3～4の腫瘍は高悪性度グリオーマ（high grade glioma：HGG）と称されてきた。特に小児低悪性度グリオーマは病理学的には複数の種類の腫瘍を含んだ概念であるにもかかわらず，生命予後が良好であることから，長期の臨床経過の差異については十分に理解されていなかった。しかし精力的な遺伝子解析の結果，新しい知見が次々と得られ，臨床経過への影響も明らかになりつつある（図❷）。

小児低悪性度グリオーマの特徴はゲノム上の遺伝子変異の総数が極めて少ないことと，融合遺伝子などの構造異常（structural variant：SV）が多いことである。最も頻度の高い毛様星細胞腫（pilocytic astrocytoma WHO grade I：PA）ではtandem duplicationにより生じるKIAA1549-*BRAF*融合遺伝子が約70％の症例で特異的にみられ，融合遺伝子によるMAPK経路の恒常的な活性化が腫瘍発生に関与することが報告されている[13)14)]。また，PAの5％前後では*BRAF* V600E変異がみられ，*NF1*異常なども含めるとほぼ全例でMAPK経路の活性化に関与する異常がみられる[15]。*BRAF*変異は多形黄色星状細胞腫（pleomorphic xanthoastrocytoma：PXA）や神経節膠腫（ganglioglioma：GG）にもみられるため診断的特異性は低いが，悪性転化との関係が示唆されており臨床的には重要な異常である[16]。びまん性星細胞腫（diffuse astrocytoma WHO grade II：DA）や乏突起膠腫（oligodendroglioma WHO grade II：OD）では*IDH*変異はほぼみられず，構造異常に伴う*MYB*もしくは*MYBL1*の増幅や*FGFR1*異常が半数以上でみられるなど，成人とは明らかに異なる分子遺伝学的背景をもつことが明らかとなっている[17]。

一方，小児高悪性度グリオーマでは高頻度にヒストンH3遺伝子（*H3F3A*，*HIST1H3B*）に突然変異を伴うことが報告されており，小児低悪性度グリオーマでみられる異常はほぼ検出されない[18]。また，小児の脳幹部に生じるグリオーマはdiffuse intrinsic pontine glioma（DIPG）と称され，組織学的なgradeにかかわらず極めて予後不良な臨床経過をとるため高悪性度グリオーマとして扱われるが，DIPGではヒストンH3変異に加えて*ACVR1*変異を高頻度に認めるなど分子遺伝学的には皮質に発生する高悪性度グリオーマとも異なっている。また興味深いことに，成人の膠芽腫でも基底核発症例では*H3F3A* K27Mが比較的

第6章 治療薬のコンパニオンバイオマーカー

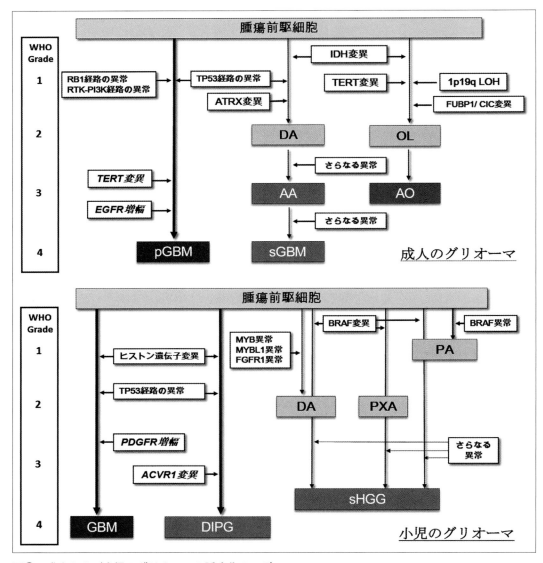

図❶ 成人および小児のグリオーマの腫瘍化のモデル

DA：diffuse astrocytoma, AA：anaplastic astrocytoma, OL：oligodendroglioma, AO：anaplastic oligodendroglioma, pGBM：primary glioblastoma, sGBM：secondary glioblastoma, PA：pilocytic astrocytoma, PXA：pleomorphic xanthoastrocytoma, sHGG：secondary high grade glioma, DIPG：diffuse intrinsic pontine glioma

高頻度にみられることが報告されている[19]。

Ⅲ．遺伝子異常に基づくグリオーマの治療開発

1．MGMTプロモーターメチル化とテモゾロミド

O^6-methylguanine-DNA methyltransferase（MGMT）は膠芽腫において最も知られた治療のバイオマーカーである。MGMT遺伝子のプロモーター領域におけるCpGアイランドのメチル化状態によりエピジェネティックに発現が抑制されており、CpGアイランドが高メチル状態になるとその発現は抑制される。テモゾロミド（TMZ）

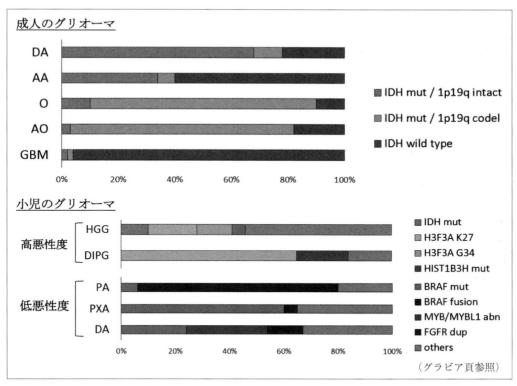

図❷ 成人および小児のグリオーマの各組織型における主な遺伝子異常の頻度

成人のグリオーマをIDH変異の有無と1p19q co-deletionの有無により分類すると予後を反映する3群に分類することができる。小児ではIDH変異を伴う症例が少なくH3遺伝子に変異を伴うものが多いなど成人とは異なる腫瘍であることは明らかであるが，成人・小児ともに明らかな遺伝子異常が検出されない症例も少なからず存在する。また，小児低悪性度グリオーマの遺伝子異常は小児および成人の高悪性度グリオーマとは明らかに異なるが，BRAF V600Eは高悪性度グリオーマでも検出される。

はDNAのO^{6}位のグアニンにメチル基を付加しO^6-methylguanineを形成する結果，過剰なミスマッチ修復によるDNA障害がアポトーシスを誘導することで抗腫瘍効果を発揮する。MGMTはTMZにより形成されたO^6-methylguanineからグアニンを除去する修復酵素であるため，MGMTプロモーターの高メチル化によりTMZの治療効果が得られると考えられている[20]。一方で，MGMT低メチル例ではTMZによる治療効果は得られず課題となっている[21]。現在本邦でMGMT高メチルの高齢者膠芽腫を対象としたTMZ単独治療と放射線単独治療との比較試験が行われており，今後はMGMTメチル化状態により層別化した治療法の開発が必要となると考えられるが，現時点ではMGMTメチル化状態の評価方法は統一されておらず，標準的な検出法の確立が急務である。

2. hTERTプロモーター変異

前述のようにグリオーマではTERT遺伝子のプロモーター領域の点突然変異を高頻度に認める。点突然変異は2ヵ所のhot spot (C228T, C250T) に生じ，新たな転写因子結合部位を生じさせることによりTERTの発現を亢進させる。グリオーマにおいてはテロメラーゼの活性が上昇していることが以前から知られていたが，TERTプロモーターの点突然変異のある腫瘍のテロメラーゼ活性はTERTプロモーターのメチル化状態にかかわらず亢進しており，腫瘍細胞の増殖に必要なテロメアの伸長は，TERTプロモーターの点突然変異によるテロメラーゼ活性の上昇により起こってい

ることが明らかとなった[9]。TERT プロモーターの点突然変異はグリオーマだけでなく，悪性黒色腫をはじめとして多くの腫瘍で報告されており，概して予後は不良である。膠芽腫においても TERT は独立した予後不良因子であることが報告されており[22]，TERT を標的とした治療薬の開発が期待されている。

3. ヒストン修飾異常と治療標的としてのエピゲノム異常

ヒストンは真核生物のクロマチンを構成する主要なタンパク質であり，DNA を約 1.6 回巻きつけてヌクレオソームと呼ばれるクロマチンの最小単位を形成し，長い DNA 分子を折り畳んで核内に収納する役割をもつ。近年，ヒストン修飾が DNA の転写や修復・複製に大きく関わることが明らかとなり，特にヒストンテールと呼ばれる N 末端の修飾により調整されていることがわかっている。小児の高悪性度グリオーマでは H3.3 をコードする H3F3A 遺伝子に 2 ヵ所の遺伝子変異（K27M，G34R）が報告されており，これらの変異はいずれもヒストンテールをコードする部位の変異である。K27M と G34R では遺伝子発現やメチル化のプロファイルに明らかな差があり，異なるメカニズムで腫瘍形成に関与すると考えられている[18]。また，小児高悪性度グリオーマでは TMZ による予後の改善は得られておらず[23]，TERT プロモーターの点突然変異も少ないことから，ヒストン修飾異常が治療標的として期待されており，ヒストン脱メチル酵素（histone demethylase）阻害剤やヒストン脱アセチル酵素（histone deacetylase：HDAC）阻害剤などの有効性が前臨床レベルで報告されている[24)25]。

4. MAPK 経路

MAPK はセリン/スレオニンキナーゼであり，細胞外のシグナルにより活性化し核内に移行して転写を調節する。臨床上は全摘の困難な視神経や基底核原発例での機能予後の改善が課題であるため MAPK 経路は治療標的として期待されているが，ソラフェニブを用いた小児低悪性度グリオーマに対する第 2 相試験は早期の腫瘍増悪が相次ぎ，途中中止となっている[26]。これは BRAF 融合遺伝子をもつ腫瘍では BRAF 阻害剤による MAPK 経路の paradoxical activation が起こるためと考えられており，注意が必要である[27]。現在は BRAF の下流を阻害する MEK 阻害剤の臨床試験が進行中である（NCT01386450，NCT01089101）。一方，BRAF V600E をもつ膠芽腫や多形黄色星状細胞腫では BRAF 阻害剤の著効例が報告されている[28)29]。

Ⅳ．今後の展望

近年の精力的なゲノム解析の結果，グリオーマをはじめとする脳腫瘍の網羅的ゲノム解析はほぼ終了したといっても過言ではない。成人では The Cancer Genome Atlas（TCGA）をはじめとして各国から，小児ではカナダの Sick Kids，米国の St. Jude 小児病院，ドイツのがん研究センター（DKFZ）を中心とした多施設共同研究から大規模な解析結果の報告が相次いだ。今後は非コード領域やエピゲノム異常を対象とした研究の他に，臨床現場でしばしば遭遇する特異な経過をとる症例の詳細な解析を行うことが，新しい発見のために重要である。現在，IDH 変異を標的とした治療薬開発など，網羅的解析で得られた知見を臨床に応用するためのトランスレーショナルリサーチが精力的に行われており，その成果が期待される一方で，頻度の高い異常を標的とした臨床開発のみならず，頻度は低いが標的となりうる異常をもつ腫瘍患者にいかに治療の機会を提供するかなどの課題も多い。

用語解説

1. **CpG island methylator phenotype（CIMP）**：CpG アイランドメチル化形質。CpG アイランドとはシトシンの次にグアニンが現れる 2 塩基配列（CpG サイト）の出現頻度が高いゲノム領域のことである。CpG サイトの多くは遺伝子のプロモーターおよびその近傍に存在しており，メチル化状態の変化により遺伝子発現を調節している。一部の腫瘍では CpG サイトが高度にメチル化していることが知られており CIMP と呼ばれるが，メチル化を受ける CpG サイトの組み合わせは腫瘍の種類により異なっている。神経膠腫でみ

られる CIMP は G-CIMP と呼ばれ，ほぼ全例が *IDH* 変異陽性例である。
2. **低悪性度グリオーマ（low grade glioma：LGG）**：脳腫瘍はその多様性から良性と悪性という二元的な分類が馴染まないため，WHO 分類では組織型ごとに臨床的な悪性度に応じた grade1〜4 の 4 段階に分類している。一般的には grade1〜2 の神経膠腫を総称して LGG と呼ぶが，近年の分子分類により星細胞腫や乏突起膠腫における grade2 と grade3 の境界が曖昧となっており，grade2〜3 の神経膠腫を総称して "lower grade glioma" と記載している論文も散見される。また，DIPG は grade2 であっても予後の悪さから高悪性度グリオーマとして扱われているし，小児 LGG の論文の多くが grade1 の毛様星細胞腫を対象としたものであるなど，解釈の際には注意が必要である。

参考文献

1) Stupp R, et al : N Engl J Med 352, 987-996, 2005.
2) Parsons DW, et al : Science 321, 1807-1812, 2008.
3) Dang L, et al : Nature 462, 739-744, 2009.
4) Xu W, et al : Cancer Cell 19, 17-30, 2011.
5) Noushmehr H, et al : Cancer Cell 17, 510-522, 2010.
6) Jenkins RB, et al : Cancer Res 66, 9852-9861, 2006.
7) Takami H, et al : Brain Pathol 25, 256-265, 2015
8) Reuss DE, et al : Acta Neuropathol 129, 133-146, 2014.
9) Arita H, et al : Acta Neuropathol 126, 939-941, 2013.
10) Arita H, et al : Acta Neuropathol 126, 267-276, 2013.
11) Labussière M, et al : Cancer 111, 2024-2032, 2014.
12) Weller M, et al : Acta Neuropathol 129, 679-693, 2015.
13) Jones DTW, et al : Cancer Res 68, 8673-8677, 2008.
14) Pfister S, et al : J Clin Invest 118, 1739-1749, 2008.
15) Jones DTW, et al : Nat Genet 45, 927-932, 2013.
16) Mistry M, et al : J Clin Oncol 33, 1015-1022, 2015.
17) Zhang J, et al : Nat Genet 45, 602-612, 2013.
18) Sturm D, et al : Cancer Cell 22, 425-437, 2012.
19) Aihara K, et al : Neuro-oncol 16, 140-146, 2014.
20) Hegi ME, et al : N Engl J Med 352, 997-1003, 2005.
21) Quinn JA, et al : J Clin Oncol 27, 1262-1267, 2009.
22) Simon M, et al : Neuro-oncol 17, 1-8, 2014.
23) Cohen KJ, et al : Neuro-oncol 13, 317-323, 2011.
24) Grasso CS, et al : Nat Med 21, 555-559, 2015.
25) Hashizume R, et al : Nat Med 20, 1394-1396, 2014.
26) Karajannis M, et al : Neuro-oncol 16, 1-9, 2014.
27) Sievert AJ, et al : Proc Natl Acad Sci USA 110, 5957-5962, 2013.
28) Chamberlain MC, et al : J Neurooncol 114, 237-240, 2013.
29) Robinson GW, et al : BMC Cancer 14, 258-262, 2014.

参考ホームページ

・国立がん研究センター脳腫瘍連携研究分野
http://www.ncc.go.jp/jp/nccri/divisions/brain_tumor/index.html

・cBioPortal for Cancer Genomics
http://www.cbioportal.org/index.do

山崎夏維
2006 年　奈良県立医科大学医学部医学科卒業
2010 年　大阪市立総合医療センター小児血液腫瘍科
2014 年　国立がん研究センター中央病院小児腫瘍科
　　　　国立がん研究センター研究所脳腫瘍連携研究分野

大学卒業後は小児科医として小児がんの治療に携わってまいりました。臨床医としての経験をもとに，小児と成人の垣根を越えて臨床にフィードバックできることを目標に日々研究に励んでいます。

第6章 治療薬のコンパニオンバイオマーカー

7. 胃がんにおける分子標的治療とコンパニオンバイオマーカーの開発

永妻晶子・落合淳志

　胃がんはわが国を含むアジア諸国に多いがんで，バイオマーカーとしてHER2など受容体型チロシンキナーゼのタンパク過剰発現や遺伝子増幅が知られている。分子標的治療薬の開発も積極的に行われており，わが国において現在ではトラスツズマブやラムシルマブが承認されている。本稿では，胃がんの分子異常とそれらを標的とした分子標的治療薬の開発状況，コンパニオンバイオマーカーの開発に関連した胃がん特有の問題点について言及する。

はじめに

　胃がんはわが国を含めた東アジアに多い疾患で，Helicobacter pylori 感染の減少や検診の普及，内視鏡診断の発達により罹患数は減少傾向にあるものの，依然として年間約5万人が死亡するわが国において重要な疾患である。その頻度の多さから，手術，周術期治療，緩和的化学療法において，わが国独自の開発が進み優れた治療成績を生み出してきたものの，切除不能や再発フェーズにおいて治癒をめざすことは依然として困難であり，集学的治療による症状緩和が治療の目標である。ドラッグラグの解消および希少集団を対象とする分子標的治療薬の開発を目的に Global phase Ⅲ trial への参画が促進され，わが国も参加したToGA試験においてHER2陽性胃がんに対するトラスツズマブ併用療法の有効性が示されたことにより[1]，世界に遅れることなくトラスツズマブが胃がんへ承認された。また，VEGFR2に対するモノクローナル抗体であるラムシルマブとパクリタキセルの併用療法が second line においてパクリタキセル単独療法に対する上乗せ効果を示したことにより[2]，胃がんに対する2つ目の分子標的治療薬として2015年3月に承認を得た。その後も現在に至るまで様々な分子に対する標的治療の開発が行われているが，現時点においてコンパニオンバイオマーカーにより胃がん治療の患者選択がなされる分子標的薬剤はトラスツズマブ以外にない。

　2014年 The Cancer Genome Atrlas (TCGA) Networkにより，複数のゲノム情報を用いて胃がんが4つのサブタイプに分類できることが報告された[3]。これは胃がんを EBV，MSI，GS，CIN の4つに分類するもので，EBV群にはPIK3CA遺伝子変異が多くJAK2やPD-L1/2の発現が増加している，GS群ではRHOA遺伝子変異の割合が多い，CIN群では receptor protein tyrosine kinase（RTK）遺伝子増幅が多い，などの分子標的治療選択に結びつくような特徴も併せて示されている。しかしながら現時点において，ゲノム情

---

key words

タンパク過剰発現，遺伝子増幅，HER2，EGFR，c-MET，FGFR2，免疫チェックポイント，PD-1，PD-L1，heterogeneity

報に基づいた胃がんにおける分子標的治療薬の患者選択は成功していない。

I．胃がんの分子異常

これまで胃がんにおける RTK のタンパク過剰発現や遺伝子増幅が数多く報告されてきた。Deng らは 193 例の胃がん組織の DNA SNP array を用いたコピー数異常解析を実施し，HER2，EGFR，MET，FGFR2，KRAS の 5 遺伝子増幅が相互排他的に 37.3％ の症例で認められたと報告した[4]。われわれは進行胃がん 121 例の次世代シークエンサーによるターゲットシーケンスを実施し，HER2，EGFR，MET，FGFR2，KRAS 遺伝子増幅頻度をそれぞれ 14.9％，7.4％，6.6％，2.5％，7.4％ と報告した[5]。これら RTK のタンパク過剰発現の報告は多くみられるものの，HER2 で 12～25％[6)-12)]，EGFR で 27～52％[13)-15)]，c-MET で 15～35％[16)-19)] などと，対象コホートのみならず染色抗体や判定基準も様々であり幅がある。われわれは摘出胃がん 950 例における複数の RTK のタンパク過剰発現を調べ，現在の HER2 判定基準[20] に準じたスコア 2+ 以上が HER2 で 18％，EGFR で 23％，c-MET で 25％ と報告している[21]。

一方で，胃がんにおける遺伝子変異の報告は少ない。がん抑制遺伝子である TP53 の変異は 50％ と高く，PIK3CA の点突然変異も 12％ 程度と活性型変異としては最も高頻度と考えられているが，その他は概ね 10％ 未満と報告されている[3]。われわれが行ったターゲットシーケンスにおける遺伝子変異の頻度も，PIK3CA が 7.4％，ROS1 が 5.0％，HER2 が 4.1％，MET が 1.7％，ALK が 1.7％ と，いずれも少数であった[5]。

II．胃がんの分子標的治療開発とコンパニオンバイオマーカー

1．HER2
（1）抗 HER2 抗体薬

トラスツズマブは HER2 受容体に対するヒト型 IgG1 モノクローナル抗体で，antibody dependent cellular cytotoxicity（ADCC）が主作用と考えられている薬剤である。ToGA 試験の結果を経て承認された薬剤であり，胃がんにおける適応は「HER2 過剰発現が確認された治癒切除不能な進行・再発の胃がん」である。ToGA 試験は「HER2 IHC スコア 3+ もしくは fluoresence in situ hybridization（FISH）法陽性」を適格基準として実施され，主要評価項目も適格基準に基づく HER2 陽性患者における全生存期間の延長であった。しかしながら，副次解析によりさらに生存期間の延長が得られた「HER2 IHC スコア 3+ もしくは HER2 IHC スコア 2+ かつ遺伝子増幅あり」の症例が，現在の HER2 陽性基準となっている。

トラスツズマブの antibody drug conjugate として T-DM1 がある。本薬剤はトラスツズマブに微小管重合阻害剤の DM1 をアンカーさせ，ADCC に加え殺細胞性抗がん剤としての効果も併せもつ薬剤である。トラスツズマブと同様の HER2 陽性基準による HER2 陽性胃がんの 2 次治療以降を対象とした T-DM1 とタキサンの比較第 3 相試験（NCT01641939）が進行中である。

pertuzumab は HER2 の細胞外ドメイン 4 に結合し HER2 と他の Her ファミリー受容体との二量体化を阻害する薬剤であり，HER2 陽性乳がんと同様に，トラスツズマブとの併用療法で開発が進んでいる。HER2 陽性胃がんの 1 次治療として，トラスツズマブ +XP もしくは FP 療法に pertuzumab 上乗せの有用性をみる第 3 相試験（NCT01774786）が進行中である。

（2）ラパチニブ

ラパチニブは EGFR および HER2 に対する TKI（tyrosine kinase inhibitor）であり，HER2 過剰発現が確認された乳がんにおける有効性が証明されている薬剤である。胃がんにおいても，HER2 IHC スコア 3+ もしくは HER2 遺伝子増幅症例を対象とした LOGiC 試験，HER2 FISH 法陽性症例を対象とした TyTAN 試験と 2 つの第 3 相試験が実施されたが，いずれも primary endpoint を達成することができなかった[22)23)]。なお，TyTAN 試験の副次解析により，HER2 IHC スコア 3+ の症例において全生存期間の延長が期

待できる結果も示されている[23]。

2. EGFR
(1) EGFR-TKI
　ゲフィチニブ，エルロチニブはEGFR-TKIであり，EGFR遺伝子変異を有する肺腺がんにおいて高い有効性を示す薬剤である。胃がんにおいても第2相臨床試験が実施されたが有効性は示されなかった[24)25)]。当時はコンパニオンバイオマーカーによる対象症例の抽出は実施されていない。

(2) 抗EGFR抗体薬
　セツキシマブはEGFR受容体に対するキメラ型IgG1モノクローナル抗体，パニツムマブは完全ヒト型IgG2モノクローナル抗体であり，リガンドとの拮抗作用によるシグナル伝達阻害を主作用とする薬剤である。KRAS遺伝子野生型の大腸がんにおいて有効性を示すことが証明されている。いずれもコンパニオンバイオマーカーによる対象症例の抽出を行わず全症例に対して行われた第3相試験（EXPAND試験，REAL-3試験）において，primary endpointを達成することができなかった[26)27)]。大腸がん同様KRAS遺伝子変異についての検討も行われたが，胃がんではその頻度が少なくバイオマーカーとしての意義を明らかにすることができていない[26)28)]。一方で，副次解析としてEGFRタンパク過剰発現と治療効果との相関が解析され，EGFRタンパク過剰発現症例におけるセツキシマブ併用療法の有用性が示唆される結果であった[29)]。

　nimotuzumabはEGFR受容体に対するIgG1型モノクローナル抗体であり，EGFR受容体に対する親和性が低いことからセツキシマブやパニツムマブにみられる皮膚毒性の軽減が期待される抗体薬である。胃がんにおける第2相試験の副次解析によりEGFRタンパク過剰発現患者における全生存期間の延長が期待できると考えられたことから[30)]，現在ではEGFRタンパク過剰発現が確認された切除不能再発胃がんの2次治療以降を対象に第3相試験（NCT01813253）が実施されている。

3. c-MET
(1) 抗MET抗体薬
　rilotumumabはc-MET受容体のリガンドであるHGFに対する抗体薬で，リガンド拮抗作用によるシグナル伝達阻害が主作用の薬剤である。欧州で実施された初回治療の胃がんにおける第2相試験の副次解析により，c-METタンパク過剰発現患者において全生存期間の延長が期待できる結果が示され[31)]，c-METタンパク過剰発現胃がんを対象に第3相試験が実施されていた（RILOMET-1および-2）。しかしながら，RILOMET-1試験において全生存期間，無増悪生存期間，奏効率ともにrilotumumab併用群で有意に下回る結果となり，RILOMET-2試験とともに無効中止となった[32)]。

　onartuzumab（MetMAｂ）はMETに対する一価の完全ヒト化抗体であり，単剤の第1相試験において胃がんで完全奏効（CR）を得た薬剤である[33)]。HER2陰性の初回治療胃がんを対象に行われたmFOLFOX6に対するonertuzumabの上乗せ効果を検証する第2相試験において，全症例およびMETタンパク過剰発現症例の副次解析でも無増悪生存期間，全生存期間，奏効率のいずれも有意差を示せず[34)]，開発中止となった。

　LY2875358（emibetuzumab）はMETに対する二価の完全ヒト化IgG4型抗体であり，MET/HGFの中和（neutralization）とMET受容体の細胞内陥入（internalization）/分解（degradation）が主たる作用機序である。これまでの抗MET抗体と異なりアゴニスト作用も有さないとされており，非小細胞肺がん細胞株や胃がん細胞株において腫瘍増殖抑制作用を示している[35)]。第1相試験において腫瘍縮小を得ており[36)]，METタンパク過剰発現胃がんを対象に単剤の第2相試験（NCT01874938）が実施されている。

　ABT-700はMETに対する抗体薬であり，前臨床試験においてMET遺伝子増幅腫瘍に対する効果が示された薬剤である。MET遺伝子増幅を有する固形腫瘍を対象とした第1相試験（NCT-01472016）では，胃食道がんの結果が示され複数例の部分奏効（PR）が報告されている[37)]。

(2) MET-TKI

tivantinib（ARQ197）はATP非競合性のMET-TKIであり，第1相試験において3例（3.8％）の部分奏効が確認された[38]。胃がんを対象に日韓でARQ197単剤の第2相試験が実施されたが奏効例はみられず，MET遺伝子増幅やMETタンパク過剰発現との相関も得られなかった[39]。

AMG337は高い選択性を有するMET-TKIであり，第1相試験においてMET遺伝子増幅胃食道腺がんの1例に完全奏効が得られた薬剤である[40]。その後の報告でも，MET遺伝子増幅を認める上部消化管がん（食道がん，食道胃接合部がん，胃がん）では単剤での奏効率62％（8/13）と非常に高いものであった[41]。現在ではMET遺伝子増幅上部消化管腺がんおよびその他固形がんを対象とした第2相試験（NCT02016534）が進行中である。

SAR125844は高い選択性を有するMET-TKIであり，野生型および変異型METに対する高い阻害作用を示す[42]。現在第1相試験（NCT01391533）が進行中であるが，expansion cohortにおいてMET遺伝子増幅を有する胃がんを含む対象を設定している。

4. FGFR2

FGFR2遺伝子増幅は約5％，進行病期や予後不良因子と報告されている[43)-48)]。

(1) FGFR-TKI

dovitinib（TKI258）はFGFRおよびVEGFRに対するTKIで，前臨床においてFGFR2遺伝子増幅胃がん細胞株における効果が確認された薬剤である。現在韓国で，FGFR2遺伝子増幅胃がんを対象としたdovitinib単剤の第2相試験（NCT01719549）が進行中である。

AZD4547はFGFR1，2，3に対するTKIである。米国でFGFR2遺伝子増幅胃食道がんを含むFGFR1/2遺伝子増幅腫瘍を対象に単剤の第2相試験（NCT01795768）が行われ，FGFR2遺伝子増幅胃がんにおいてPR例が報告されている[49]。一方，FGFR2遺伝子増幅もしくはポリソミーを有する胃がんを対象にパクリタキセルとの比較第2相試験（NCT01457846：SHINE study）が実施されたが，有効性は示されなかった[50]。

BGJ398はFGFR-TKIであり，現在FGFR gene alterationを有する固形がんを対象とした第1相試験（NCT01697605）が進行中である。

(2) 抗FGFR2抗体薬

BAY1179470はFGFR2に対する抗体薬であり，前臨床においてFGFR2タンパク発現の高い細胞株において抗腫瘍効果を示した[51]。現在固形がんを対象とした第1相試験（NCT01881217）が行われているが，expansion cohortではFGFR2タンパク過剰発現胃がんを対象としている。

5. その他

(1) 免疫チェックポイント阻害剤

T細胞はがん細胞に対する傷害作用を有するが，様々な刺激性／抑制性共シグナルのバランスによる制御を受けている。PD-1分子は活性型T細胞に発現する分子であるが，多くのがん細胞にも発現するリガンドPD-L1/2と結合し抑制性共シグナルを伝達し免疫寛容を起こし腫瘍増殖促進の一助となっている。pembrolizumabは抗PD-1抗体であり，PD-L1過剰発現胃がんを対象とした第1b相試験（NCT01848834：KEYNOTE-012）において奏効率22.2％，奏効期間中央値40週で53.1％の症例で標的病変の縮小が得られ，免疫染色におけるPD-L1の発現とpembrolizumabの奏効率に関連性が認められると報告された[52) 53)]。今後，1次治療における開発が予定されている（NCT02335411：KEYNOTE-059）。

また，pembrolizumabはミスマッチ修復欠損を有し体細胞変異が多くみられる腫瘍（microsatellite unstable tumor）においてより高い奏効を得られることも報告された[54]。マイクロサテライト不安定性高頻度（MSI-H）腫瘍では多くの新たな抗原（neoantigen）を有しリンパ球浸潤が多いことから免疫チェックポイント阻害剤の効果が期待されている。胃がんにおいてもゲノム情報がコンパニオンバイオマーカーとなりうる可能性を秘めていると言えるであろう。

おわりに：胃がんコンパニオンバイオマーカーの問題点

本稿では，胃がんの分子標的治療開発状況について概略した．バイオマーカーとして考えられる分子は複数存在するものの，治療開発は必ずしも順調なものではない．

現在，胃がんではタンパク過剰発現や遺伝子増幅がバイオマーカーの中心である．タンパク過剰発現の同定には免疫組織化学法が用いられるが，これには用いられる検体，染色工程，判定のすべてにおいて一定した質の確保が重要である．また，使用する抗体によりその染色性や発現頻度が異なってくるが，同一標的に対して同時に複数の薬剤が開発されている現状においては薬剤ごとで治療対象症例を抽出するのに最適な抗体や判定基準が異なって設定されるという事態が生じている．特に，膜タンパクFGFR2は胃がんにおいて重要なバイオマーカーと考えられており抗体薬の開発も進んでいるが，これまで用いられてきた染色抗体は細胞質や核への染色性がメインであり，抗体薬の作用機序から鑑みると適切な治療対象集団を抽出できる可能性が低い．

胃がんにはいわゆるドライバー遺伝子変異が少なく，エピゲノム修飾が高頻度に行われていることから，単一の遺伝子異常分子が標的治療開発の対象になりにくいと思われるが，一方で次世代シーケンサーを用いたがんの網羅的遺伝子解析は胃がんを含め進行しており，TCGAサブタイプのように複数のゲノム情報を組み合わせれば胃がんにおいても治療の対象患者を選択するコンパニオンバイオマーカーとなる可能性がある．

胃がんは多彩な組織型で知られ同一腫瘍内に複数の組織型が混在するheterogeneityを有するが，標的タンパク発現においてもheterogeneityが大きい[21]．コンパニオンバイオマーカーの測定においては腫瘍組織のごく一部である生検材料や手術検体の1ブロックを用いて判定せざるを得ず，腫瘍全体のバイオマーカーの状況を必ずしも反映しているとは限らないという前提で治療を実施し効果を判断していく必要があるであろう．

分子標的治療は特定の集団に効果を発揮すると考えられていることから，治療薬のパワーだけでなくコンパニオンバイオマーカーの特定と検出法の確立が治療薬開発において重要な意味をもつ．治療薬の開発早期からバイオマーカー研究を同時に進めていく体制づくりが必要であろう．

参考文献

1) Bang YJ, van Cutsem E, et al : Lancet 376, 687-697, 2010.
2) Wilke H, Muro K, et al : Lancet Oncol 15, 1224-1235, 2014.
3) Cancer Genome Atlas Research Network : Nature 513, 202-209, 2014.
4) Deng N, Goh LK, et al : Gut 61, 673-684, 2012.
5) Kuboki Y, Niwa T, et al : J Clin Oncol 32 suppl, Abstr 11027, 2014.
6) Yano T, Doi T, et al : Oncol Rep 15, 65-71, 2006.
7) Hofmann M, Stoss O, et al : Histopathology 52, 797-805, 2008.
8) Kim KC, Koh YW, et al : Ann Surg Oncol 18, 2833-2840, 2011.
9) Terashima M, Kitada K, et al : Clin Cancer Res 18, 5992-6000, 2012.
10) Shan L, Ying J, et al : Diagn Pathol 8, 76, 2013.
11) Aizawa M, Nagatsuma AK, et al : Gastric Cancer 17, 34-42, 2014.
12) Liu W, Zhong S, et al : J Clin Gastroenterol 46, e31-37, 2012.
13) Kim MA, Lee HS, et al : Histopathology 52, 738-746, 2008.
14) Liang Z, Zeng X, et al : BMC Cancer 8, 363, 2008.
15) Inokuchi M, Murayama T, et al : Exp Ther Med 2, 251-256, 2011.
16) Lee HE, Kim MA, et al : Br J Cancer 107, 325-333, 2012.
17) Lee J, Seo JW, et al : Oncol Rep 25, 1517-1524, 2011.
18) An X, Wang F, et al : Cancer 120, 675-682, 2014.
19) Kurokawa Y, Matsuura N, et al : Ann Surg Oncol 21 Suppl 4, 584-590, 2014.
20) 胃癌トラスツズマブ病理部会：HER2検査ガイド胃癌編, 2011.
21) Kawano-Nagatsuma A, Aizawa M, et al : Gastric Cancer 18, 227-238, 2015.
22) Hecht JR, Bang Y-J, et al : J Clin Oncol 31 suppl, Abstr LBA4001, 2013.
23) Satoh T, Xu RH, et al : J Clin Oncol 32, 2039-2049, 2014.
24) Rojo F, Tabernero J, et al : J Clin Oncol 24, 4309-4316, 2006.

25) Dragovich T, McCoy S, et al : J Clin Oncol 24, 4922-4927, 2006.
26) Lordick F, Kang YK, et al : Lancet Oncol 14, 490-499, 2013.
27) Waddell T, Chau I, et al : Lancet Oncol 14, 481-489, 2013.
28) Okines AF, Gonzalez de Castro D, et al : Eur J Cancer 49, 2116-2125, 2013.
29) Lordick F, Kang Y-K, et al : J Clin Oncol 31, Abstr 4021, 2013.
30) Satoh T, Lee KH, et al : Gastric Cancer 18, 824-832, 2015.
31) Iveson T, Donehower RC, et al : Lancet Oncol 15, 1007-1018, 2014.
32) Cunningham D, Tebbutt NC, et al : J Clin Oncol 33 suppl, Abstr 4000, 2015.
33) Salgia R, Patel P, et al : Clin Cancer Res 20, 1666-1675, 2014.
34) Shah MA, Cho JY, et al : J Clin Oncol 33, Abstr 2, 2015.
35) Liu L, Zeng W, et al : Clin Cancer Res 20, 6059-6070, 2014.
36) Goldman JW, Rosen LS, et al : J Clin Oncol 31, Abstr 8093, 2013.
37) Kang Y-K, LoRusso P, et al : J Clin Oncol 33 suppl 3, Abstr 167, 2015.
38) Rosen LS, Senzer N, et al : Clin Cancer Res 17, 7754-7764, 2011.
39) Kang YK, Muro K, et al : Invest New Drugs 32, 355-361, 2014.
40) Hong DS, LoRusso P, et al : J Clin Oncol 32, Abstr 2508, 2014.
41) Kwak EL, LoRusso P, et al : J Clin Oncol 33, Abstr 1, 2015.
42) Egile C, Kenigsberg M, et al : Mol Cancer Ther 14, 384-394, 2015.
43) Kilgour E, Su X, et al : J Clin Oncol 30, Abstr 4124, 2012.
44) Jung EJ, Min SY, et al : Hum Pathol 43, 1559-1566, 2012.
45) Matsumoto K, Arao T, et al : Br J Cancer 106, 727-732, 2012.
46) Xie L, Su X, et al : Clin Cancer Res 19, 2572-2583, 2013.
47) Betts G, Valentine H, et al : Virchows Arch 464, 145-156, 2014.
48) Das K, Gunasegaran B, et al : Cancer Lett 353, 167-175, 2014.
49) Smyth EC, Turner NC, et al : J Clin Oncol 33 suppl, Abstr 2508, 2015.
50) Bang Y-J, Cutsem EV, et al : J Clin Oncol 33 suppl, Abstr 4014, 2015.
51) Schatz CA, Kopitz C, et al : Cancer Res 74, Abstr 4766, 2014.
52) Muro K, Bang Y-J, et al : J Clin Oncol 33, Abstr 3, 2015.
53) Bang Y-J, Chung H-C, et al : J Clin Oncol 33 suppl, Abstr 4001, 2015.
54) Le DT, Uram JN, et al : N Engl J Med 372, 2509-2520, 2015.

永妻晶子
2005年　浜松医科大学医学部医学科卒業
　　　　自治医科大学付属病院卒後臨床研修センター初期研修および内科後期研修
2008年　栃木県立がんセンター腫瘍内科レジデント
2009年　国立がんセンター中央病院（現国立がん研究センター中央病院）内科レジデント
2012年　国立がん研究センター先端医療開発センター臨床腫瘍病理分野

第6章 治療薬のコンパニオンバイオマーカー

8. 乳がん

笹田伸介・田村研治

　乳がんは女性の部位別がん罹患数の第1位を占める主要ながんの1つである。固形がんの中では，早期より薬物療法の有効性が確認され，ホルモン受容体やHER2といったバイオマーカーを駆使した治療開発が進んでいる。化学療法以外に有効な治療薬が存在しないトリプルネガティブ乳がんは，予後が不良であるとともに生物学的に不均一であり，治療開発が遅れていることが問題視されている。近年，トリプルネガティブ乳がんに*BRCA*変異が多いことから，PARP阻害薬が注目されている。コンパニオンバイオマーカーの発見は，乳がんの新たな治療開発につながると期待されている。

はじめに

　乳がんは年々増加しており，日本女性の部位別がん罹患数は1位，死亡数は5位である。米国でも罹患数は1位，死亡数は2位と主要ながんの1つである。ホルモン受容体やHER2（human epidermal growth factor receptor 2）といったバイオマーカーを利用した個別化医療が行われているが，さらなる分子標的薬の開発が進んでいる。コンパニオンバイオマーカーとは，特定の治療とセットで使用されるもので，治療効果や重篤な有害事象の予測因子となるものである[1]。

　個別化医療の中で，疾患に関連するバイオマーカーを利用して医薬品の投与対象患者を特定するために使用する体外診断用医薬品を「コンパニオン診断薬」[用解1]と呼ぶ。コンパニオン診断薬の性能は，当該医薬品の有効性および安全性に直接的に影響するため非常に重要である。乳がんにおいては，ホルモン受容体やHER2をバイオマーカーとした治療薬の開発が進むとともに，トリプルネガティブ乳がん（triple-negative breast cancer：TNBC）あるいは*BRCA*（breast cancer suppressor gene）変異陽性乳がんを対象にPARP〔poly（ADP-ribose）polymerase〕阻害薬の開発が行われている。また，進行乳がんを対象とした術前化学療法の多施設共同第Ⅱ相スクリーニング試験として，ベイズ理論[用解2]によるアダプティブランダム化[用解3]を活用したI-SPY2（investigation of serial studies to predict your therapeutic response with imaging and molecular analysis 2）試験が進行中であり，標準化学療法に治験薬を追加することの評価とバイオマーカーの探索が行われている（図❶）[2]。

　本稿ではバイオマーカーを用いた乳がん個別化医療の最前線と今後の展望について述べる。

I. ホルモン受容体

　ホルモン受容体には，エストロゲン受容体（estrogen receptor：ER）とプロゲステロン受容体（progesterone receptor：PgR）があり，腫瘍学

---

key words

乳がん，個別化医療，バイオマーカー，コンパニオン診断薬，ホルモン受容体，HER2，PARP阻害薬，*BRCA*

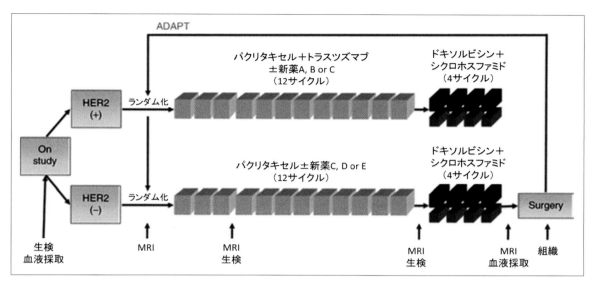

図❶ I-SPY2 試験デザイン（文献2より改変）

の初期に発見されたコンパニオンバイオマーカーの1つである。ホルモン受容体陽性乳がんは原発性乳がん全体の60〜65％を占める[3]。1970年代にER陽性乳がんにおいて卵巣または副腎の切除による腫瘍縮小効果が報告された[4)5]。その後，手術や放射線治療による卵巣機能抑制に代わって，タモキシフェンのような薬物療法が使用されるようになり，閉経状況によって黄体ホルモン放出ホルモン（luteinizing hormone-releasing hormone：LH-RH）アナログやアロマターゼ阻害薬が使い分けられるようになった。

ホルモン受容体の判定は IHC（immunohistochemistry）法で行われ，2010年にASCO/CAP（American Society of Clinical Oncology/College of American Pathologists）がガイドラインを公表しており，1％以上の腫瘍細胞が染色された場合に受容体陽性と判定する[6]。

ER 陽性乳がんでは，サイクリン D1 が過剰発現していることが報告されており[7]，CDK（cyclin-dependent kinase）4/6阻害薬の開発が進められている。ER 陽性 HER2 陰性乳がんを対象に，一次治療としてレトロゾールに CDK4/6 阻害薬である palbociclib の上乗せ効果を検討するランダム化第Ⅱ相比較試験（PALOMA-1/TRIO-18）

では，無増悪生存期間の有意な延長が確認された〔20.2 vs 10.2 ヵ月，HR（hazard ratio）0.488；95％ CI（confidence interval）0.319-0.748，$P=0.0004$〕[8]。サイクリン D1 の増幅や p16 の欠失が効果予測因子となるかが検証されたが，この試験では証明されなかった。この試験の結果をもって，米国食品医薬品局（FDA）は palbociclib をブレイクスルーセラピーに指定し，2015 年 2 月に迅速承認した。現在，第Ⅲ相試験が進行中であり，他の CDK4/6 阻害薬も開発が進んでいる。

ホルモン陽性乳がんにおける内分泌療法への耐性機序として PI3K（phosphatidylinositol 3-kinase）-AKT-mTOR（mammalian target of rapamycin）シグナル経路の活性化が報告されている[9]。非ステロイド性アロマターゼ阻害薬に抵抗性のホルモン受容体陽性乳がんに対してエキセメスタンに mTOR 阻害薬であるエベロリムスの上乗せ効果を検証したランダム化第Ⅲ相比較試験である BOLERO-2 試験では，無増悪生存期間の有意な上乗せ効果を認めた（中央判定，10.6 vs 4.1 ヵ月，HR 0.36；95％ CI 0.27-0.47，$P<0.001$）[13]。乳がんの約 30％に *PIK3CA*（phosphoinositide-3-kinase, catalytic, alpha polypeptide）の変異があることが報告されており[11]，非臨床試験で *PIK3CA* 変異

とAKT阻害薬の感受性に有意な相関があることが報告されている。2013年の米国癌学会議において，AKT阻害薬単剤の第Ⅰ相試験で*AKT1*変異を有する卵巣がんと*PIK3CA*変異を有する子宮頸がんに奏効が得られたことが報告された[12]。現在，*PIK3CA*変異陽性あるいは*AKT1*変異陽性の乳がん，婦人科がんを対象に，AKT阻害薬の安全性および忍容性を主要目的とし，副次的に抗腫瘍効果を検討する第Ⅰ相試験の規模拡大期が進行中である（図❷）。

HDAC（histone deacetylase）阻害薬はER陽性細胞においてERの発現を低下させることが報告されている。非ステロイド性アロマターゼ阻害薬に抵抗性のホルモン受容体陽性乳がんを対象にした二重盲検ランダム化第Ⅱ相比較試験であるENCORE301試験において，エキセメスタンにHDAC阻害薬であるentinostatを併用することで主要評価項目である無増悪生存期間において有意差はつかなかったものの良好な傾向があり（4.3 vs 2.3ヵ月，HR 0.73; 95% CI 0.50-1.07, *P*=0.055），全生存期間は有意に延長する結果であった（28.1 vs 19.8ヵ月，HR 0.59; 95% CI 0.36-0.97, *P*=0.036）[13]。同様の設定で，二重盲検ランダム化第Ⅲ相比較試験であるE2112試験が進行中である。

Ⅱ．HER2

HER2陽性乳がんは　原発性乳がんの20〜25％を占め[3]，HER2は乳がんの予後因子であると同時に抗HER2療法の効果予測因子である。HER2は1984年にラットの神経芽腫で発見され（*neu*と名づけられたが，後に同一のものであることが確認された），1987年に乳がんで過剰発現・遺伝子増幅しているものがあることが報告された[14]。これをもってHER2を標的とした薬剤開発が進められ，1996年に米国で承認，本邦では2001年に転移性乳がんに対して承認され，現在では術前・術後補助療法まで適応拡大されている。

HER2検査はIHC法あるいはISH（*in situ* hybridization）法で行われ，2013年にASCO/CAPがガイドラインを公表している[15]。HER2陽性の判定は，IHC法では浸潤性腫瘍細胞の10％以上が均一で強度な膜染色を示す場合とされ，ISH法ではCEP17（17番染色体セントロメア）とのシグナル比が2.0以上の場合，あるいは*HER2*遺伝子のコピー数が1腫瘍細胞あたり平均6.0以上の場合とされる。それまでのガイドラインと比べて，equivocalの判定を少なくする工夫がなされている。現在使用されているISH法には，FISH（fluorescent *in situ* hybridization）法と

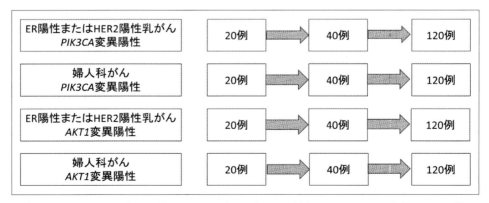

図❷ *PIK3CA/AKT1*変異陽性の乳がん，婦人科がんを対象としたAKT阻害薬の開発（第Ⅰ相試験デザイン）

ER陽性またはHER2陽性乳がん，婦人科がん（卵巣がん，子宮頸がん，子宮内膜がん）のうち，*PIK3CA*変異陽性あるいは*AKT1*変異陽性患者を対象としたAKT阻害薬の第Ⅰ相試験の規模拡大期で，各コホートに最大120例までの登録が予定されている。

DISH（dual color in situ hybridization）法がある。

HER2過剰発現を有する転移性乳がんにおけるトラスツズマブの有用性は，2001年にSlamonらによって報告された[16]。化学療法にトラスツズマブを上乗せすることで，無病生存期間（7.4 vs 4.6ヵ月，$P<0.001$），奏効割合（50 vs 32%，$P<0.001$），全生存期間（25.1 vs 20.3ヵ月，$P=0.046$）とも延長することが報告された。メタ解析においても標準化学療法にトラスツズマブを加えることで全生存期間が延長することが証明された（HR 0.82; 95% CI 0.70-0.95）[17]。

トラスツズマブ以降，抗HER2治療薬の開発が進み，現在はラパチニブ[18]，ペルツズマブ[19)20]，T-DM1（trastuzumab emtansine）[21)22]が臨床応用されている。いずれもHER2陽性乳がんに効果を示しており，乳がん診療においてHER2過剰発現あるいは遺伝子増幅の有無は欠かせない存在となっている。HER1/2/4を不可逆的に阻害するneratinibの第Ⅲ相試験が進行中である。

nelipepimut-SはHER2由来ペプチドであり，ワクチン療法として使用される。HER2発現を有する高リスクの術後乳がんを対象とした第I/II相試験では，5年無病生存率が95.2%と良好な結果であり[23]，ランダム化第Ⅲ相比較試験であるPRESENT試験が進行中である。

Ⅲ．トリプルネガティブ乳がん（TNBC）

TNBCは，ER，PgR，HER2がいずれも陰性である乳がんであり，乳がん全体の約15%を占める[3]。TNBCは生物学的悪性度が高く，内分泌療法や抗HER2療法の効果が期待できないため，化学療法が唯一の治療法であり，予後不良なサブタイプである。近年，分子生物学の進歩に伴い乳がんの遺伝子解析が行われており，特に家族性乳がん・卵巣がん症候群の原因遺伝子であるBRCAに変異のある症例の多くがTNBCであることが報告されている。BRCAはがん抑制遺伝子の1つであり，DNA修復機構である相同組み換え修復を担当しているため，変異により機能が低下するとDNA二本鎖切断の修復ができなくなりアポトーシスが誘導される。BRCA関連乳がんにはDNA二本鎖切断を誘導する白金製剤などの抗がん薬が期待されているが，一方でDNA一本鎖切断を修復するPARPの阻害薬が注目さている。PARP阻害薬は塩基除去修復によるDNA一本鎖切断の修復を阻害することによりDNA二本鎖切断を誘導するため，BRCAの機能が低下しているとDNA修復が不可能となる（合成致死説）。

FDAは3次以上の化学療法治療歴のある病的あるいは病的が疑われる生殖細胞系BRCA変異を有する進行卵巣がんに対して，PARP阻害薬であるオラパリブを2014年12月に承認した。同時にBRACAnalysis CDxをコンパニオン診断薬として承認した。プラチナ感受性再発の高悪性度漿液性卵巣がん265例を対象とした二重盲検ランダム化第Ⅱ相比較試験では，オラパリブ維持療法はプラセボと比較して無病生存期間を有意に延長し（HR 0.35; 95% CI 0.25-0.49, $P<0.0001$），その効果はBRCA変異陽性例でより顕著であった（HR 0.18; 95% CI 0.10-0.31, $P<0.0001$）[24]。またBRCA変異を有する進行がんを対象にしたオラパリブ療法の第Ⅱ相試験において，卵巣がん193例の奏効割合は31%であった[25]。この試験では，乳がん62例の奏効割合は13%であった。乳がんに対するPARP阻害薬の臨床試験として，転移性TNBCを対象にゲムシタビンとカルボプラチン併用化学療法にiniparibの上乗せ効果を検証したランダム化第Ⅱ相試験が報告された[26]。主要評価項目である臨床的有用率（56% vs 34%, $P=0.01$），および副次的評価項目である無増悪生存期間，全生存期間の良好な結果が報告されたが，これに続くランダム化第Ⅲ相比較試験ではiniparibの上乗せ効果は証明できなかった[27]。これはiniparibのPARP阻害活性に疑問がもたれていることのほか，TNBCの生物学的不均一性が強いため，効果予測因子としてのバイオマーカーとして不十分な可能性がある。そのため，現在はBRCAのDNA修復機能が低下しているBRCAness[用解4]を標的として開発が進んでいる。現在，BRCA変異陽性TNBCの術後補助療法としてオラパリブとプラセボを比較する二重盲

検ランダム化第Ⅲ相比較試験であるOlympiA試験や，病的あるいは病的が疑われる生殖細胞系*BRCA*変異を有しアンスラサイクリンとタキサン治療歴のある転移性乳がんを対象にオラパリブと医師選択の化学療法（カペシタビン，ビノレルビン，エリブリン）を比較するランダム化第Ⅲ相比較試験であるOlympiAD試験が進行中である。また，他のPARP阻害薬であるveliparibは，I-SPY2試験によりカルボプラチンとの併用療法が病理学的完全奏効割合において標準治療より優位性が推定され，第Ⅲ相試験へ進むこととなった。現在，開発が進んでいる分子標的治療薬を表❶に示す。

表❶　後期開発中の分子標的治療薬

薬品	標的	開発状況
HER2陽性		
Neratinib（HKI-272）	HER1/2/4	Phase Ⅲ
Nelipepimut-S（E75：NeuVax）	治療的ワクチン	Phase Ⅲ
ホルモン受容体陽性		
Palbociclib（Ibrance）	CDK4/6	Phase Ⅲ *FDAで承認済み
Ribociclib（LEE011）	CDK4/6	Phase Ⅲ
Abemaciclib（LY2835219）	CDK4/6	Phase Ⅲ
Buparlisib（BKM120）	PI3K	Phase Ⅲ
Entinostat（SNDX-275：MS-275）	HADC	Phase Ⅲ
トリプルネガティブ		
Olaparib（AZD-2281：Lynparza）	PARP	Phase Ⅲ
Talazoparib（BMN673）	PARP	Phase Ⅲ
Niraparib（MK-4827）	PARP	Phase Ⅲ
Veliparib（ABT-888）	PARP	Phase Ⅲ
Etirinotecan pegol（NKTR-102）	Topoisomerase Ⅰ	Phase Ⅲ
Glembatumumab vedotin（CDX-011）	GPNMB	Phase Ⅱ

CDK：cyclin-dependent kinase, FDA：Food and Drug Administration, GPNMB：glycoprotein non-metastatic melanoma protein B, HADC：histone deacetylase, HER：human epidermal growth factor receptor, PARP：poly（ADP-ribose）polymerase, PI3K：phosphatidylinositol 3-kinase

おわりに

乳がん診療においては従来からホルモン受容体やHER2といったコンパニオンバイオマーカーを活用した治療法や新薬の開発が行われている。近年の分子生物学の進歩により，様々な遺伝子異常やシグナル経路の変化が報告されており，今後は生物学的不均一性の強いTNBCや薬剤耐性において，新たなコンパニオンバイオマーカーを活用した治療開発とともにコンパニオン診断薬の開発が期待される。

用語解説

1. **コンパニオン診断薬**：特定の医薬品の有効性や安全性をより高めるために，その使用対象患者に該当するか否かをあらかじめ検査する目的で使用される医薬品である。
2. **ベイズ理論**：条件付き確率に関する統計学的理論で，事前確率を結果によって更新していくことで条件付き確率を推定するものである。
3. **アダプティブランダム化**：バイオマーカーを参考に，効果が期待できる治療群により高い確率でランダム割り付けを行う手法である。
4. **BRCAness**：*BRCA*遺伝子変異がなくても，何らかの原因によりBRCAの発現あるいは機能が低下している状態で，DNA相同組み換え修復の機能不全が起こっている状態である。

参考文献

1) Duffy MJ, Crown J：Clin Chem 59, 1447-1456, 2013.
2) Barker AD, Sigman CC, et al：Clin Pharmacol Ther 86, 97-100, 2009.
3) Jemal A, Bray F, et al：CA Cancer J Clin 61, 69-90, 2011.
4) Jensen EV, Block GE, et al：Natl Cancer Instit Monogr 34, 55-60, 1971.
5) McGuire WL, Carbone PP, et al：Estrogen Receptors in Human Breast Cancer. 1-7, Raven Press, 1975.
6) Hammond ME, Hayes DF, et al：J Clin Oncol 28, 2784-2795, 2010.
7) Musgrove EA, Caldon CE：Nat Rev Cancer 11, 558-572, 2011.
8) Finn RS, Crown JP, et al：Lancet Oncol 16, 25-35, 2015.
9) Burstein HJ：Semin Oncol 38, S17-S24, 2011.

10) Baselga J, Campone M, et al : N Engl J Med 366, 520-529, 2012.
11) Kalinsky K, Jacks LM, et al : Clin Cancer Res 15, 5049-5059, 2009.
12) Banerji U, Ranson M, et al : Cancer Res 73, LB-66, 2013.
13) Yardley DA, Ismail-Khan RR, et al : J Clin Oncol 31, 2128-2135, 2013.
14) Slamon DJ, Clark GM, et al : Science 235, 177-182, 1987.
15) Wolff A, Hammond M, et al : J Clin Oncol 31, 3997-4013, 2013.
16) Slamon DJ, Leyland-Jones B, et al : N Engl J Med 344, 783-792, 2001.
17) Balduzzi S, Mantarro S, et al : Cochrane Database Syst Rev 6, CD006242, 2014.
18) Geyer CE, Forster J, et al : N Engl J Med 355, 2733-2743, 2006.
19) Swain SM, Kim SB, et al : Lancet Oncol 14, 461-471, 2013.
20) Swain SM, Baselga J, et al : N Engl J Med 372, 724-734, 2015.
21) Krop IE, Kim SB, et al : Lancet Oncol 15, 689-699, 2014.
22) Verma S, Miles D, et al : N Engl J Med 367, 1783-1791, 2012.
23) Mittendorf EA, Clifton GT, et al : Ann Oncol 25, 1735-1742, 2014.
24) Ledermann J, Harter P, et al : Lancet Oncol 15, 852-861, 2014.
25) Kaufman B, Shapira-Frommer R, et al : J Clin Oncol 33, 244-250, 2015.
26) O'Shaughnessy J, Osborne C, et al : N Engl J Med 364, 205-214, 2011.
27) O'Shaughnessy J, Schwartzberg L, et al : J Clin Oncol 32, 3840-3847, 2014.

参考ホームページ

・独立行政法人医薬品医療機器総合機構（PMDA：Pharmaceuticals and Medical Devices Agency）
http://www.pmda.go.jp/review-services/reexamine-reevaluate/symposia/0012.html

笹田伸介
2003年	広島大学医学部医学科卒業
	同腫瘍外科入局
2013年	同大学院医歯薬学総合研究科博士課程修了
2014年	独立行政法人国立がん研究センター中央病院乳腺・腫瘍内科

田村研治
1992年	広島大学医学部医学科卒業
1995年	ピッツバーグ大学薬効試験部
2001年	近畿大学医学部腫瘍内科
2006年	名古屋大学大学院医学系研究科博士課程修了
2007年	独立行政法人国立がん研究センター中央病院乳腺・腫瘍内科
2013年	同科長

第6章　治療薬のコンパニオンバイオマーカー

9．抗PD-1あるいは抗PD-L1抗体を用いた免疫療法

吉村　清

　がん免疫療法は，手術，化学療法，放射線療法に次ぐ第4の柱として，その理論的根拠を含め強く期待されながら長らくその期待どおりの結果を出すことができなかった．本来は免疫担当細胞ががんを学習し記憶することで体内のがんを攻撃し，長期間その再発を防ぐ可能性があると考えられている．一方で期待に添えた成果を出せなかった理由として，がんに対する殺細胞効果を抑制しようとするシグナルが治療効果の妨げとなっていることが近年明らかになってきた．現在T細胞への抑制を解除する目的で免疫チェックポイント阻害剤を用いる治療法が注目されている．このため，がん免疫療法はかつてない期待が寄せられている．本稿で取り上げる免疫チェックポイント阻害剤はT細胞の殺細胞効果への抑制を解除する目的で用いられる治療法として開発され，その有効性からついに免疫療法ががん治療の柱の1つになる時代がきたと言われはじめた．この免疫チェックポイント阻害剤に関して最も注目されている抗PD-1/PD-L1抗体療法を中心に取り上げ，これに関連するコンパニオンマーカーについても触れた．

はじめに

　がんに対する免疫療法は，免疫担当細胞の活性化を目的としたものや免疫担当細胞にがんの情報を与えることを目的としたものが大半であった．歴史上初めて行われたがんに対する免疫療法はWilliam Coleyのサルコーマの患者に対する細菌の投与といわれる[1]．その後サイトカインを全身に投与する免疫療法[2]，サイトカイン産生腫瘍を用いた免疫遺伝子ワクチン療法[2]，あるいはがんペプチドワクチン療法[3]など，免疫系の刺激とがん抗原の認識を手助けするという大きな根本原則のもとに開発が行われてきた．免疫担当細胞の適切な活性化を行うことや免疫担当細胞にがん特異的抗原の認識を促すことが重要であり，このコンセプトのもとに行われてきた歴史をもち，がん免疫療法において免疫系の賦活や抗原認識は重要であることに変わりはない．

I．免疫療法

　免疫療法の重要性は早くから認知されていたが，残念ながら免疫療法が開発されるごとに効果を十分に発揮できず，がん治療としては手術，化学療法，放射線療法に次ぐ4番手の治療の柱になるどころか，期待に十分に添えることができていなかった．これにはいくつかの理由があり，がんの微小環境において抑制系の細胞が活性化した細胞を無力化あるいは寛容化させるなど負の働きを

key words
　　PD-1，PD-L1，免疫チェックポイント，がん免疫療法，バイオマーカー

していることが明らかとなってきた。この代表的な細胞として制御性T細胞（Treg），腫瘍関連マクロファージ（TAM），骨髄由来抑制細胞（MDSC）などが挙げられる。また活性化されたT細胞もがんをがんとして認識することだけではなく，認識した後にもがんからあるいは抗原提示細胞からT細胞へ，さらにはT細胞同士でなど様々な形で，がんに対する殺細胞効果を抑制しようとするシグナルが送られてきて治療効果の妨げとなっていることが近年知られるようになった。現在の免疫療法の開発はこれらを念頭に置いた治療法の開発が進みつつある。

1. PD-1/PD-L1について

T細胞が活性化した際に免疫システムの過度な活性化をコントロールするための受容体が発現する。これが「免疫チェックポイント（immune checkpoint）」の本体であり，元々は抗原提示細胞とT細胞間での関わりが中心とみられてきた。

その後，図❶にあるように腫瘍が存在する中でのT細胞を取りまく環境では多くのリガンドが様々な細胞より発現し，この免疫チェックポイント機構における受容体を介してT細胞を抑制していることがわかってきた。このT細胞における免疫制御機構つまりT細胞の疲弊化や無力化へと誘導する因子，つまりがん免疫にとって負の作用に関する因子はがん免疫療法を開発するうえで非常に重要であることが判明した。この免疫チェックポイントは今やがん免疫療法においての標的として主役となった。

現在，日本あるいは米国で開発が進行中である主な免疫チェックポイント阻害剤の標的として，cytotoxic T-lymphocyte-associated protein 4（CTLA-4），programmed death 1（PD-1），PD-ligand 1（PD-L1），PD-L2，B7-H4，lymphocyte-activation gene 3（LAG-3），T cell immunoglobulin and mucin domain 3（Tim-3）が挙げられる。これらの分子を標的とし，抗体あるいはイムノグロブリン（Ig）融合タンパクを用いた治療法の開発が行われている。

2. PD-L1，PD-1間の信号伝達によるT細胞活性化の抑制

通常T細胞受容体・CD3複合体は活性化シグナルを伝達するモチーフ（immunoreceptortyrosine-based activation motif：ITAM）がチロシンリン

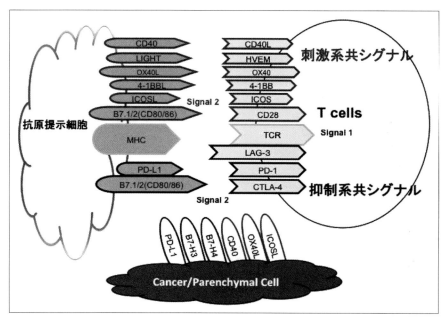

図❶　Signal 1 と Signal 2 の代表例（共シグナル）

酸化を受け活性化される。ところが PD-1 にリガンド（PD-L1 あるいは PD-L2）からのスウィッチがオンされると，抑制性シグナルを伝達するモチーフ（immunoreceptortyrosine-based inhibitory motif：ITIM あるいは ITSM）もチロシンリン酸化され，チロシンホスファターゼ SHP-2 がこの ITIM のチロシンリン酸化に結合する。この結合した SHP-2 が周囲の ITAM のリン酸化を脱リン酸化することで抗原受容体刺激により入った T 細胞活性化信号を不活化する（図❷）。

つまり T 細胞における免疫系が活性化されると，それに引き続き抑制系が始動する。免疫系において暴走を抑制できる重要なメカニズムと考えられる。この一方で，がん免疫療法においては負の因子として働いてしまうことが問題となってしまい，T 細胞による抗原認識後の活性化や，免疫賦活剤を用いた免疫療法の効果発揮の障害となってきた。

3. 抗 PD-1 抗体の役割

PD-1，PD-L1（同定者による別名 B7-H1）あるいは PD-L2（同定者による別名 B7-DC）に関して当初は自己免疫やアレルギーなどの因子として研究され注目されたが，次第にがん免疫における負の因子として注目されはじめた。筆者らも多様なマウスモデルやヒト PBMC を用いて抗 PD-1 抗体，抗 PD-L1 抗体あるいは PD-L2 融合タンパクを用いた研究を行ってきた。その一例として活性化した PD-1 発現 T 細胞が PD-L1 発現腫瘍との共培養により増殖が抑えられることを確認した。ここに T 細胞の賦活を促すと再度 T 細胞は増殖するが，すぐに疲弊化しアポトーシスとなる。これに対し，抗 PD-1 抗体を付加することで活性化を維持できることを確認した。このような結果も含め，T 細胞の腫瘍への攻撃に対し，PD-1 と PD-L1 の相互作用が腫瘍からの免疫学的逃避機構（immune evasion）の主役を果たしていることが推察されている。

4. 腫瘍における PD-L1 の発現

元々は抗原提示細胞と T 細胞間の副シグナル因子の一部が抑制系であるため T 細胞上のこの副抑制因子が注目された。この代表格が CTLA-4 であり，このリガンドは樹状細胞上の B7.1/B7.2 が知られている[4]。

これに対し，この T 細胞上の抑制系副因子のリガンドの中に腫瘍上に発現しているものが見つかった。この代表的なものに PD-L1 があり，その T 細胞上の受容体 PD-1 とともに免疫チェックポイント阻害剤の標的として中心となっている[5)6)]（図❶）。実際にこれらの分子の各々の細胞での発現が臨床上どのような状況でどれくらい重

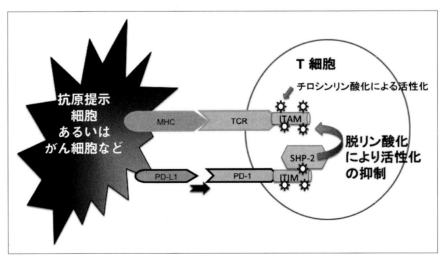

図❷ PD-L1 と PD-1 相互関係による T 細胞活性化の抑制系メカニズム

要な役割を果たしているか，不明な点も多くモニタリング研究の重要性が増している。各種のがんで PD-L1 を発現している場合，予後あるいは腫瘍の大きさに逆比例するなどの報告があり[7)8)]，他の研究と合わせてみると腫瘍と T 細胞間のシグナルが腫瘍からの免疫逃避機構において重要な役割を担っており，これを解除することこそががん免疫が発揮できる機序であると考えられるようになった。

Pardoll らはこの PD-1/PD-L1 間において，腫瘍に発現する PD-L1 と T 細胞上の PD-1 の関係が重要であり，元々恒常的に腫瘍に発現している PD-L1 からの免疫学的逃避機構を innate resistance，活性化した T 細胞が産生する IFN-γ により Stat シグナルを通じ発現が惹起され誘導された PD-L1 発現による T 細胞上の PD-1 を介した免疫逃避機構を adaptive resistance と表現している。

抗原提示細胞からも PD-L1 は発現しているが，抗 PD-1 抗体療法の有効性に影響を与えるのは腫瘍から発現する PD-L1 であり，とりわけ T 細胞からの IFN-γ 産生による先に述べた adaptive resistance が重要と現在は考えられている。

II．抗体療法の開発

PD-L2 を同定した Pardoll，PD-L1 を同定した Chen らのグループが PD-1/PD-L1 の相互関係に注目し，これらを阻害する抗体の治療を開発した[9)]。日本における本庶らの PD-1 の発見およびその治療に関する研究がベースとなった[6)]。

本研究は 2000 年前後から 2005 年までに多くの基盤的研究が行われ，これを元に臨床へ向けた開発は主に 2005〜6 年に開始された。多くのプロダクトは米国より発信された。PD-1 は主に 4 社から開発された抗体〔ニボルマブ，penbrolizumab（lambrolizumab），pidilizumab，AMP-514〕と 1 社から開発された融合タンパク（AMP224）を中心に臨床研究が進んでいる。対象疾患の多くはメラノーマ，肺がん，腎がんなどであるが，消化器系など他の多くのがん種に複合療法を含め可能性を探索する試みが行われている。

1．抗 PD-1/PD-L1 抗体のコンパニオンマーカー

抗 PD-1 抗体治療における治療効果を予測するマーカーとしては PD-L1 の発現が挙げられる[10)]。この PD-L1 の発現には活性化した腫瘍浸潤 T 細胞（TIL）の存在が重要で，この細胞の存在あるいはここより産生される IFN-γ が PD-L1 の発現を惹起するため，この TIL 自体も治療効果の予測に用いられる可能性がある[11)12)]（図❸）。

ただし，がん種によってこのバイオマーカーが機能する場合としない場合があり，いまだに本療法におけるユニバーサルで決定的なコンパニオンマーカーは存在していない。腫瘍微小環境において TIL の存在が本免疫療法における主役の 1 つであることは理論上も強く示唆される。さらに PD-1/PD-L1 の信号をブロックすることが本治療の目的であることから，PD-L1 や PD-1 の発現が治療効果と関係があることは整合性がある。この一方で，免疫担当細胞の抗腫瘍効果発揮にはたくさんの腫瘍微小環境内おけるバランスが働いており，リンパ節においても抗原提示細胞からの他の機構を通じた抑制も考えられるため，認識しているがん抗原の研究を含め今後の免疫学的解析により，より鋭敏な治療効果予測あるいは予後予測マーカーが明らかにされると考えられる。

また，腫瘍における非同義遺伝子内変異の頻度と抗体療法の効果あるいは新抗原（ネオアンチゲン）と呼ばれる免疫原性のある腫瘍抗原エピトープの変異との有効性の関係などの研究[13)]が盛んに行われており，近いうちに見解が定まる可能性が高い。

2．複合療法

現在開発が進んでいる抗 PD-1 抗体のニボルマブとの複合免疫療法の相手としては抗CTLA-4 抗体（ipilimumab），抗KIR（lirilumab）抗体，抗LAG3（BMS-986016）抗体，抗CD137 抗体（urelumab），GVAX+Listeria（CRS207），抗CCR4 抗体（モガムリズマブ）などがある。同じく抗 PD-1 抗体の pembrolizumab のコンビネーションの相手として抗CTLA-4 抗体（ipilimumab），エルロチニブ，ゲフィチニブ，dabrafenib，trametinib，PegIFN-2b ほか様々

第6章　治療薬のコンパニオンバイオマーカー

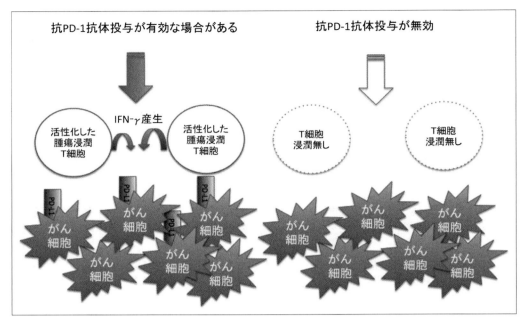

図❸　抗PD-1抗体治療における有効性が発揮できる環境

なものがあり，多種の化学療法での試験が行われている。

抗PD-L1抗体のMEDI4736に関しては，抗CTLA-4抗体（tremelimumab），抗OX40抗体（MEDI6383），抗PD-1抗体（pembrolizumab），ISIS-STAT3rx：STAT3 reducer（AZD5312），抗CCR4抗体（モガムリズマブ）などとの併用療法の開発が進行中あるいは予定中である。

現在免疫チェックポイント阻害剤の中心はその有効性と副作用のバランスから抗PD-1抗体，抗PD-L1抗体により進んでいる。このため，今後も当面はPD-1/PD-L1を基軸とした併用療法の開発が進むと考えられる。併用療法の相手として，化学療法，分子標的療法，他の免疫療法，放射線療法などが主に想定され開発が進められている。なかでも免疫療法としては抗LAG-3抗体と抗PD-1抗体療法あるいは抗PD-L1抗体と抗PD-1抗体療法などが免疫チェックポイント阻害剤同士の開発としては進行しており，今後も進むものと予測される。T細胞の活性化との併用療法は，抗CD137抗体，抗OX40抗体などが現時点では中心となっている。

本来は免疫療法において免疫の活性化，特にT細胞の活性化が必須であることから，何らかの活性化療法と免疫チェックポイント阻害剤の併用療法が進むことが容易に推測される。特に日本においてはペプチドワクチン療法が盛んに行われたことより，これらとの併用が今後進められる可能性がある。一方米国でもペプチドの変異に注目し新抗原の重要性が再認識されつつあり，これら変異したものを含めたペプチド免疫療法との併用が進む可能性もある。

おわりに

免疫活性化による治療法の開発に対する反省とアンチテーゼとして開発された免疫チェックポイント阻害剤を用いた免疫療法が重要な地位を占めるようになった。これらに関連する免疫制御機構および免疫監視機構のコントロールをめざしたがん免疫療法は，今後の新規免疫療法を開発するうえで大きな潮流の1つとなっている。免疫チェックポイント分子あるいはそのリガンドであるCTLA-4，PD-1，PD-L1，PD-L2，B7-H4，LAG-3，Tim3などの鍵となる分子を標的とすることで，

免疫監視逃避機構の回避などをめざし，より安全でがん特異的な次世代型免疫療法の開発をめざし，複合療法を含めた治療法の開発が急速に進められている．単独療法としては免疫チェックポイント阻害剤が，がん患者数の多い消化器がん，乳がん，前立腺がんでの積極的な有効例を示すデータに乏しく，症例を増やしていき新たなエビデンスを獲得するか，有効例を選択できる新たなバイオマーカーを見出す必要がある．一方で複合療法の開発が進む中で，その相手となる標的を既存の治療の中から探すこともちろん重要であるが，マウスも含めた基盤研究に立ち返り，理論的・免疫学的にも何が理想的なコンビネーションかを探索する必要がある．分子標的療法や既存の化学療法との相性や免疫賦活療法との複合療法を考えるうえで，基盤的研究や理論上のメカニズムとの整合性があるものを臨床応用していくことで効率のよい治療法の開発が進む．基礎腫瘍免疫研究者あるいは周囲の分野の研究者と腫瘍内科医の頻繁なキャッチボールが必要な時代がきたと言える．

参考文献

1) Nauts HC, Swift WE, et al : Cancer Res 6, 205-216, 1946.
2) Dranoff G : Nat Rev Cancer 4, 11-22, 2004.
3) Yang J, Zhang Q, et al : Int J Mol Med 35, 17-23, 2015.
4) Krummel MF, Allison JP : J Exp Med 182, 459-465, 1995.
5) Sanmamed MF, Chen L : Cancer J 20, 256-261, 2014.
6) Okazaki T, Chikuma S, et al : Nat Immunol 14, 1212-1218, 2013.
7) Muenst S, Schaerli AR, et al : Breast Cancer Res Treat 146, 15-24, 2014.
8) Zhang Y, Wang L, et al : Onco Targets Ther 7, 567-573, 2014.
9) Drew M : Nat Rev Cancer 12, 252-264, 2012.
10) Topalian SL, Sznol M, et al : J Clin Oncol 32, 1020-1030, 2014.
11) Taube JM, Klein A, et al : Clin Cancer Res 20, 5064-5074, 2014.
12) Lyford-Pike S, Peng S, et al : Cancer Res 73, 1733-1741, 2013.
13) Rizvi NA, Hellmann MD, et al : Science 348, 124-128, 2015.

吉村　清
1993年　山口大学医学部卒業
　　　　同医学部第2外科（現消化器・腫瘍外科）
2001年　同大学院博士課程修了
2002年　ジョンズホプキンス大学
2010年　山口大学大学院消化器・腫瘍外科学助教
2013年　同技術経営大学院修士課程修了（社会人枠）
2014年　国立がん研究センター先端医療開発センター免疫療法開発分野（築地）分野長

免疫チェックポイント阻害剤などを用いた複合免疫療法や次世代型CAR-T療法の開発を行う．

第6章　治療薬のコンパニオンバイオマーカー

10. DNA 損傷応答

後藤　悌

　生体は DNA 損傷に対して数多くの修復機構を有している。がん細胞は修復機能が低下していることが多く，治療の標的となる。白金製剤は DNA に架橋を作るが，がん細胞の修復能が低下していれば，正常細胞よりも多くの損傷を与えることができる。PARP 阻害薬は塩基除去修復を低下させるため，がん細胞だけがその他の修復能が低下しているときには，がん細胞の修復能に大きな影響を及ぼす。がん細胞の修復タンパクを解析することで，これらの薬剤の効果を予測することが試みられている。臨床検体という制約もあり，確証的なデータは少ない。

はじめに

　がん細胞の特徴の1つは，ゲノム不安定性である。例えば，染色体の数，構造といった染色体の不安定性，ヌクレオチド置換，挿入・欠失と行った DNA 構造の変化などである。発がんや悪性化の原因となる DNA にこれらの変化が生じたとき，ドライバー変異と称される。がん細胞への直接的な影響については，明らかでない変化はパッセンジャー変異と呼ばれる。アミノ酸配列の変化が新たな抗原となり，腫瘍免疫のブレーキとなっている可能性もわかってきた。

　ゲノムの恒常性を保持するために，生体は DNA の損傷に対する修復メカニズムを幾重にも有している。DNA は活性酵素や複製時のエラーといった内的要因，紫外線，放射線，喫煙，化学物質といった環境因子による外的要因によって絶えず損傷を受けている。修復やアポトーシスによって，このような異常細胞を蓄積しないようにしている。

　DNA の不安定性はがんの原因でもある一方で，それを増幅させることが治療の標的の1つでもあった（表❶）。例えば白金製剤は DNA に架橋という損傷を与えることで細胞の複製を妨げる。正常細胞よりもがん細胞のほうが修復能の低下があるならば，白金製剤の治療効果も高くなることが予想される。

I．DNA の修復機構

　DNA 損傷への応答は，損傷部位の同定，修復因子の集積，物理的な修復という過程を経る。主な修復機構を図❶に示す[1]。

　DNA は加水分解による塩基の喪失といった内在性の反応や，化学変化，X 線といった外的要因によって，塩基は絶えず損傷を受けている。これらは，PARP，DNA ポリメラーゼとリガーゼ，XRCC1 などからなる複合体によって認識，DNA グリコシラーゼによって除去される（塩基除去修復，base excision repair：BER）。

　複数塩基の損傷や DNA の架橋といった DNA のらせん構造が壊れている場合には，ヌクレオチド除去修復（nucleotide excision repair：NER）が

---

key words

DNA 損傷，DNA 二重鎖切断，DNA 一本鎖切断，ERCC1，白金製剤，
DNA 修復タンパク，BRCAness，PARP 阻害薬，合成致死

表❶ DNA損傷の標的と薬剤

分子標的	遺伝子	損傷応答	薬剤
DNAメチルトランスフェラーゼ	DNMT1	過メチル化	Decitabine, Azacitabine
PARP阻害薬	PARP1	SSBR/BER/DSBR/Alt-NHEJ	Olaparib, Veliparib
DNAポリメラーゼ	POLA1	DNA合成	Cytarabine, Fludarabine, Gemcitabine
リボヌクレオチド還元酵素	RRM1 RRM2	DNA合成	Fludarabine, Hydroxyurea
トポイソメラーゼⅠ阻害薬	TOP1	DNA複製	Irinotecan, Nogitecan
トポイソメラーゼⅡ阻害薬	TOP2	DNA複製	Etoposide
チミジン合成	TYMS	DNA合成	Floxuridine, Fluorouracil, Capecitabine, Pemetrexed, TS1

開発中の標的：DNA-PK, Chk1/2, MGMT, TP53, MDM2

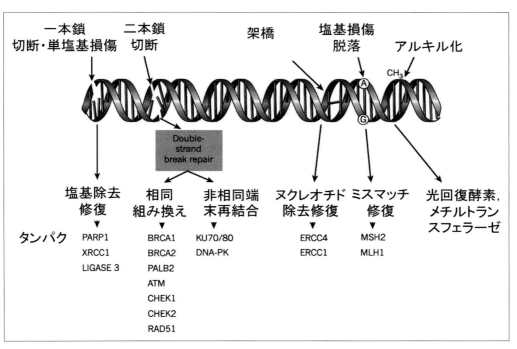

図❶ DNA損傷応答とタンパク（文献1より改変）

行われる。全ゲノムの異常をスキャンしている全ゲノム（global genome）NERと, RNAポリメラーゼの伸長を阻害する異常を検出する転写共役（transcription-coupled）NERがある。化学変化した塩基と糖の間を切断する酵素により認識され, ERCC1-XPF複合タンパクによってDNA鎖の切断, 合成酵素によって無損傷のDNAを鋳型として修復される。

二本鎖切断は, DNA複製の際の複製フォークの停止, 電離放射線, 酸化損傷などによって生じ

る。一本鎖ニックが DNA 複製によって二重鎖切断になることもある。主な修復機構は 2 つあり，断端同士がそのまま結合する非相同末端再結合（non-homologous end-joining：NHEJ）と姉妹染色体を鋳型とする相同組み換え修復（homologous recombination：HR）である。NHEJ は主に細胞周期の G1 期で働く。再結合した DNA の配列は変化（欠失）してしまうことに注意が必要である。HR は二本鎖切断からエラーを蓄積することなく修復する高度な機構である。鋳型配列となる姉妹染色分体の距離が物理的に近い S 期の後期から G2 期に行われる。その過程には多くのタンパクが関与する。RPA によって 3'突出末端が覆われ，5'-3'エキソヌクレアーゼで 3' 末端を生成。MRE11-RAD50-NBS1（MRN 複合体）と ATM がリクルート。BRCA1-CtIP 複合体が MRN 複合体と結合して MRE11 のヌクレアーゼ活性を介して一本鎖を形成。ATM によって H2AX がリン酸化され，BRCA1-ABRA1 複合体がリクルート。H2AX のリン酸化部位に MDC1 が結合し，ATM による MDC1 のリン酸化によって，RNF8 が結合。ユビキチン鎖が損傷箇所に形成される。G1 期では CtIP が 53BP1 によって抑制され，Ku70/80 による NHEJ によって修復されるが，S 期は CtIP がリン酸化され，53BP1 の働きを抑えることによって HR に必要な一本鎖形成がなされる。BRCA1-PALB2 によって BRCA2-RAD51 複合体がストランドへ侵入し，交差した DNA は Mus81/Eme1，Slx1/Slx4 などの DNA 切断酵素により切断される。

その他の DNA 修復機構には，代替非相同末端再結合（alternative non-homologous end-joining：alt-NHEJ），一本鎖アニーリング（single-strand annealing：SSA），複製後修復（一本鎖損傷修復経路で取り除くことのできない cyclobutane pyrimidine dimer などに対して，S 期に DNA 複製に伴って行われる修復），ミスマッチ修復（DNA 複製や組み換えの時に生じた誤対合や塩基の誤挿入，欠失などのミスマッチを修復），損傷乗り越え修復，テンプレートスイッチなどがある。

損傷の過程では DNA 周期，チェックポイントも重要な役割を果たす。損傷への応答としてこれらのタンパクの調節も行われている。

II．殺細胞薬と DNA 損傷

白金製剤は，DNA 内ないしは二重鎖間に架橋を形成する。細胞は DNA 損傷と認識して修復を試みることになるが，がん細胞と正常細胞で修復能に差があれば，その差分が治療効果として反映されうる。例えば，卵巣がんでは 50％もの患者に HR の不具合が生じているとされ，白金製剤の効果が高いことの原因となっている。

DNA 修復に関わるタンパクと効果の相関については精力的に研究されている。RRM1 は DNA の複製と修復に必要なデオキシヌクレオチドを供給するリボヌクレオチド還元酵素（RR）を調節する。手術療法のみの病理病期 I 期非小細胞肺がんにおいて，独立した予後（無増悪生存期間）不良因子であるとの報告がある[2]。さらに進行期がんでも，核酸代謝薬に影響して薬効を示す核酸代謝拮抗薬に対する感受性に影響する。例えばゲムシタビンの感受性は RRM1 発現量と負の相関があることが臨床検体でも示されている[3]。

ERCC1 は XPF と複合体を形成し，NER，特に DNA 架橋を除去するのに必須である。ERCC1 の機能はその後の修復工程の律速段階とも考えられている。ERCC1 の低発現は完全切除された非小細胞肺がんの予後不良因子であり，白金製剤（シスプラチン）の効果予測因子（発現が低いほど架橋している化合物を排除するのが難しく，効果が高い）という報告が 2000 年代になされた[4]。

IALT 試験は，術後化学療法（シスプラチン＋エトポシドまたはビンカアルカロイド）の効果について 1867 人を対象にして検証した試験である。全患者の解析では，術後の治療によって 5 年生存率は 4.1％の上昇がみられた[5]。全例が手術を行っており，分子生物学的に効果を予測する不随研究が行われた[4]。761 人の検体にて ERCC1 の発現状況が免疫染色（IHC）で評価され，335 人が陽性，426 人が陰性と判断された。化学療法を受けなかった患者のうち，ERCC1 陰性の 315 人，陽性の 250 人の 5 年生存率はそれぞれ，46％，39％と，

ERCC1 の発現が低いほど予後が良好であることが示された。一方，化学療法を受けた患者と受けなかった患者の 5 年生存率は，それぞれ ERCC1 陰性で 56％と 42％，陽性で 50％と 55％であった。化学療法の効果は ERCC1 陰性の患者に限定的であった可能性が示唆された。

DNA 損傷応答と白金製剤の効果の関係については，その後も盛んに研究されたものの一定の見解を得るには至っていない[6]。例えば，マイクロアレイを用いた IHC にて修復タンパクである XPF，BRCA1，ERCC1，MSH2，p53，PARP1 や ATM について評価したが，扁平上皮がんでは ERCC1 が予後予測因子となったものの，腺がんでは明らかな関係を見出せなかった[7]。また再現性を確認する数多くの研究にて，ERCC1 抗体の染色が一定しないとの意見があった。2013 年には 2006 年の検体を再評価し，他の大規模比較試験の検体を使った検証研究が行われた。ERCC1 抗体陰性患者での化学療法の効果は示せず，陽性患者でわずかに化学療法の効果が上回った[8]。さらに，ERCC1 抗体の染色の再現性が示すことができず，検査性能に変化があった可能性も示された。市販の ERCC1 抗体では ERCC1 のアイソフォームを鑑別することができず，機能的に予後に関係があることが予想される ERCC1 アイソフォームは検出もできなかった。ERCC1 の評価方法として qt-PCR もあるが，いずれにしても現段階では ERCC1 による治療の選別は探索的とせざるを得ない。

トポイソメラーゼ阻害薬も DNA の修復に関与したタンパクを標的としている。トポイソメラーゼは転写や複写のときに，リン酸ジエステルの切断と再結合をすることで DNA のらせん構造をほどく。阻害薬によって，DNA の切断が修復されないことで抗がん作用を発揮する。トポイソメラーゼ I 阻害薬としてイリノテカン，トポイソメラーゼ II 阻害薬としてエトポシドなどがある。

III．PARP 阻害薬

PARP〔ポリ（ADP）リボースポリメラーゼ〕は DNA 障害によって活性化される核タンパクである。DNA 結合タンパク上のアルギニン，グルタミン酸，アスパラギン酸などの残基に，ニコチンアミドアデニンジヌクレオチド（NAD+）を基質として ADP リボースを重合化させる酵素反応を触媒する。ポリ（ADP）リボースは DNA-タンパク質間，タンパク質間の相互作用を変化させ，DNA 修復，遺伝子転写，クロマチン構造を調節する。PARP1 は DNA の一本鎖切断部に結合して塩基除去修復に重要な役割を果たす。

PARP 阻害薬は DNA 障害における塩基除去修復能を低下させる。DNA メチル化作用のあるテモゾロミドや DNA 架橋剤の白金製剤との併用によって DNA 障害の増感作用が期待されている。また DNA 修復能のうち，HR が低下しているときには PARP 阻害薬による塩基除去修復能が低下することで，2 種類の修復能を阻害することができる（合成致死）[用解1]。実際，乳がん患者の 5 ～ 10％，卵巣がん患者の 10 ～ 15％が相同組み換えタンパクである BRCA1/2 や PALB2 の遺伝子変異を原因とする遺伝性腫瘍であると考えられており，PARP 阻害薬が著効する[9]。2014 年には FDA も BRCA1/2 の生殖細胞系変異のある患者に対する PARP 阻害薬（オラパリブ）の承認を先駆けて行った。

生物学的には，生殖細胞の遺伝子変異でなくとも HR の機能の低下している患者を選別できれば，PARP 阻害薬の効果を高めることができる。細胞実験ではこのような HR 能の低下を示すタンパク質の変化は数多く報告されており，BRCAness[用解2] と総称される。

臨床で DNA 修復能を評価するのは困難であることが，PARP 阻害薬開発の最大の障壁であろう。DNA 修復タンパクを網羅的に解析して，PARP 阻害薬の効果を予測するシグネチャーも研究されている。しかしながら，治療前の腫瘍は DNA 損傷の圧力を受けておらず，実際の治療に対する応答は評価できないであろう。様々な分子標的薬が開発されているが，PARP 阻害薬ほど実験室の解析によって DNA 修復という治療の効果を予測できる因子が見つかっているものは少ない。この薬剤をどのようにして臨床に応用できるかに，トラ

ンスレーショナルリサーチとしての真価が問われている。

おわりに

DNA損傷応答は殺細胞薬から分子標的治療薬にいたるまで，抗がん治療の中心を担ってきた。分子生物学的な進歩によって，DNA，タンパクでの解析が進んでいる。ERCC1やBRCAnessによる治療効果の予測は，実験レベルでは有効そうだが，臨床では再現性が得られにくい。コントロールをおくことができない，検体採取が限られるといった制約のもと，いかにしてがん細胞の特徴を明らかにするかが今後の課題である。

用語解説

1. **合成致死**：DNA修復機構は単一ではなく，複数で補完的に作用することで恒常性を保っている。がん細胞においては，いずれかの修復機構の異常が認められることが多い。薬剤などによって1つの修復経路を阻害しても，正常細胞は他の修復経路のために影響は限定的であるが，がん細胞では異常経路と合わせて致死的になる。このような単剤での効果が限定的であっても，がん細胞の特徴，ないしは他の薬剤との併用で相乗的に抗がん作用が増強する治療戦略[10]。

2. **BRCAness**：PARP阻害薬の効果予測因子として，BRCA1/2の遺伝子変異と同じように，DNA修復能の低下している悪性腫瘍疾患の一群。BRCA1/2に遺伝子変異がなくても，プロモーターのメチル化による発現低下，他の相同組み換えに関わるタンパクの機能低下などが原因となる[11]。

参考文献

1) Lord CJ, Ashworth A : Nature 481, 287-294, 2012.
2) Zheng Z, Chen T, et al : N Engl J Med 356, 800-808, 2007.
3) Bepler G, Kusmartseva I, et al : J Clin Oncol 24, 4731-4737, 2006.
4) Olaussen KA, Dunant A, et al : N Engl J Med 355, 983-991, 2006.
5) Arriagada R, Bergman B, et al : N Engl J Med 350, 351-360, 2004.
6) Roth JA, Carlson JJ : Clin Lung Cancer 12, 393-401, 2011.
7) Pierceall WE, Olaussen KA, et al : Ann Oncol 23, 2245-2252, 2012.
8) Friboulet L, Olaussen KA, et al : N Engl J Med 368, 1101-1110, 2013.
9) Fong PC, Boss DS, et al : N Engl J Med 361, 123-134, 2009.
10) McLornan DP, List A, et al : N Engl J Med 371, 1725-1735, 2014.
11) Turner N, Tutt A, et al : Nat Rev Cancer 4, 814-819, 2004.

後藤　悌
2003年　東京大学医学部医学科卒業
　　　　同医学部附属病院内科
2004年　三井記念病院内科
2005年　国立国際医療センター呼吸器内科
2006年　国立がんセンター中央病院
2009年　東京大学医学部附属病院呼吸器内科医員
2010年　同大学院医学系研究科学位取得
　　　　同医学部附属病院検査部特任臨床医
2011年　同医学部附属病院呼吸器内科助教
2014年　国立がん研究センター呼吸器内科医員

第6章 治療薬のコンパニオンバイオマーカー

11. がんの個別化医療におけるチロシンキナーゼ阻害薬とコンパニオンバイオマーカー

増田万里・山田哲司

　分子標的治療はがんの標準的治療において重要な位置を占めるようになった。受容体型チロシンキナーゼHER2を標的とする抗体薬トラスツズマブや，c-kitおよびBcr-ablチロシンキナーゼ阻害薬イマチニブは臨床で目覚ましい効果をあげ，がん薬物療法にパラダイムシフトを引き起こした。一方，投与対象者を選択するトラスツズマブのHER2検査，およびゲフィチニブ，エルロチニブの*EGFR*遺伝子変異検出に始まったコンパニオン診断は医療の質と安全性の向上に貢献し，今後ますます我々の生活に身近なものになることが予測される。

はじめに

　タンパク質をリン酸化するプロテインキナーゼは，セリン/スレオニンキナーゼとチロシンキナーゼがあり，チロシン残基をリン酸化するチロシンキナーゼは，さらに受容体型（receptor tyrosine kinase：RTK）と非受容型チロシンキナーゼ（tyrosine kinase：TK）に分類される。正常細胞では，増殖因子が細胞膜上の受容体に結合し，シグナルが核へと伝達され増殖や分化が制御されているが，がん細胞ではこれらのシグナル経路の制御が破綻している。多くのチロシンキナーゼはシグナル伝達経路で重要な役割を果たしており，創薬標的として早くから注目を集めてきた。これまでに開発された分子標的治療薬の中でもチロシンキナーゼ阻害薬は臨床の現場で既に一般的に使用されている。

　分子標的を発現する症例に有効性を示す分子標的治療薬が，がん治療の中心的役割を果たすようになり，コンパニオンマーカー（companion marker）を指標に処方対象患者の層別化を行う個別化医療が今後加速的に展開すると予測される。コンパニオン診断は，医薬品を投与する際の有効性・安全性の向上を目的とし，①奏効性が期待できる投与対象患者を選び出し，②副作用発現の可能性が高い患者を除外し，③薬効のモニターによりその後の治療方針の判断を適切に行うための診断である。治療効果と安全性の最大化を目的とした個別化医療には，医療の質の向上や医療財源に対し経済効果も期待される。一方，莫大な費用と年月を要する医薬品開発でも臨床試験の効率化が期待できる。2011年には米国食品医薬品局（FDA）は治療薬とコンパニオン診断薬は一体開発が望ましいという見解を示している。

I. キナーゼ阻害薬とコンパニオン診断の現状

　国内でコンパニオン診断による個別化治療が実

---

key words　チロシンキナーゼ，シグナル経路，コンパニオンマーカー，個別化医療，コンパニオン診断，HER2，*EGFR*遺伝子変異，逆相タンパクアレイ

施されているチロシンキナーゼ阻害薬（tyrosine kinase inhibitor：TKI）を表❶にまとめた．以下に，代表的な薬剤について概説する．

1. ヒト上皮増殖因子受容体2型(HER2)阻害薬：分子標的治療薬を用いた個別化がん医療のモデルケースとなったトラスツズマブ

2001年に国内で転移性乳がんへの適応が認可されたトラスツズマブ（製品名：ハーセプチン）は，RTKであるヒト上皮増殖因子受容体2型（HER2）を認識するヒト化モノクローナル抗体である．neu（タンパクはc-erbB-2）の別名をもつがん遺伝子 Her2 は，構造類似性から human epidermal growth factor receptor（HER）ファミリーに分類される．HER1（EGFR），HER2，HER3，HER4 からなる HER タンパク質は膜貫通型受容体で，細胞膜上でホモあるいはヘテロの二量体を形成し下流のシグナル経路を活性化する．HER2 が HER3 と二量体を形成すると，HER2 による mitogen-activated protein kinase signal pathway（MAPK シグナル経路）の活性化と，HER3 による PI3K/Akt/mammalian target of rapamycin signal pathway（mTOR シグナル経路）の活性化が細胞増殖と細胞死回避シグナルを同時に惹起し，強力な細胞増殖が促される．乳がん症例において15〜25%で HER2 遺伝子の増幅，および HER2 タンパクの過剰発現が報告されている．

本邦においてトラスツズマブは，HER2 過剰発現転移性乳がんへの適応が2001年に，HER2 過剰発現乳がんの術後補助療法への適応が2008年に認可されている．一方，HER2 陽性進行・再発胃がん患者で，標準化学療法へのトラスツズマブ併用効果が国際共同第Ⅲ相臨床試験 ToGA 試験で評価され，併用による有意な生存期間延長が認められた（化学療法単独群が11.1ヵ月，トラスツズマブ併用群が13.8ヵ月）[1]．この結果を受け，2011年に HER2 陽性進行・再発胃がんへ適応が拡大された．

乳がんにおいてトラスツズマブ投与対象患者の選択を HER2 検査で行うコンパニオン診断は，タンパクレベルで過剰発現を検出する免疫組織化学（IHC）法と，DNA レベルで遺伝子増幅を検出する in situ ハイブリダイゼーション（ISH）法で行われている．遺伝子増幅検出を明視野で解析できる chromogenic in situ hybridization（CISH）

表❶ 国内でコンパニオン診断による個別化治療が実施されているチロシンキナーゼ阻害薬

がん種	分子標的	薬剤名（製品名）	コンパニオンマーカー
非小細胞肺がん（NSCLC）	EGFR（変異型）	ゲフィチニブ（イレッサ） エルロチニブ（タルセバ）	EGFR 遺伝子の変異
	EGFR（変異型），HER ファミリー	アフィチニブ（ジオトリフ）	EGFR 遺伝子の変異
	ALK	クリゾチニブ（ザーコリ）*	ALK 融合遺伝子
乳がん	HER2	トラスツズマブ（ハーセプチン） ペルツズマブ（パージェタ） トラスツズマブ エムタンシン（カサドラ）	HER2 タンパク質過剰発現/HER2 遺伝子増幅
	EGFR，HER2	ラパチニブ（タイケルブ）	HER2 タンパク質過剰発現/HER2 遺伝子増幅
胃がん	HER2	トラスツズマブ（ハーセプチン）	HER2 タンパク質過剰発現/HER2 遺伝子増幅
慢性骨髄白血病	Bcr-Abl	イマチニブ（グリベック） ニロチニブ（タシグナ） ダサチニブ（スプリセル）	BCR-ABL 融合遺伝子
大腸がん	EGFR	セツキシマブ（アービタックス） パニツムマブ（ベクティビックス）（完全ヒト型抗体）	KRAS 遺伝子野生型
消化管間質腫瘍（GIST）	c-kit	イマチニブ（グリベック）	c-kit 遺伝子変異

*ザーコリは2012年3月，診断薬 Vysis ALK Break Apart FISH プローブキットは2012年2月に同時認可

法などの開発も進んでおり，臨床現場で一般的な手法となることが予測される。近年，HER2 検査の精度管理が重視され，2007年には ASCO（American Society of Clinical Oncology）/CAP（College of American Pathologists）から HER2 検査ガイドラインが発表されており，IHC 法および ISH 法による判定基準や，判定困難な「equivocal：境界領域」の対処法についても厳密な判定基準が設けられている。本邦では，2009年に ASCO/CAP ガイドラインに準拠した「HER2 検査ガイド」が乳がん HER2 検査病理部会により作成されている[2]。胃がんへの適応に伴って日本病理学会は2013年に「胃癌における HER2 タンパク／遺伝子病理組織標本作製・病理診断ガイドライン」案を発表しており，腫瘍自体の不均一性の高い胃がんでは，全体像を把握しやすい IHC 法で先行し，equivocal の判定の場合，HER2 遺伝子増幅検査（ISH 法）を行うことを推奨している。

HER2 標的治療薬として現在では，HER2 細胞外ドメイン II ヒト化モノクローナル抗体ペルツズマブ（製品名：パージェタ），チューブリン重合阻害薬 DM1 結合トラスツズマブ エムタンシン（製品名：カドサイラ），EGFR および HER2 細胞内キナーゼドメインを標的とする阻害薬ラパチニブ（製品名：タイケルブ）が開発されている。HER2 検査の需要の拡大とともに，さらなる精度向上，精度管理，検査環境の整備が期待されるが，初回治療後の獲得耐性[用解1]や，HER2 検査法で見落とされている一部の症例の対処法が今後の課題として残されている。

2. 上皮成長因子受容体チロシンキナーゼ阻害薬（EGFR-TKIs）：感受性を予測できる遺伝子診断法が薬剤の認可から時間を経て確立したゲフィチニブとエルロチニブ

RTK の上皮成長因子受容体（epidermal growth factor receptor：EGFR）は，リガンド結合で二量体を形成し，細胞内チロシンキナーゼ領域の活性化および自己リン酸化が起きる。これらは，さらに下流の MAPK および PI3K/Akt シグナル経路を活性化し，がん細胞の増殖が促される。EGFR は非小細胞肺がん（NSCLC）や大腸がんなど様々ながんで過剰発現しており，過剰発現細胞は高転移性を示すことが報告されている。

EGFR チロシンキナーゼに対する可逆的阻害薬（EGFR-TKIs）ゲフィチニブ（製品名：イレッサ）およびエルロチニブ（製品名：タルセバ）は，EGFR の細胞内領域の ATP 結合部位に競合的に結合することで，EGFR により活性化された細胞増殖・生存シグナルを抑制し抗腫瘍効果を示す。ゲフィチニブは2002年，世界に先駆け本邦で手術不能または再発 NSCLC への適応が認可された。エルロチニブは米国で2004年，日本では2007年に手術不能な再発進行性 NSCLC かつ化学療法施行後増悪症例を適応として認可された。2014年には他の HER ファミリーも不可逆的に阻害する第二世代の EGFR-TKI アファチニブ（製品目：ジオトリフ）が EGFR 遺伝子変異陽性の手術不能または再発 NSCLC に対し適応が承認されている。

ゲフィチニブは第 II 相試験の段階から，東洋人，女性，非喫煙者，肺腺がんの臨床背景をもつ患者に劇的な腫瘍縮小効果が認められることが知られていたが，標的は当初 EGFR の発現と考えられており，臨床試験で有効性を証明できずにいた。2004年になって，ゲフィチニブが EGFR のキナーゼ部位に遺伝子変異をもつ肺腺がんに高い奏効率を示すことが報告され[3,4]，EGFR 遺伝子変異がコンパニオンマーカーであることが判明した。EGFR 遺伝子変異はエクソン18～21に集中しており，日本人肺腺がん症例の40～50%に認められる（欧米では～15%）。なかでもエクソン19の欠失変異とエクソン21の858番目のロイシンがアルギニンに変わる L858R の頻度が最も高く，両者で EGFR 遺伝子変異全体の約90%を占める。これらの遺伝子変異をもつ症例は，上記の臨床背景をもつ患者に高頻度であり，EGF-TKIs の高い奏効率（70～80%）を示すため，効果予測因子と考えられた。これらの活性型変異を有するがんでは，EGFR が自己リン酸化され，恒常的に増殖や生存シグナルが活性化している oncogene addiction[用解2]状態に陥っている。ゲフィチニブやエルロチニブは活性型変異をもつ EGFR に親

和性が高く，高い奏効率を示すと考えられている。

EGFR-TKIs の 3 つの臨床背景因子である東洋人，非喫煙者，肺腺がんで患者を選択した第Ⅲ相臨床試験 IPASS では，*EGFR* 遺伝子変異症例の選択によってゲフィチニブが従来の化学療法より優れた効果を示すことが明らかになり[5]，翌年の 2009 年に日本肺癌学会より EGFR-TKIs の効果予測のための「*EGFR* 遺伝子検査の手引き」初版が発行されている[6]。*EGFR* 遺伝子変異は腫瘍部の新鮮凍結検体およびホルマリン固定パラフィン包埋検体（formalin-fixed paraffin-embedded specimen：FFPE）や液状検体（胸水，気管支擦過細胞，気管支洗浄液など）から検出が可能である。本邦では，PCR を用いた PCR-Invader 法をはじめとする高感度法が一般的に使用されてきた。最近では，エクソン 18 ～ 21 の 41 種類の遺伝子変異を 8 時間以内に検出できるロシュ・ダイアグノスティックス社が開発したアレル特異的・リアルタイム PCR 法を用いた体外診断薬が国内で承認を受けている。今後は，少量の検体から新規の変異も含めた多くの変異を一度に検出できる次世代シークエンス法（next generation sequencing：NGS）などが主流になることが予測される。

EGFR-TKIs の今後の課題としては，①ゲートキーパー変異[用解3] T790M（エクソン 20 の 790 番目のスレオニンがメチオニンへ変化）やバイパストラック[用解4]による初回治療後の獲得耐性の克服，② 4 ～ 6％の頻度で起こる間質性肺炎や急性肺障害などの重篤な有害事象の予測バイオマーカーの開発，③ *EGFR* 遺伝子変異以外の EGFR-TKIs 効果予測因子の開発が挙げられる。

おわりに

次々に分子標的治療薬が開発されることによっ

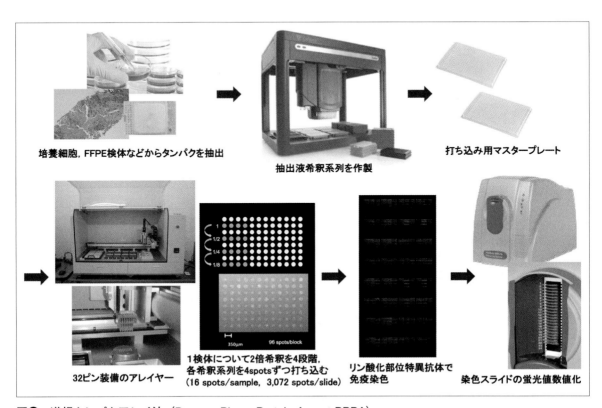

図❶　逆相タンパクアレイ法（Reverse Phase Protein Array：RPPA）

て，現在は1対1対応の分子標的治療薬とコンパニオン診断薬の関係は，今後，複数のコンパニオンマーカーを検査し，複数の候補薬から最も適切な治療薬を選び出す流れに変化していくことが予測される．ゲノム解析，トランスクリプトーム解析，プロテオーム解析の技術基盤で得られるデータを統合・補完しあうことで，治療戦略を決定する真の個別化治療の時代が近い将来やってくることが期待される．われわれは，多くの分子標的治療薬が制御する生体内のシグナル経路のタンパク質のリン酸化状態を検出できる逆相タンパクアレイ（reverse phase protein array：RPPA）基盤を確立している（図❶）[7]．RPPA法の最大の強みは穿刺吸引細胞診や針生検などの微量検体からでも，正確かつ迅速にシグナルプロファイリングが得られることにある．既に米国では，臨床試験のコンパニオン診断や乳がんのHER2試験の代替法として，RPPA法が導入されはじめており，CAPおよびCLIA（Clinical Laboratory Improvement Amendments：1988年に米国連邦政府が法律として制定した臨床検査室改善法）基準に準拠した検査環境が整いつつある．

初回治療後の獲得耐性は，TKIsのみならずすべての分子標的治療薬に共通する克服すべき重要課題であり，多くの場合，阻害薬により予期せぬバイパストラックの関与が考えられる．薬剤耐性となったがんのシグナルプロファイリングをRPPA法で解析することで，耐性の機序解明や獲得耐性克服のストラテジーの開発が今後期待される．

用語解説

1. **獲得耐性**：初回投与の薬剤に対し抵抗性となり効果がみられなくなる現象．
2. **oncogene addiction**：がん遺伝子依存．がん細胞が，がん遺伝子増幅などによって過剰発現しているがん遺伝子に依存した状態．がん遺伝子の発現を抑制すればがんを死滅させることができるため，創薬標的となると考えられている．
3. **ゲートキーパー変異**：変異により薬剤結合部位の立体構造が変化し，薬剤が結合不能となり獲得耐性を引き起こす原因となる．例としては，EGFRのT790M，Bcr-AblのT315I，c-kitのT670Iなどが知られている．
4. **バイパストラック**：本来標的としているシグナルを阻害薬で遮断しているのにもかかわらず下流シグナルが活性化している現象．例としてはEGFR-TKIsでシグナル遮断後に，Met遺伝子の増幅またはHGFの過剰発現が起こり，EGFRシグナル下流が活性化されることが報告されている．獲得耐性のメカニズムの1つといわれている．

参考文献

1) Bang YJ, van Cutsem E, et al：Lancet 376, 687-697, 2010.
2) 乳癌HER2検査病理部会：HER2検査ガイド 乳癌編 第4版, 2014.
3) Lynch TJ, Bell DW, et al：N Engl J Med 350, 2129-2139, 2004.
4) Paez JG, Janne PA, et al：Science 304, 1497-1500, 2004.
5) Fukuoka M, Wu YL, et al：J Clin Oncol 29, 2866-2874, 2011.
6) 日本肺癌学会：肺癌患者におけるEGFR遺伝子変異検査の手引き 第2.1版, 2014.
7) Masuda M, Chen WY, et al：Mol Cell Proteomics 13, 1429-1438, 2014.

増田万里
1984年　学習院大学理学部化学科卒業
1995年　米国 The Graduate School of Hood College バイオメディカルサイエンス科修士号取得
　　　　米国国立がん研究所（NCI）基礎研究部リサーチアソシエイト（〜1998年）
2000年　東京大学大学院医学系研究科医学博士号取得
　　　　AIDS予防財団リサーチレジデント
2001年　国立がんセンター研究所がん抑制ゲノム研究プロジェクト研究員
2012年　国立がん研究センター研究所創薬臨床研究分野主任研究員

トランスレーショナルリサーチを支援する

遺伝子医学 MOOK
Gene & Medicine

22号
**最新疾患モデルと病態解明,創薬応用研究,
細胞医薬創製研究の最前線**

最新疾患モデル動物,ヒト化マウス,モデル細胞,ES・iPS細胞を利用した病態解明から創薬まで

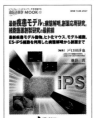

編　集：戸口田淳也
　　　　（京都大学iPS細胞研究所教授
　　　　　京都大学再生医科学研究所教授）
　　　　池谷　真
　　　　（京都大学iPS細胞研究所准教授）
定　価：本体 5,333円＋税
型・頁：B5判、276頁

21号
**最新ペプチド合成技術と
その創薬研究への応用**

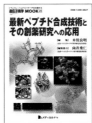

編　集：木曽良明
　　　　（長浜バイオ大学客員教授）
編集協力：向井秀仁
　　　　（長浜バイオ大学准教授）
定　価：本体 5,333円＋税
型・頁：B5判、316頁

20号
**ナノバイオ技術と
最新創薬応用研究**

編　集：橋田　充
　　　　（京都大学大学院薬学研究科教授）
　　　　佐治英郎
　　　　（京都大学大学院薬学研究科教授）
定　価：本体 5,143円＋税
型・頁：B5判、228頁

19号
**トランスポートソーム
生体膜輸送機構の全体像に迫る**

基礎,臨床,創薬応用研究の最新成果

編　集：金井好克
　　　　（大阪大学大学院医学系研究科教授）
定　価：本体 5,333円＋税
型・頁：B5判、280頁

18号
**創薬研究への
分子イメージング応用**

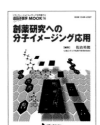

編　集：佐治英郎
　　　　（京都大学大学院薬学研究科教授）
定　価：本体 5,143円＋税
型・頁：B5判、228頁

17号
**事例に学ぶ。
実践、臨床応用研究の進め方**

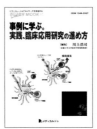

編　集：川上浩司
　　　　（京都大学大学院医学研究科教授）
定　価：本体 5,143円＋税
型・頁：B5判、212頁

お求めは医学書販売店、大学生協もしくは弊社購読係まで

発行／直接のご注文は

株式会社 メディカルドゥ

〒550-0004
大阪市西区靱本町 1-6-6　大阪華東ビル 5F
TEL.06-6441-2231　FAX.06-6441-3227
E-mail　home@medicaldo.co.jp
URL　http://www.medicaldo.co.jp

第 7 章

体外診断薬としての実用化

第7章　体外診断薬としての実用化

1．産学連携推進によるバイオマーカーの実用化

青　志津男

　産学連携によるバイオマーカーの実用化のためには，知的財産の移転，企業との共同研究，ベンチャーの創出などの経路が考えられ，オープンイノベーションの流れの中で，企業側からも積極的にアカデミアの研究成果へのアプローチが行われている。産学連携を円滑に進めるためには，共同研究はビジネスの一環であることをアカデミアの研究者は認識することが重要であり，技術情報のコンタミネーション，秘密情報の取り扱いに注意しながらも，コミュニケーションを頻繁に取り合い，研究内容についてオープンな情報交換ができる関係を構築することが成功への近道である。

はじめに

　イノベーション創出による成長戦略を推進するため，大学や公的研究機関などのアカデミアが産業界と連携して，製品開発や事業創出に貢献し日本の競争力を高めることが期待されている。そのためライフサイエンス分野でも，①産業界への知的財産の移転，②産業界との共同研究・共同開発，③アカデミア発ベンチャーの創出など産学連携の取り組みを活発化させようとしている。ここでは，産学連携によるバイオマーカー実用化を促進するための方法と，企業との連携を円滑に進めるための留意点を中心に述べる。

Ⅰ．バイオマーカーの実用化のプロセス

　基礎研究で画期的なバイオマーカーを見出したとしても，保険収載された診断薬として上市するには多くの過程を経なければならない。図❶に示したようにバイオマーカーの探索から診断薬としての販売までには，市場調査，GMPレベルでの製品化，薬事対応などの多くの過程が必要で，アカデミアの研究者が対応することは困難である。一方で，バイオマーカー探索や臨床試験段階では，臨床検体へのアクセスが可能な病院機能を有する

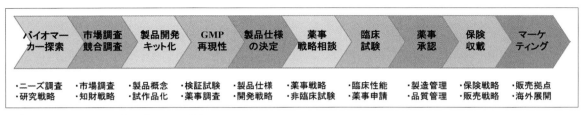

図❶　バイオマーカー実用化までの過程

> **key words**
> 産学連携，実用化，オープンイノベーション，技術移転，共同研究，
> ベンチャー創設，秘密保持契約，技術情報の混入，留意点

アカデミアの存在なくしては進めることができない。

1. 産業界への知的財産の移転

アカデミアでも主な研究機関には，技術移転部門（知的財産本部，産学連携本部，TLOなど）が設置されている．研究成果のうち，製品化につながる可能性のあるものに関しては特許出願を行い，企業にライセンスすることで実用化をめざす．これは従前からのルートであるが，製品化に対する目利き機能の不足，出願維持費用の不足から成功確率は低く，アカデミアの技術移転部門で順調に進んでいるところは一部の限られたところである．これを解消するためには，バイオマーカー探索のように研究の初期段階から，企業との連携を進めることが重要である．

アカデミアの特許出願を支援する機関として，JSTの知的財産戦略センターでは大学の研究成果に対して，重要特許の集約や外国出願支援を行うことによりライセンスをめざしているが，最近では支援対象とするハードルが上がってきている．知的財産戦略ネットワーク株式会社（IPSN）は，産業革新機構と製薬企業からの資金をライフサイエンス知財ファンドとして，創薬・診断薬領域を対象に運営している．このファンドは公的研究機関も対象であり，知財の集約だけでなく研究費の支援により知財価値を高めてから企業にライセンスする方法に特徴がある．

2. 産業界との共同研究・共同開発

近年，ライフサイエンス分野でもチェスブロウによって提唱されたオープンイノベーション[1]が注目を集めており，様々な取り組みがなされている．研究開発型企業では，これまで社内リソースを中心にした研究開発戦略をとってきたが，一企業が個別に創薬や診断薬の技術開発を行うには手に余るようになり，これまでの自前主義を脱却し外部との連携，特に大学や公的研究機関との産学連携[2]による研究シーズの獲得に乗り出した．一方で，アカデミア側でも研究成果を実用化に結びつけることを求められるようになり，企業との連携を積極的に進めるようになってきた．表❶に産と学の診断薬開発における強みと弱みをまとめた．これらの弱みを補完し，強みを高めるためには産学連携が必須となる．

バイオマーカーの実用化を進める際にどのような基準で連携先を選択するか，企業によって診断分野や診断方法に得意な領域が存在する．例えば，シスメックスは血液分析で高いシェアをもち，検体処理から測定までのプラットホーム技術を有している．したがって，このプラットホームが使える診断については，開発から販売までの道筋が整備されており，他の企業と連携するよりも実用化に進みやすい．LAMP法を有する栄研化学はPCR分野で，3D-Gene技術を有する東レはマイクロRNA分野で，ダコやベンタナは組織免疫染色の分野で独自のプラットホーム技術を有している．共同研究先を探す際には，得意分野を調査して，優れたプラットホーム技術を有しているところと連携することが望ましい．

共同研究や技術移転の支援のため，JSTの新技術説明会や大阪商工会議所のDSANJ（Drug Seeds Alliance Network Japan）プログラムを定期的に開催し，アカデミアのシーズを企業に紹介する機会を提供している．またバイオ関連の展示会（BIOtech, BioJapanなど）でも，アカデミアと企

表❶ 診断薬開発における強みと弱み

	強み	弱み
アカデミア	・臨床検体への良好なアクセス ・独創的な先端的研究 ・臨床ニーズに基づく研究 ・臨床研究を実施できる	・最終製品見据えた実用化研究 ・GMP・薬事などの規制対応 ・特許出願の維持 ・プロジェクトマネージメント不足
企業	・製品化の経験，標準化技術 ・診断プラットホーム技術を有する分野での寡占化 ・市場・競合調査，知財・薬事対応	・臨床検体へのアクセス ・得意分野が限定的で全分野に対応できるのは一部の企業 ・商業主義のため放置される疾患領域

業との間をパートナリングプログラムによりマッチングの場を提供しており，情報交換の場として有用である。

またナインシグマ社は2006年に米国で設立された企業で，世界のアカデミアやベンチャー企業とのネットワークにより，一社のみでは解決できない技術課題に対する解決策を提供する，いわゆる技術導入型のオープンイノベーションをめざしている。ナインシグマ社からの技術導入の募集はメールで研究者にも送られており，目にしたことがあるかもしれない。またホームページにはライフサイエンス分野に限らず，世界中の様々な業種の企業が求めている技術が掲載されている。

3. ベンチャーの起業

産学連携による研究成果の実用化は大手企業との連携だけでなく，研究成果を基にベンチャー企業を立ち上げて実用化をめざす道筋もある。バイオマーカーの事業化を進めているアカデミア発の上場ベンチャーには，トランスジェニック，DNAチップ研究所，ヒューマン・メタボローム・テクノロジーズなどがある。また上場はしていないが，理研ジェネシス，アミンファーマ研究所をはじめ多くのベンチャーも事業化を進めている。

研究者がベンチャー企業をいきなり立ち上げることは困難であり，起業経験のある者を経営者とするか，ベンチャーキャピタル（VC）がハンズオン（経営に深く関与して支援すること）するほうが成功確率は高くなる。ベンチャーを起業するための助走期間を設定し，ビジネスプランをVCやメンターと相談しながら，研究成果の実用化を進める事業がJSTとNEDOから提供されている。JSTの事業は大学発新産業創出プログラム（START）[3]で，VCが事業プロモーターとなり，研究者と一体で専門人材を含めたチームを形成し，事業化プランを策定して，ベンチャー創出をめざすもので，年間2500万円の経費が支給される。NEDOは，研究開発型ベンチャー支援事業[4]として，起業家候補（スタートアップイノベーター）をカタライザーという事業化支援人材が起業のためのハンズオンを行う。事業規模は人件費や活動費など最大3500万円で実施される。

これらの事業を活用することにより，起業のプロフェッショナルの目利きと支援が得られ，ベンチャーのスタートアップの可能性が高まる。

国立大学法人が出資するVCが，特定研究成果活用支援事業[5]により2014年度に3つの大学に設立された。各大学VCから提出された事業計画を文科・経産省が認定し，大学から総額1000億円（設立された京都大学272億円，大阪大学166億円，東北大学125億円，設立予定の東京大学437億円）が出資される。既存のVCでは出資しにくかった事業化まで時間のかかる基礎的な研究成果に対しての出資や，長い開発期間が必要なライフサイエンス分野への出資が期待できる。また，これらの大学に所属する研究者だけでなく，共同研究を行っている他大学などの研究者の研究成果も出資の対象とするVCもあるので，起業の可能性が増加する。

4. 国立がん研究センターでの産学連携

国立がん研究センター（以下，センター）では産学連携による研究成果の実用化を積極的に推進している。診断領域ではシスメックスと2013年に包括的な連携契約[6]を締結してバイオマーカーの実用化を進めている。両者の間でステアリングコミッティを設置し，既に骨肉腫の術前化学療法の奏効性，肝臓がんの再発リスク，膵臓がんの早期発見，エピゲノムによる胃がんリスク診断などのテーマで共同研究を開始している。また，研究成果を製品化に導くためには，どのような道筋を通り，どのような性質をもつバイオマーカーが製品化しやすいかなど，意見交流の機会を研究室ごとに設定して，基礎研究にフィードバックできるようにしている。

またセンターでは，NEDO（現AMED）のプロジェクトとして，東レをはじめとする8機関と次世代がん診断システム開発（体液中マイクロRNA測定技術基盤開発）[7]を2014年から5年間の産学官連携プロジェクトとして実施している。この中では，血液中に存在するマイクロRNAバイオマーカーの発現状態についてのデータベースを構築することにより，乳がんや大腸がんなど13種類のがんや認知症の早期発見マーカーを見

出し，世界に先駆けて実用化をめざす。

センター発のベンチャーとして，がん免疫領域の研究成果を実用化するために，ノイルイミューン・バイオテックが2015年4月に設立され，最近注目を集めているがん免疫分野で新たな治療法や診断方法の開発をめざしている。

II. 産学連携を円滑に進めるための留意点

研究成果の実用化を促進するため，産学連携を円滑に進めるにはどのような点に注意すればよいのであろうか。産学連携による共同研究は図❷に示すように，最初は非秘密情報として，アカデミアの研究情報と企業がもつあるいは求める技術情報を交換する。互いに興味を示した場合には，秘密保持契約を締結して秘密情報を交換する。秘密情報に基づいて共同研究の内容を検討し有用性を認めた場合には，研究計画の合意により共同研究を締結して研究を開始する。これらの段階を経て，産学連携を円滑に進めることを契約[8]の観点から述べる。

1. 秘密保持契約前の情報交換

企業との情報交換は非秘密情報に基づき始めるのが通常である。これは企業側が技術情報の混入（コンタミネーション）が起こった場合，秘密情報の不正使用を疑われ訴訟になることを恐れるためである。技術情報の混入とは，既に社内で研究を実施あるいは他の機関と共同研究を実施している内容と提供された情報が重なることをいい，自社製品の研究開発を妨げるリスクがある。情報交換をする際には，非秘密か秘密保持なのかを確認してから開始することが望ましい。また，秘密保持契約の前に未公開の研究成果を開示した場合には，開示された側が独自に研究を進めて特許出願や製品化をしたときに対抗手段を失うことになる。コントロールが効きにくい海外の診断薬企業やベンチャーの研究者と，秘密保持契約を締結することなく研究成果や研究計画を議論する際には，特に注意が必要である。

2. 秘密保持契約後の情報交換

秘密保持契約を締結する際に，秘密とする情報範囲を限定することがある。企業側は技術情報の混入を避けるために，秘密の範囲を狭く設定することがあり，秘密情報と思って開示しても秘密情報とならない場合がある。例えばA疾患に関するバイオマーカーの秘密情報に限定されているにもかかわらずB疾患の未公開情報を開示してしまうことや，具体的な配列情報や構造は秘密情報の対象外としているにもかかわらず開示してしまうことがある。

秘密情報を開示する場合は，秘密であることを表示することが契約で定められていることが多い。記載方法は，秘密，機密，CONFIDENTIALなどのいずれでもよいが，資料に明記しておく必要がある。また口頭で秘密情報を開示した場合には，開示から期日を決めて文書で秘密情報を確定させる契約が多いが，これらを研究者が遵守しているケースは少ない。このリスクを回避するため，研究課題が明確であれば，その課題に関することは秘密であることの表示をしなくても秘密情報とする契約内容とすることも有効である。

共同研究を実施する前に技術の検証を行うこと

秘密保持契約前	秘密保持契約後	共同研究契約後
・非秘密情報に限定 ・企業は技術情報のコンタミネーションを恐れる ・海外の企業の研究者との情報交換に注意	・秘密保持対象を確認 ・秘密情報には秘密である旨の表示 ・秘密情報の管理 ・秘密保持契約で行う検証の成果帰属	・オープンで十分な情報交換を行う ・プロジェクト管理担当者を配置する ・共同研究はビジネスの一環であることを認識

図❷ 産学連携を円滑に進めるために

がある。例えば，企業が保有する化合物や抗体，あるいはアカデミアが保有するバイオマーカーが，共同研究を行うために有用かを検証する場合である。このとき，秘密保持契約か研究成果有体物契約（MTA）で進められることが多いが，共同研究契約ほど内容を吟味しないにもかかわらず，共同研究契約と同じくらい他との共同研究を制限されたり，研究成果の共有を求められたりすることがあり，注意が必要である。

3. 共同研究契約締結後の連携

共同研究が開始されてからは，アカデミアと企業の間でいかにコミュニケーションをとれるかが，産学連携を進めるうえで重要である。できるだけ face to face でのコミュニケーションを頻繁に行い，研究内容についてオープンな情報交換を行える関係を構築する。また，研究者以外にプロジェクト管理を行う担当者を置くことも研究を推進するためには有用である。契約上では共同研究に学生が参加する場合の研究成果の帰属の取り決めや研究成果を学会や論文として発表する際の公表条件について，互いが納得できる条件で締結できるかが共同研究を円滑に進めるために重要である。研究成果の実用化のためには，企業との共同研究はビジネスの一環であることをアカデミアの研究者は認識して進める必要がある。

おわりに

産学連携によるバイオマーカー実用化を促進するための方法と産学連携を円滑に進めるための留意点について述べた。産学連携は以前からなされてきたが，アカデミアが産学連携本部などを設置して積極的に支援に乗り出したのは最近のことであり，まだ十分に機能しているとは言い難い。アカデミアと企業との間でお互いの強みを活かし，産学連携によるイノベーション創出により日本の成長戦略を支えられると確信する。

参考文献

1) ヘンリー チェスブロウ：オープンイノベーション 組織を超えたネットワークが成長を加速する，英治出版，2008.
2) ヒューマンサイエンス振興財団：HSレポート No.78 創薬におけるオープンイノベーション - 外部連携による研究資源の活用 -, 2013. http://www.jhsf.or.jp/paper/report/report_no78.pdf
3) JST 大学発新産業創出プログラム http://www.jst.go.jp/start/
4) NEDO 研究開発型ベンチャー支援事業 http://www.nedo.go.jp/koubo/CA2_100089.html
5) 国立大学によるベンチャーキャピタルへの出資 http://www.meti.go.jp/policy/innovation_corp/syusshi.html
6) がん研究センターとシスメックスの包括的連携契約 http://www.ncc.go.jp/jp/information/press_release_20131028.html
7) 次世代がん診断システム開発（体液中マイクロRNA測定技術基盤開発）http://www.n0edo.go.jp/news/press/AA5_100304.html
8) 日本知的財産協会ライセンス委員会：知財管理 57, 911-927, 2007.

青　志津男

1981 年	大阪大学基礎工学部卒業
1983 年	同大学院基礎工学研究科修士課程修了 藤沢薬品工業株式会社（現アステラス製薬）探索研究所
1992 年	京都大学博士（薬学）
1999 年	藤沢薬品工業株式会社 知的財産部
2001 年	万有製薬株式会社（現 MSD）知的財産部
2006 年	ヒューマン・メタボローム・テクノロジーズ株式会社取締役
2010 年	国立がん研究センター知的財産戦略室
2014 年	同研究支援センター

第7章 体外診断薬としての実用化

2．体外診断用医薬品の市場について

山根　弘・辻本研二

　国内の体外診断用医薬品市場について，直近の市場規模や成長性の観点から概観するとともに，免疫血清検査や生化学検査などの検査分野別の動向も合わせて報告する。また今後の展望として，コンパニオン診断薬分野や新たな診断技術として期待される次世代シーケンサーの概要や普及に向けた課題を提言するとともに，合わせて体外診断用医薬品を取り扱ううえで必要な法的な対応（医薬品医療機器法等による承認制度）について簡単に報告する。

I．体外診断用医薬品市場の概観

　体外診断は，血液などの検体と測定項目ごとに用意された体外診断用医薬品を医療機器にセットして測定を行い，得られたデータを用いて実施される。よって体外診断の市場は，体外診断用医薬品市場と医療機器市場からなる。しかし市場規模の観点からすると，体外診断用医薬品市場が医療機器市場よりはるかに大きいため，ここでは体外診断用医薬品市場に特化して記載する。

　体外診断用医薬品市場は，国内では4000億円（2014年度見込）の規模であるが，前年対比で約1%程度の成長率にとどまっている[1]。また市場は，検査の分野ごとに幾つかに区分されるが，最大市場は免疫血清検査であり，市場のほぼ半分を占めている（図❶）。免疫血清検査は，感染症やがん，心臓疾患などの病態の診断において有用な検査データを提供しており，新規の項目や測定法などの登場や浸透もあって，前年対比の成長率は市場全体を上回る約2%となっている。成長率の観点では，市場規模そのものは小さいながら病理検査が4%を上回る伸びを示している点を指摘したい。このドライバーの1つは，Her2検査などのコンパニオン診断に代表される個別化医療製品で

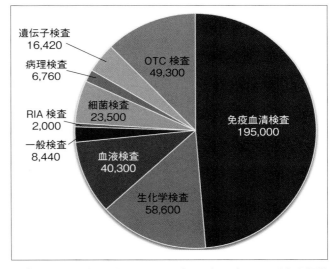

図❶　体外診断用医薬品の2014年度（見込）分野別市場規模（百万円）（文献1より）

---

key words

体外診断用医薬品，市場，コンパニオン診断薬，バイオマーカー，次世代シーケンス，医薬品医療機器等法，承認申請，臨床性能試験，評価データ

ある。また，血液検査（特に凝固検査）や遺伝子検査などの分野においても，低成長ながら個別化医療やそれに関連する製品が徐々に登場しはじめている。一方で，生化学検査などの分野はマイナス成長となっており，主に価格の低下やユニークな新規項目の不在などがその背景にある。

このように体外診断用医薬品市場は全体としては飽和感を呈しており，実際停滞する分野があることは否めないが，細部を観察すると，これまでにない新たな診断価値をもった製品が市場を活性化しているダイナミズムが存在する。

Ⅱ．体外診断用医薬品市場におけるトレンドと課題

上述したように，個別化医療に関連する製品は市場成長の新たなドライバーとなっており，体外診断用医薬品市場において重要なトレンドである。一方で，これらが十分に価値を発揮するためには，幾つかの課題に対応することが求められる。以下では，具体的にコンパニオン診断薬と次世代シーケンサーを最近の話題として挙げ，主に産業界の視点からそれらの特徴を概説したい。

1．コンパニオン診断薬の台頭

コンパニオン診断は，医薬品の投薬の要否を判断するのに必須な診断である。古くからその概念は存在したが，2011年にFDAがコンパニオン診断薬の開発に関するドラフトガイダンスを発表し，その直後に相次いでコンパニオン診断薬が承認されたことが契機となり，主にがん分野を中心にコンパニオン診断薬の開発が急速に加速してきている。また，コンパニオン診断薬の事業化は診断薬企業と製薬企業の協業が重要であるが，経験を踏む中で次第に協業モデルが固まりつつあることもコンパニオン診断の拡大に寄与していると言える。

このような中で，日本においても規制当局やアカデミア，企業が協働した結果，コンパニオン診断薬の浸透は進んでいる。日本で承認されている主なコンパニオン診断薬を表❶に挙げた。主な検査技術は免疫染色やFISHなどの病理検査と，遺伝子の変異を検出する遺伝子検査であり，ほぼすべての体外診断用医薬品は単一のバイオマーカーを標的にしたものである。その中で昨今，複数のバイオマーカーを標的にしたマルチプレックスな診断薬が承認されたことは注目に値する。また最近では，がん分野を超えて他の疾患分野にも拡大することが予測されている。

一方で，コンパニオン診断を取り巻く環境には種々の課題の存在が指摘されている。その中で，産業界としては収益の重要なドライバーとなる保険点数に対する関心は小さくない。表に示したとおり，コンパニオン診断の保険点数は幅がある

表❶　日本で承認されている主なコンパニオン診断薬

バイオマーカー	診断用途	保険点数	疾患領域	方法
EGFR	EGFRタンパクの検出	690点	大腸がん	IHC
	EGFR遺伝子変異の検出	2,500点	肺がん	PCR
HER2	HER2タンパク過剰発現の検出	690点	乳がん 胃がん	IHC
	HER2遺伝子増幅の検出	HER2遺伝子標本の作製 1．単独：2,700点 2．病理組織標本作製との併用：3,050点		FISH CISH DISH
KRAS	KRAS遺伝子変異の検出	2,100点	大腸がん	PCR
RAS（KRASおよびNRAS）	RAS（KRASおよびNRAS）遺伝子変異の検出	2,500点		
ALK	ALK融合遺伝子の検出	6,520点	肺がん	FISH
	ALK融合タンパクの検出	2,700点	非小細胞肺がん	IHC
CCR4	CCR4タンパクの検出	10,000点	成人T細胞性白血病	IHC
		10,000点		FCM
BRAF	BRAF遺伝子変異（V600E）の検出	6,520点	悪性黒色腫	PCR

が，特に多くの遺伝子検査は測定対象となるバイオマーカーの数にかかわらず，概ね2000点台（1点が10円）に集約しているのが現状である。コンパニオン診断薬を開発する企業は第一に，この現状を踏まえて利益を確保できる収益モデルを構築することが望まれる。また同時に，コンパニオン診断としての価値に見合った保険点数を訴求する試みを，各方面の関係者と協力しながら行うことも重要である。

2. 次世代シーケンスへの期待

研究および臨床上の実績を重ねるにつれ，特にがん分野においては複数の遺伝子変異が疾患の成立や薬効の有無に影響していることが明らかになってきており，それら複数の遺伝子変異を一度に検査する必要性が指摘されている。この中で，技術的特徴から注目されるのは次世代シーケンサーである。

元来，次世代シーケンサーは多様な遺伝子の変異を同時に検出できるメリットが指摘される一方で，コスト上の課題により臨床での使用には制約があると言われていた。しかし技術革新がドライバーとなり「＄1000ゲノム」が実現するにつれ，その課題は過去のものになりつつある。実際米国では，遺伝子疾患である嚢胞性線維症において次世代シーケンサーをプラットフォームとする遺伝子検査が米国で承認されるに至っていると同時に，一部の企業は次世代シーケンサーを用いたがん診断をラボアッセイサービスとして提供しているケースもある。さらに先に挙げたコンパニオン診断においても，一部の製薬企業は次世代シーケンサーを選択する事例が生まれている。

一方，日本ではいまだ次世代シーケンサーに関連する製品の薬事承認の実績はない。よって，どのように品質を担保し薬事申請を行い，またどのような考え方で保険点数を獲得できるのかが産業界に課された大きな課題である。しかし，規制当局，アカデミア，企業は，次世代シーケンサーの臨床検査における有用性を理解し，その導入について日々議論が行われているのが現状である。よって日本でも，次世代シーケンサーをベースとする診断が登場する日はそう遠くないと思われる。

Ⅲ．体外診断用医薬品の取り扱いについて

それでは，次に体外診断用医薬品の法的な取り扱いについて紹介していきたい。

臨床の場で用いられる体外診断用医薬品は，「医薬品，医療機器等の品質，有効性及び安全性の確保等に関する法律」（旧薬事法，以下「医薬品医療機器等法」と呼ぶ）において規制されている。そのため，検査に用いる体外診断用医薬品を製造販売するためには，医薬品医療機器等法に沿った手続きにより，承認・認証を取得する必要がある（企業の自主確認による届出の場合もある）。

手順としては，新しく体外診断用医薬品を開発すると，臨床の場で使用することができるかどうかの研究を行い，その有用性を見極める。その場合の研究には大きく分けて，有用性を研究する場合の「臨床研究」と，有用性の見極めは終わり厚生労働省への承認申請をするために必要なデータを取得する「臨床性能試験」（医薬品や医療機器でいう治験に相当するもの）がある。この研究を通して，臨床有用性が明確になり，効能効果が確認できた時点で，医薬品医療機器等法では「未承認体外診断用医薬品」と見なされることになる。そのため，効能効果が明確になった時点で，企業は速やかに必要なデータ（臨床性能試験で取得したもの）を揃えて，厚生労働大臣へ申請を行うことになる。承認を取得しないで販売し続けることは医薬品医療機器等法に違反するおそれがあるので，この見極めは重要なポイントであり，かつ注意が必要な作業となる。

1. 体外診断用医薬品の定義

この医薬品医療機器等法で規制される体外診断用医薬品にはどのようなものが該当するのかを少し考えておきたい。規制を受けるべき体外診断用医薬品とは，法律の条文では「専ら疾病の診断に使用されることが目的とされている医薬品のうち，人又は動物の身体に直接使用されることのないものをいう」と定義されている。

次に承認申請などを実際に行う場合には，この法律上の定義以外にも厚生労働省が出している通

知を参考にする必要がある．この通知では，体外診断用医薬品を「使われる目的」，「測定の対象」，「形態」で定義しているが，最も重要な点は「測定対象物」（例えばウイルスやタンパク質など）に対して反応する成分を含有しているかどうかである．反応する成分（一般的に，「反応系に関与する成分」と呼ばれている）を含有している場合は，体外診断用医薬品に該当するが，目的が診断用に用いるものであっても，標準物質やコントロールなどは対象とする測定物に対して反応する成分を含んでいないため，それ単独では体外診断用医薬品には該当しないことになる．したがって，その製品が体外診断用医薬品に該当するのかどうかを見極め，法規制対応を行う必要がある．もちろん，承認制度以外にも設計管理や製造管理，流通規制など様々な規制が行われているので，それらも合わせて遵守しなければならないことは言うまでもない．もし該当性に疑問や不明な点がある場合は，PMDA[用解1]の相談業務を活用し，漏れのない対応を実施する必要がある．

2. 体外診断用医薬品の特性と申請

　体外診断用医薬品は，医薬品医療機器等法の改正により，医薬品の一部ではありながら承認制度においては医療機器と同様の制度で運用されている．そのため，測定項目や用途を考えたうえでリスクが高いと判断されたクラスⅢ製品は，承認取得が必要である．また，新規の項目や新規の測定原理を用いた製品を開発した場合も承認申請が必要である．逆にリスクの低いクラスⅠ製品の場合は，PMDAなどの審査がなく，製造販売業者が自ら性能を確認（定められた標準物質を測定するなど）することで済む（届出制度）．このようにリスクなどを考えてメリハリのある規制と運用ができるようになっている．

3. 申請のための評価データなど

　体外診断用医薬品の承認申請にあたっては，通知に従ったデータを揃えて申請することになるが，承認申請に添付すべきデータは大きく分けると以下の3つに分類される．

(1) 基礎性能を担保するためのデータ

　このデータには，測定範囲や感度，特異度，同時再現性などの分析性能に関するデータが含まれる．また，流通や保管に関する性能として保存安定性や有効期間の設定に関するデータも，この基礎性能の範囲である．

(2) 品質管理に関するデータ

　どれだけ優れた性能をもった体外診断用医薬品であっても，同じ品質のものを安定的に供給できないと意味がないので，製造工程のバリデーションも含めて，品質管理をどのように実施するか，どのような検査や試験に合格すれば承認されたとおりの体外診断用医薬品となるのか，などのデータを客観的に示す必要がある．

(3) 臨床性能試験

　これは，臨床の場で使用に耐えうる性能をもっているか，カットオフや臨床感度をどのように設定しておけばよいかなどを評価したもので，基礎性能に基づいた臨床の場で実検体を用いた確認評価と臨床での有用性の評価を実施することになる．この臨床性能試験は，原則2施設以上で実施し，正常範囲の検体も含めて約150検体の評価が必要とされている．もちろん検体数については，昨年末に改正された「人を対象とする医学系研究に関する倫理指針」およびそのガイダンスなどによる倫理的な配慮も含めて検討する必要があり，統計学的に解析可能で臨床的に十分な評価ができるのであれば，この限りではないとされている．

　また，臨床性能試験実施時には，対象疾患または病態・疾患との関連における有病正診率および無病正診率，異常検体による影響や薬物投与による影響なども留意して，評価を行う必要がある．この評価結果より，禁忌事項や対象除外事例（検体や患者）の特定などを行う必要が出てくる場合もある．

　なお，臨床試験成績には外国で取得したデータを用いることも可能であるが，その場合でも日本人との人種的な差や日本と外国の環境因子の影響，医療実態の差などを考察し，これらの差が臨床的意義に与える影響を考慮した根拠資料を準備しておく必要がある．

4. コンパニオン診断薬の特徴と申請方法

　ここまで一般的な診断薬に関する承認制度につ

いて話を進めてきたが，ここでオミックス医療（omics-based medicine）研究に関する検査薬の取り扱いについて述べておきたい。

医療で用いられる試薬ということでは，生体より取り出した検体を用いて，*in vitro* で検査を行うことを考えれば，紛れもなく体外診断用医薬品であり，医薬品医療機器等法に従った承認申請が必要であるが，その特徴的なところで，一般の検査とは異なる「コンパニオン診断薬（CoDx[用解2]と呼称）」と呼ばれる分野がある。近年これに相当する診断薬も幾つか承認を取得している。このコンパニオン診断薬の取り扱いについては，一般の診断薬とは少し状況が異なるため，承認制度の中でも特別にルールを作り，承認申請時に添付すべきデータの考え方や臨床性能試験の考え方について通知やガイドラインが出されているので，これを参考にする必要がある。例えば使用目的を設定する場合に，関連する医薬品との関係性や必要性を説明する必要がある。また臨床性能試験については，診断薬単独で実施できるものではなく，医薬品の治験の中でその臨床的意義を見極められるようにしておく必要がある。なお承認申請に際しては，医薬品と関連しているコンパニオン診断薬であることを明記して申請すれば，医薬品と平行して審査が行われ，医薬品の承認に合わせて診断薬の承認も取得できるルールになっている。

5. コンパニオン診断薬今後の課題（保険適用とLDT）

コンパニオン診断薬の承認に関するルールが策定され，一応の道筋ができてきたが，いまだに発展途上の段階であり，多くの課題を抱えていると考えられる。そのうちの幾つかを紹介しておくと，1つは保険適用の問題である。医薬品の保険適用（薬価収載）とは別にコンパニオン診断薬の保険適用も申請することになるが，現状の保険適用ルールからすると，診断薬承認取得後半年もかかるような場合があり，市場導入が遅れる可能性があるという点である。医薬品の薬価収載とリンクするなど，何らかの手立てが必要であると考えられる。次に，LDT[用解3]と呼ばれているいわゆる自家調整試薬との関係であるが，コンパニオン診断薬が承認されるようになると，今まで自家調整用試薬として取り扱われている未承認の検査薬を今後どのように取り扱うのか，すべて承認取得へ導くのか，LDTの存在を認め承認品との共存を考えるのかなど，業界を挙げてのコンセンサスの形成が必要である。また，先行して取り組む企業に対するインセンティブをどうするのかなどの承認制度の再検討なども今後の課題として残っていると考える。今後，この分野が発展していくためにもこれらの課題への取り組みが期待される。

用語解説

1. **PMDA**：pharmaceuticals and medical devices agency の略で，厚生労働省の外郭特殊法人として設立された「独立行政法人医薬品医療機器総合機構」のこと。医薬品，医療機器の品質，安全性，有効性を一貫して指導，審査などを行い，国民保健の向上に取り組んでいる機関。
2. **CoDx**：companion diagnostics の略で，なかにはCDxと略する場合もある。日本ではコンパニオン診断薬と呼ばれ，法的には「治療薬の選択などに用いられることで個別化医療に貢献できる診断薬」と定義されている。
3. **LDT**：laboratory developed test の略。体外診断用医薬品が開発されていない場合に，検査センターや検査室で自家調整して作る検査薬のこと。医薬品医療機器等法上の承認を得ていない場合が多い。

参考文献

1) 富士経済 2015 臨床検査市場 No.4 - 企業戦略編 -

第 7 章 体外診断薬としての実用化

山根　弘
1985 年　東京大学薬学部薬学科卒業
1987 年　同薬学系研究科生命薬学専攻修士課程修了
　　　　田辺製薬株式会社（現 田辺三菱製薬）入社
2000 年　シスメックス株式会社入社
2015 年　同社品質保証・薬事本部本部長

辻本研二
1993 年　京都大学薬学部卒業
1998 年　同薬学研究科薬品作用制御システム専攻博士課程修了
　　　　武田薬品工業株式会社入社
2003 年　野村リサーチアンドアドバイザリー株式会社入社
2008 年　日本イーライリリー株式会社入社
2011 年　シスメックス株式会社入社
2015 年　同社事業戦略本部副本部長

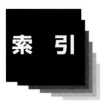
索引

キーワードINDEX

●数字
5-hmC ········· 44

●A
AICS ········· 140
ALK 阻害薬 ········· 198
ALK 融合遺伝子 ········· 198
apolipoprotein AⅡ isoform ········· 172
array CGH（comparative genomic hybridization）········· 36
AR-V7 ········· 223
ASCAT（allele-specific copy number analysis of tumors）········· 39

●B
B allele frequency（BAF）········· 36
BioMart ········· 114
BRAF ········· 215, 229
BRAF 阻害剤 ········· 215
BRCA ········· 240
BRCAness ········· 255

●C
cell-of-origin for cancer ········· 96
ChIP ········· 47
circulating miRNAs ········· 121
c-MET ········· 235
Connectivity Map ········· 108
CpG アイランド ········· 177
CpG アイランドメチル化質（CIMP）········· 192

●D
dabrafenib ········· 215
DNA 一本鎖切断 ········· 255
DNA 修復タンパク ········· 255
DNA 損傷 ········· 252
DNA チップ ········· 57
DNA 二重鎖切断 ········· 254
DNA メチル化 ········· 44, 150, 177, 190

●E
EDRN ········· 173
EGFR ········· 204, 235
EGFR 遺伝子変異 ········· 259
EGFR 阻害薬 ········· 198
ELISA ········· 76
ERCC1 ········· 254
ERG ········· 225
exosomal miRNA ········· 121
extracellular miRNA ········· 121

●F
FGFR2 ········· 210, 235

FGFR 阻害剤 ········· 210

●G
genoCNA ········· 39
GIST ········· 68
GPHMM（global parameter hidden Markov model）········· 40

●H
H3F3A ········· 229
HER2 ········· 234, 240, 258
heterogeneity ········· 238
HMGB1 ········· 140

●I
IDH ········· 228
IGOT 処理 ········· 97
Infinium アレイ ········· 193
Infinium 解析 ········· 46

●J
JBrowse ········· 114

●K
KRAS ········· 204

●L
LC-MS/MS ········· 82
liquid biopsy ········· 121
log R ratio（LRR）········· 36
lung adjuvant cisplatin evaluation（LACE）········· 185

●M
MALDI-Qq-TOF-MS ········· 172
MAPK 経路 ········· 229
MassARRAY 法 ········· 47, 193
MEK 阻害剤 ········· 215
MGMT ········· 230
microRNA ········· 120
MixHMM ········· 40
multiplex キット ········· 207

●N
National Lung Screening Trial（NLST）········· 184
NRAS ········· 204
NY-ESO-1 ········· 168

●P
p53 抗体 ········· 166
PARP 阻害薬 ········· 240, 255
pathogenesis ········· 94
PD-1 ········· 237, 247

PD-L1 ········· 237, 247
Pervenio Lung RS test ········· 186
poly（ADP-ribose）polymerase 1（PARP1）········· 226
post-bisulfite adaptor tagging（PBAT）法 ········· 45
prospective-retrospective analysis ········· 205
proteogenomics ········· 69

●Q
QTAP ········· 76

●R
RAS ········· 204
RB ········· 216
RET 融合遺伝子 ········· 199
RNA-Seq ········· 51
RNA シークエンシング ········· 51
ROS1 融合遺伝子 ········· 199

●S
SEPT9 ········· 178
SEREX ········· 169
SNP array ········· 35
SNV（single nucleotide variant）········· 35
SRM/MRM ········· 78
SWATH ········· 74

●T
TDO ········· 140
TERT ········· 229
TMPRSS2-ETS ファミリー融合遺伝子 ········· 225
TNM 因子 ········· 169
TNM 分類 ········· 186
trametinib ········· 215

●V
vimentin ········· 179

●あ
悪性黒色腫 ········· 215
アクチニン 4（actinin-4）········· 186
アビラテロン ········· 222
アミノインデックス技術 ········· 139
アミノ酸プロファイル ········· 137
アミノ酸分析 ········· 138
アンドロゲン受容体（AR）········· 222

●い
遺伝子増幅 ········· 235
遺伝子多型 ········· 145
遺伝子発現 ········· 54
医薬 ········· 101

キーワード INDEX

医薬品医療機器等法 ………… 271
因果関係評価 ………………… 156

●う
ウラシル・テガフール
　（uracil-tegafur：UFT） ………… 185

●え
液体クロマトグラフィー ………… 90
エクソソーム ………………… 121
エンザルタミド ………………… 222
炎症 …………………………… 147

●お
オープンイノベーション ……… 265
オミックス …………………… 228
オミックス解析 ……………… 112

●か
化学放射線療法 ……………… 58
化合物アレイ ………………… 100
化合物ライブラリー ………… 100
ガスクロマトグラフィー ……… 90
がん …………………………… 57, 90
肝炎ウイルス ………………… 150
がん幹細胞（cancer stem cell） … 184
がん原因遺伝子 ……………… 30
肝硬変症 ……………………… 150
肝細胞がん …………………… 150
間質性肺炎 …………………… 147
がん免疫療法 ………………… 246
がん予防 ……………………… 156
がんワクチン ………………… 168

●き
技術移転 ……………………… 265
技術情報の混入 ……………… 267
キナーゼ ……………………… 82
逆相タンパクアレイ ………… 261
キャピラリー電気泳動 ……… 90
共同研究 ……………………… 265

●く
グライコーム ………………… 94
グライコプロテオーム ……… 94
グリオーマ …………………… 228

●け
蛍光二次元電気泳動法 ……… 63
血液 …………………………… 177
血液バイオマーカー ………… 171
血中腫瘍 DNA ……………… 132
血中循環腫瘍細胞（CTC） … 126, 223
ゲノム構造異常 ……………… 30

ゲノムバイオマーカー ……… 210
ゲノムビューア ……………… 115
ゲノム網羅的 DNA メチル化解析
　……………………………… 192
ゲノム薬理学（PGx） ……… 129
ケミカルバイオロジー ……… 101
検査・診断 …………………… 54

●こ
高悪性度グリオーマ ………… 229
膠芽腫 ………………………… 228
合成致死 ……………………… 255
構造多型（structural variation：SV）
　……………………………… 35
高速液体クロマトグラフィ
　（HPLC） ……………… 49, 194
合理的なプラットフォーム型の
　マーカー探索 ……………… 106
コピー数異常（copy number
　aberration / abnormality：CNA）
　……………………………… 39
コピー数多型（copy number variation
　：CNV） …………………… 35
個別化医療 ………… 58, 240, 257
コンパニオン診断 …………… 257
コンパニオン診断薬 …… 240, 270
コンパニオンマーカー ……… 257

●さ
細胞状態ミミック …………… 108
細胞フリー DNA（cellfree DNA）
　……………………………… 128
サブタイプ …………………… 58
産学連携 ……………………… 264

●し
ジアジリン …………………… 100
シグナル経路 ………………… 257
シグナル伝達 ………………… 82
市場 …………………………… 269
次世代シークエンサー …… 28, 51
次世代シーケンス（NGS） … 128, 271
実用化 ………………………… 264
質量分析 ……………………… 82, 89
質量分析装置 ………………… 72
術後補助化学療法 …………… 185
術前化学療法 ………………… 58
循環腫瘍細胞
　（circulating tumor cell） … 184
消化管間質腫瘍 ……………… 68
承認申請 ……………………… 271
上皮間葉転換（EMT） ……… 126
ショートリード ……………… 28
食道がん ……………………… 166

ショットガン解析 …………… 74
ショットガンプロテオミクス … 83
ショットガンリン酸化
　プロテオミクス …………… 83
神経膠腫 ……………………… 228
腎細胞がん …………………… 190

●す
膵がん ………………………… 171
水酸化修飾 α-fibrinogen …… 78
スクリーニング ……………… 101
スプライシングバリアント … 51

●せ
生活習慣 ……………………… 157
生検 …………………………… 58
セツキシマブ ………………… 204
絶対リスク …………………… 160
前がん状態 …………… 150, 191
全ゲノムバイサルファイト
　シークエンス（WGBS） … 45
腺腫 …………………………… 178
前立腺特異抗原（PSA） …… 221

●そ
創薬標的 ……………………… 112

●た
体外診断薬 …………………… 59
体外診断用医薬品 …………… 269
体細胞変異 …………………… 30
代謝産物 ……………………… 89
耐性 …………………………… 217
大腸がん …………… 167, 177, 204
タンパク過剰発現 …………… 235

●ち
チタニア ……………………… 84
腸管洗浄液 …………………… 180
超並列シーケンサー ………… 134
治療標的 ……………………… 54
チロシンキナーゼ …………… 257

●て
低悪性度グリオーマ ………… 229
定量的標的プロテオミクス … 74
データベース ………………… 86
デジタル PCR ……………… 134
デジタル創薬 ………………… 110

●と
統合データベース …………… 114
糖転移酵素 …………………… 95
トップダウンプロテオミクス … 172

▶▶キーワード INDEX

ドライバー遺伝子 ……………………… 30
トランスオミックス解析 ………… 112
トランスクリプトーム ……………… 60
トランスクリプトーム解析 ……… 51

●に
二次元電気泳動法 …………………… 63
乳がん ……………………………………… 240

●ね
ネットワーク解析 …………………… 107

●の
農薬 ………………………………………… 101

●は
バイオプローブ ……………………… 101
バイオマーカー
　　………… 63, 89, 113, 240, 249, 270
バイオマーカー候補 ……………… 106
胚細胞系列変異 ……………………… 146
バイサルファイト変換 ……………… 45
肺発がんリスク ……………………… 145
パイロシークエンス法 ……………… 47
パスウェイビューア ……………… 116
発がん物質 ……………………………… 31
発がん要因 ……………………………… 30
発がんリスク …………………………… 150
発がんリスクの評価 ………………… 94
白金製剤 ………………………………… 254
パニツムマブ ………………………… 204

●ひ
光親和型反応 ………………………… 101
非小細胞肺がん …………… 184, 198
ヒストン修飾 …………………………… 47
ヒトがんの自然史 …………………… 94
秘密保持契約 ………………………… 267

評価データ …………………………… 272

●ふ
フェチン ………………………………… 68
物質ミミック ………………………… 108
プロテオーム解析 ………… 63, 172
プロテオミクス ……………………… 74
分子刻印 ………………………………… 107
分子分類 ………………………………… 228

●へ
便 …………………………………………… 178
変異 *BRAF* …………………………… 199
変異 *EGFR* …………………………… 198
変異 *HER2* …………………………… 199
変異シグネチャー …………………… 32
ベンチャーの創設 ………………… 266

●ほ
ボトムアッププロテオミクス …… 172
ホルモン受容体 ……………………… 240

●ま
マイクロアレイ ……………………… 57
慢性肝炎 ………………………………… 150

●む
無増悪生存期間 ……………………… 200

●め
メタボローム解析 …………………… 89
メタボロミクス ……………………… 89
メチル化特異的 PCR（MSP）法 ‥ 49
免疫チェックポイント ……… 237, 247

●も
モニタリング ………………………… 166

●や
薬剤候補 ………………………………… 106
薬理遺伝学（PGt）………………… 129
薬効リプコグラミング …………… 109

●ゆ
融合遺伝子 ……………………… 51, 210

●よ
予後診断 ………………………………… 191
予後予測バイオマーカー ……… 186
予測モデル ……………………………… 161
予防要因 ………………………………… 157

●り
理研天然化合物バンク
　RIKEN NPDepo ………………… 101
リスク要因 ……………………………… 156
留意点 …………………………………… 267
リン酸化修飾部位 …………………… 83
リン酸化プロテオーム …………… 86
リン酸化プロテオミクス ………… 82
リン酸化ペプチド濃縮 …………… 83
臨床情報 ………………………………… 106
臨床性能試験 ………………………… 272

●れ
レーザーマイクロダイセクション
　……………………………………………… 66
レギュラトリーサイエンス ……… 96
レクチンアレイ解析 ………………… 96

●ろ
ロングリード …………………………… 28

■ 特集関連資料記事広告

リキッドバイオプシー関連製品：
セルフリーDNAやCTCsからのバイオマーカー研究をお考えの方に

株式会社 スクラム
〒130-0021　東京都墨田区緑3-9-2　川越ビル
TEL：03-5625-9711　　FAX：03-3634-6333
http://www.scrum-net.co.jp
E-mail：webmaster@scrum-net.co.jp

RainDrop™ デジタル PCR システム

1000万液滴による真のデジタルカウント

- 真のマルチプレックス解析ができる唯一のデジタル PCR
  → 複数の変異を同時に解析
- 0.1% 未満の遺伝子変異まで低い CV 値で解析が可能
  → 再現性の高いバイオマーカー測定が可能
- 臨床研究室に向いた簡便なワークフロー
- US のトップ 10 がん研究拠点がすべて導入

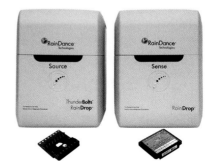

ThunderBolts™ がん Hotspot パネル

1000万液滴による均一なエンリッチメント

- FFPE やセルフリー DNA から質の高い NGS 解析が可能
- 10ng の DNA から >98% at 500x でシーケンス
- がん臨床検体からのクリニカルシーケンスに最適

ctDNA解析のデータ例*

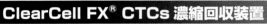
UNIVERSITÉ PARIS DESCARTES

	トータル DNA	増幅可能 DNA	平均 リード長	均一性**
1	5.6ng	0.76ng	5,224	98.26%
2	2.5ng	2.05ng	6,830	98.70%
3	0.3ng	1.14ng	5,228	99.13%

*　直腸がん患者由来セルフリーDNA
**　均一性：0.2%平均リード以上で読まれた塩基の割合

ClearCell FX® CTCs 濃縮回収装置

CTCsをラベルフリーで濃縮回収

- EpCAM 非依存の CTCs を濃縮回収
- EMT を起こした CTCs の濃縮回収が可能
- 低い白血球バックグラウンド（high-purity run）
- 回収した CTCs から様々なダウンストリーム解析が可能

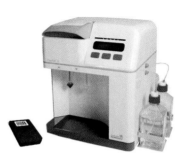

※本製品は試験研究用です。医療や診断目的にはご使用いただけません。
※価格、外観、使用などは、予告なしに変更することがあります。
※それぞれの商標や登録商標、製品名は各社の所有する名称です。

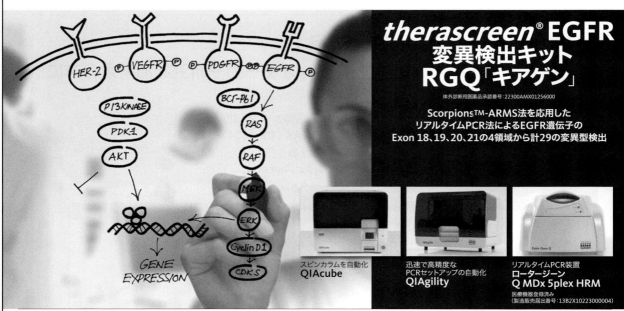
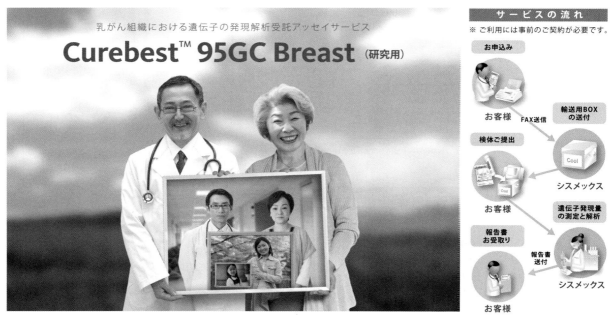

トランスレーショナルリサーチを支援する

遺伝子医学 MOOK
Gene & Medicine

28号
ますます臨床利用が進む遺伝子検査
- その現状と今後の展開そして課題 -

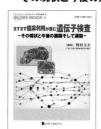

編 集：野村文夫
（千葉大学医学部附属病院 マススペクトロメトリー検査診断学寄付研究部門客員教授）

定 価：本体 5,350円＋税
型・頁：B5判、268頁

27号
iPS細胞を用いた難病研究
- 臨床病態解明と創薬に向けた研究の最新知見 -

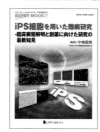

編 集：中畑龍俊
（京都大学iPS細胞研究所副所長，臨床応用研究部門特定拠点教授）

定 価：本体 5,200円＋税
型・頁：B5判、228頁

26号
脳内環境 -
維持機構と破綻がもたらす疾患研究

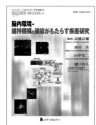

編 集：高橋良輔
（京都大学大学院医学研究科教授）
漆谷 真
（京都大学大学院医学研究科准教授）
山中宏二
（名古屋大学環境医学研究所教授）
樋口真人
（放射線医学総合研究所分子イメージング研究センターチームリーダー）

定 価：本体 5,200円＋税
型・頁：B5判、228頁

25号
エピジェネティクスと病気

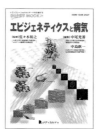

監 修：佐々木裕之
（九州大学生体防御医学研究所教授）
編 集：中尾光善
（熊本大学発生医学研究所教授）
中島欽一
（九州大学大学院医学研究院教授）

定 価：本体 5,333円＋税
型・頁：B5判、288頁

24号
最新生理活性脂質研究
- 実験手法，基礎的知識とその応用 -

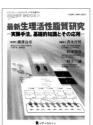

監 修：横溝岳彦
（順天堂大学大学院医学研究科教授）
編 集：青木淳賢
（京都大学大学院薬学研究科教授）
杉本幸彦
（熊本大学大学院生命科学研究部教授）
村上 誠
（東京都医学総合研究所プロジェクトリーダー）

定 価：本体 5,333円＋税
型・頁：B5判、312頁

23号
臨床・創薬利用が見えてきた
microRNA

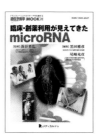

監 修：落谷孝広
（国立がん研究センター研究所分野長）
編 集：黒田雅彦
（東京医科大学主任教授）
尾崎充彦
（鳥取大学医学部生命科学科准教授）

定 価：本体 5,238円＋税
型・頁：B5判、236頁

お求めは医学書販売店、大学生協もしくは弊社購読係まで

発行／直接のご注文は

 株式会社 メディカルドゥ

〒550-0004
大阪市西区靱本町 1-6-6　大阪華東ビル 5F
TEL.06-6441-2231　FAX.06-6441-3227
E-mail　home@medicaldo.co.jp
URL　http://www.medicaldo.co.jp

監修者プロフィール

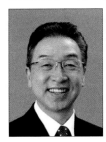

今井浩三（いまい　こうぞう）
東京大学医科学研究所・前病院長

＜経歴＞
1975 年　札幌医科大学大学院医学研究科修了
1978 年　米国 NIH 国際博士研究員
1985 年　英国ケンブリッジ大学 MRC 研究所上級研究員
1994 年　札幌医科大学内科学第一講座教授
2004 年　札幌医科大学第 9 代学長
2007 年　札幌医科大学学長・初代理事長
2010 年　東京大学医科学研究所 第 19 代病院長・教授
2014 年　東京大学医科学研究所 医療イノベーション推進室室長

編集者プロフィール

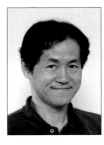

山田哲司（やまだ　てっし）
国立がん研究センター研究所創薬臨床研究分野主任分野長

＜経歴＞
1981 年　東京医科大学医学部医学科卒業
1985 年　東京医科大学大学院医学研究科博士課程外科学専攻修了医学博士
1987 年　米国カリフォルニア大学ロサンゼルス校腫瘍外科学博士研究員
1991 年　国立がんセンター研究所病理部実験病理研究室研究員
1994 年　国立がんセンター研究所病理部実験病理研究室室長
2001 年　国立がんセンター研究所腫瘍プロテオミクスプロジェクトリーダー
2004 年　国立がんセンター研究所化学療法部部長
2010 年　国立がん研究センター研究所副所長創薬臨床研究分野分野長
2011 年　国立がん研究センター研究所上席副所長
2014 年　国立がん研究センター研究所創薬臨床研究分野・主任分野長

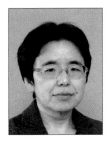

金井弥栄（かない　やえ）
慶應義塾大学医学部病理学教室教授
国立がん研究センター研究所分子病理分野長

＜経歴＞
1989 年　慶應義塾大学医学部医学科卒業
1993 年　慶應義塾大学大学院医学研究科病理系病理学専攻博士課程修了
1993 年　国立がんセンター研究所病理部研究員
2002 年　国立がんセンター研究所病理部長
2010 年　国立がん研究センター研究所分子病理分野長（改組による）
2015 年　慶應義塾大学医学部病理学教室教授

遺伝子医学 MOOK 29
**オミックスで加速する
がんバイオマーカー
研究の最新動向**
リスク評価，早期診断，治療効果・予後予測
を可能にする新しいバイオマーカー

定　価：本体 5,350 円＋税
2015 年 11 月 25 日　第 1 版第 1 刷発行

監　修　今井浩三
編　集　山田哲司・金井弥栄
発行人　大上　均
発行所　株式会社 メディカル ドゥ

〒550-0004　大阪市西区靱本町 1-6-6 大阪華東ビル
TEL. 06-6441-2231 / FAX. 06-6441-3227
E-mail：home@medicaldo.co.jp
URL：http://www.medicaldo.co.jp
振替口座　00990-2-104175
印　刷　根間印刷株式会社
©MEDICAL DO CO., LTD. 2015　Printed in Japan

・本書の複製権・上映権・譲渡権・公衆送信権（送信可能化権を含む）は株式会社メディカル ドゥが保有します。
・JCOPY ＜（社）出版者著作権管理機構 委託出版物＞
　本書の無断複写は著作権法上での例外を除き禁じられています。複写される場合は，そのつど事前に，（社）出版者著作権管理機構（電話 03-3513-6969，FAX 03-3513-6979，e-mail: info@jcopy.or.jp）の許諾を得てください。

ISBN978-4-944157-59-4